房颤临证实践

FANGCHAN LINZHENG SHIJIAN

◎胡元会 主编

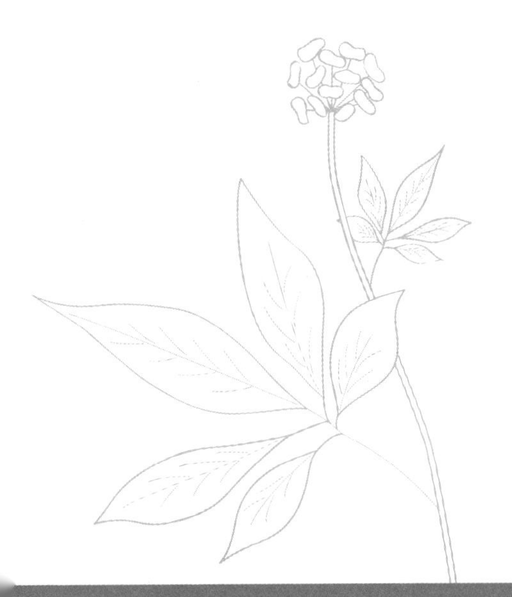

全国百佳图书出版单位
中国中医药出版社
·北 京·

图书在版编目（CIP）数据

房颤临证实践 / 胡元会主编 . -- 北京 : 中国中医药出版社 , 2024.5
ISBN 978-7-5132-8713-5

Ⅰ . ①房… Ⅱ . ①胡… Ⅲ . ①心房纤颤—中医治疗法 Ⅳ . ① R259.417

中国国家版本馆 CIP 数据核字 (2024) 第 064741 号

中国中医药出版社出版
北京经济技术开发区科创十三街 31 号院二区 8 号楼
邮政编码　100176
传真　010-64405721
河北盛世彩捷印刷有限公司印刷
各地新华书店经销

开本 710×1000　1/16　印张 19.5　字数 360 千字
2024 年 5 月第 1 版　2024 年 5 月第 1 次印刷
书号　ISBN 978 – 7 – 5132 – 8713 – 5

定价　85.00 元
网址　www.cptcm.com

服务热线　010-64405510
购书热线　010-89535836
维权打假　010-64405753

微信服务号　zgzyycbs
微商城网址　https://kdt.im/LIdUGr
官方微博　http://e.weibo.com/cptcm
天猫旗舰店网址　https://zgzyycbs.tmall.com

如有印装质量问题请与本社出版部联系（010-64405510）

《房颤临证实践》
编委会

主　编　胡元会

副主编　杜柏　吴华芹　褚瑜光

编　委　（按姓氏笔画排序）

王　欢　王连心　石树青　石晶晶
师　帅　杜宜航　李　媛　杨亦含
邱志凌　宋庆桥　张丽梅　张雪松
段城林　袁果真　耿彦婷　柴若宁
蒋雨辰　魏　艺

前　言

房颤是临床中常见的心律失常疾病，是心力衰竭和脑卒中的主要致病因素，严重危害人类健康。近年来，随着生活方式的改变和人口老龄化进程的加快，房颤发病率逐年上升，已成为21世纪流行的心血管疾病，房颤的防与治已成为医学界研究的重要课题。西医学虽然在房颤的防治上取得了很大进展，但依然面临手术人群受限、术后复发率高、药物副作用等问题；且老年人作为房颤的高发群体，存在基础疾病难以纠正、多病共患、脏器储备功能下降等特点。随着西医学治疗房颤的不确定性和矛盾性增加，中医学坚持“整体观念、以人为本”的治疗理念，能够实现“治病与治人、治标与治本、局部与整体”的相互统一，在房颤的防治中凸显出良好的疗效和应用前景。然临床真实环境下房颤患病群体的发病机制、发病特点变化多端，且存在多病共存、多药干预、疗效不稳定等情况，给中医药探究其疾病发展规律、挖掘有效方药带来诸多困难。笔者长期致力于中医药防治房颤的临床和基础研究工作，在《房颤临证从新》一书中，对房颤的“因-机-证-法-方-药”做了归纳，探究了不同疾病房颤的证候病机、遣方用药思路。本书则是在前书的基础上，通过解析房颤多样化病案，体现真实临床环境下房颤不同病因及不同共病状态下的病机规律、证候特点及处方用药思路，探索房颤临床发病共同性和异质性的病机特点及变化规律，为房颤复杂多变的临床辨治现状提供规律性的参考，体现了中医在治疗房颤这一类复杂疾病中所具备的精准治疗优势，为中医药防治房颤的科学研究和药物研发提供思路。

本书共收录临床房颤病案181例，共分为上下两篇。上篇收录非瓣膜性房颤病案共151例，包括冠心病、高血压、心力衰竭、扩张型心肌病、肥厚型心肌病、先天性心脏病、病毒性心肌炎、甲亢、睡眠呼吸暂停低通气综合征、肿瘤、脑梗等临床不同疾病状态下的房颤，以及射频消融术后房颤、孤立性房颤、房颤合并其他心律失常、房颤合并其他疾病等病案。下篇主要收录瓣膜性房颤病案共30例，主要包括老年退行性瓣膜病和风湿性心脏瓣膜病合并房颤病案，包括二尖瓣狭窄、二尖瓣关闭不全、二尖瓣脱垂、三尖瓣关闭不全、主动脉瓣狭窄、主动脉瓣不全等。本书几乎囊括了全部临床真实世界中房颤发生发展的疾病状态，突出了中医在治疗此类复杂疾病中的优势，为房颤的中医临床诊治与科学研究提供有益参考。

胡元会

2023年12月

目　录

上篇　非瓣膜性房颤

下篇　瓣膜性房颤

上篇

非瓣膜性房颤

冠心病合并房颤

1. 阵发性房颤，冠心病，痰瘀互结、郁久化热、上扰心神案

王某，男，66岁。2017年7月5日初诊。

主诉：阵发心悸6个月，加重7天。

病史：患者于2017年年初无明显诱因出现阵发心悸、胸闷，就诊于当地医院，心电图提示房颤，口服酒石酸美托洛尔片12.5mg（2次/日），服药后症状有所改善，但心悸时有发生。1周前心悸、胸闷症状加重，遂就诊于本院。来诊症见：阵发心悸，气短，胸憋闷疼痛，脘腹痞满，咳痰，痰黄稠，口苦口黏，大便溏，舌暗红胖大，边有齿痕，舌面散在瘀斑，苔黄厚腻，脉弦滑代促。既往史：高血压病史21年；冠心病病史9年；高血脂病史26年，具体用药不详。查体：血压164/96mmHg，双肺（-），心率112次/分，心律绝对不齐，心音强弱不等，心脏杂音（-），肝脾不大。辅助检查：心电图提示窦性心律，阵发性房颤；心脏彩超示左心房内径（LA）41mm，左心室内径（LV）50mm，左心室射血分数（LVEF）68%，左心室短轴缩短率（FS）31%；冠状动脉CT血管造影冠脉（CTA）示冠脉右优势，冠状动脉左前降支（LAD）中段狭窄50%～60%，冠状动脉左回旋支（LCX）近端狭窄40%～50%；甲状腺功能（-）；生化检验示总胆固醇6.7mmol/L；动态心电图检查提示窦性心律，阵发性房颤，频发室性期前收缩，偶发房性期前收缩，阵发性室上性心动过速。

西医诊断：①阵发性房颤，频发室性期前收缩，阵发性室上性心动过速；②冠心病，稳定型心绞痛，心功能Ⅰ级（NYHA分级）；③高血压3级（很高危）；④高脂血症。

中医诊断：心悸。

辨证：痰瘀互结，郁久化热，上扰心神。

治法：清热化痰，活血通络，息风宁心。

处方：青礞石15g（先煎），胆南星6g，黄连6g，法半夏9g，全瓜蒌

15g，丹参20g，郁金12g，僵蚕12g，蝉蜕12g，甘松12g，茯苓30g，桑白皮30g，地龙12g。14剂，水煎服，日1剂，早晚分服。

二诊（2017年7月19日）：患者服药后口黏、胸闷、心悸等消失，胸痛、咳痰、气短、脘腹痞满、口苦口黏、大便溏改善，舌暗红胖大，边有齿痕，舌面瘀斑，苔黄腻，脉弦滑。查体：血压152/92mmHg，双肺（-），心率84次/分，律齐，心音可，杂音（-）。上方去青礞石、胆南星，加苍术15g，炒白术12g。14剂，水煎服，日1剂，早晚分服。

三诊（2017年8月4日）：患者服药后咳痰、口黏、大便溏、气短、脘腹痞满症状消失，口苦、胸痛较前改善，舌暗红胖大，舌面瘀斑，苔薄黄，脉弦滑。查体：血压138/84mmHg，双肺（-），心率80次/分，律齐，心音可，杂音（-）。上方去僵蚕、蝉蜕、甘松，加延胡索12g。14剂，水煎服，日1剂，早晚分服。

四诊（2017年8月18日）：患者服药后，胸憋闷症状消失，偶有口苦，腹胀，舌暗红胖大，舌面瘀点，苔薄黄，脉弦滑。查体：血压132/80mmHg，双肺（-），心率82次/分，律齐，心音可，杂音（-）。上方加生薏苡仁30g，焦山楂12g。14剂，水煎服，日1剂，早晚分服。

五诊（2017年9月2日）：患者服药后，偶有口苦，舌暗红胖大，舌面瘀点，苔薄黄，脉弦滑。查体：血压136/82mmHg，双肺（-），心率72次/分，律齐，心音可，杂音（-）。上方去生薏苡仁。14剂，水煎服，日1剂，早晚分服。动态心电图检查示窦性心律，偶发室性期前收缩，偶发房性期前收缩，ST-T改变。上方加减续服1个月，随访6个月，房颤未复发。

按语：本案患者阵发性房颤，伴高血压、冠心病基础病，西医学认为，高血压、冠心病均可作为房颤的独立风险因素。两者继发的心肌肥厚、心肌供血不足均可进一步诱发或加重房颤。笔者认识血管类疾病多从《灵枢·痈疽》篇的相关论述出发，认为荣卫稽留于经脉之中，血液凝滞，流通不畅，因此壅遏而不得行，故热，大热则损伤血络，最终经脉败漏，熏于五脏。究其原因，属于饮食不节，膏粱厚味，余食赘形，脾胃不能消谷，痰热蕴积。治疗要点在于损饮食、泄痰浊、清郁热、通血脉。本案患者脘腹痞满，兼见痰热瘀象，正合其证。故重用青礞石坠痰下气，又能平肝镇惊，诸顽痰怪症，力能匡之。合以清热化痰之胆南星，其为天南星以牛胆制之，《本草汇言》谓“牛胆苦寒而润，有益肝镇惊之功，制星之燥而使不毒”。患者胸痛腹满，证属心下，合以小陷胸汤，辛开苦降，清膈间之垢腻、散心腹之郁结。痰热日久，有入营血之弊，急当先安未受邪之地，透热转气，故以丹参、郁金凉血清心，散瘀以息风。风邪内扰，心中悸动不止，用僵蚕、蝉蜕透表息风；痰浊蕴脾，中焦不能斡旋，用甘松、茯苓醒脾息风。脾经实邪，当泻其子，用桑白皮泻肺兼清痰热；肝经内风，经络不通，予地龙平肝又通血脉。后随其脾胃之虚实、邪气之表里而加减，故能风息而心悸定，邪去而正自安。

2. 阵发性房颤，冠心病，气虚血瘀、心神不宁案

曹某，男，68岁。2016年4月12日初诊。

主诉：阵发心悸9个月，加重10天。

病史：患者于2015年8月初突发心悸，气短，于当地医院就诊，心电图提示心房颤动，静脉滴注盐酸胺碘酮注射液转窦，并口服药物治疗，具体用药不详。后房颤发作较为频繁，医院建议行射频消融术治疗，患者拒绝手术治疗，继续口服药物治疗，房颤时有发生。10天前心悸、气短等症状明显加重，遂来本院就诊。来诊症见：阵发心悸，气短，胸闷，胸痛，动则加重，疲倦乏力，头晕，失眠，腹胀，纳差，大便溏。舌淡暗胖大，边有齿痕，舌面瘀点，苔薄白，脉细涩代促。既往史：高血压病史16年；高脂血症病史20年；冠心病病史9年。查体：血压158/94mmHg，双肺（–），心率108次/分，心律绝对不齐，心音强弱不等，杂音（–），肝脾不大，双下肢水肿（–）。辅助检查：心电图提示房颤；超声心动图检查示LA39mm，LV51mm，LVEF67%，FS31%；冠脉CT示LCX中段50%～60%狭窄，右冠状动脉（RCA）近端40%～50%狭窄；甲状腺功能（–）；生化检验示甘油三酯3.21mmol/L，低密度脂蛋白3.8mmol/L，总胆固醇7.1mmol/L；动态心电图检查提示窦性心律，阵发性房颤，频发室性期前收缩，频发房性期前收缩，ST–T改变。

西医诊断：①阵发性房颤，频发室性期前收缩，频发房性期前收缩；②冠心病，不稳定型心绞痛，心功能Ⅰ级（NYHA分级）；③高血压3级（很高危）；④高脂血症。

中医诊断：心悸。

辨证：气虚血瘀，心神不宁。

治法：益气活血，宁心通脉。

处方：生黄芪30g，党参15g，炒白术12g，葎草12g，穿山龙30g，三七

粉 3g（冲服），鸡血藤 15g，天麻 12g，茯苓 30g，当归 12g，炒酸枣仁 30g，仙鹤草 30g。14 剂，水煎服，日 1 剂，早晚分服。

二诊（2016 年 4 月 27 日）：患者服药后失眠、腹胀、纳差、大便溏症状消失，心悸、胸闷、气短、胸痛、头晕症状较前减轻，偶感疲倦乏力懒言，舌淡暗胖大，边有齿痕，舌面瘀点，苔薄白，脉细涩。查体：血压 150/88mmHg，双肺（–），心率 86 次 / 分，律齐，心音可，杂音（–），肝脾不大，双下肢水肿（–）。上方去鸡血藤、仙鹤草，加延胡索 12g。14 剂，水煎服，日 1 剂，早晚分服。

三诊（2016 年 5 月 11 日）：患者服药后头晕、心悸症状消失，胸闷、气短、胸痛、懒言、疲倦乏力较前改善，偶有口干，舌淡暗稍胖，舌面瘀点，苔薄白，脉细涩。查体：血压 144/82mmHg，双肺（–），心率 82 次 / 分，律齐，心音可，杂音（–），肝脾不大，双下肢水肿（–）。上方去天麻、葎草，加五味子 9g，郁金 12g，生地黄 10g。14 剂，水煎服，日 1 剂，早晚分服。

四诊（2016 年 5 月 25 日）：患者服药后胸痛、懒言、口干症状消失，胸闷、气短、疲倦乏力改善，舌淡暗稍胖大，苔薄白，脉细涩。查体：血压 136/84mmHg，双肺（–），心率 84 次 / 分，律齐，心音可，杂音（–），肝脾不大，双下肢水肿（–）。上方去炒酸枣仁，加丹参 15g。14 剂，水煎服，日 1 剂，早晚分服。

五诊（2016 年 6 月 8 日）：患者服药后不适症状均消失，偶感胸闷，舌淡暗，苔薄白，脉弦细。动态心电图检查提示窦性心律，偶发室性期前收缩，偶发房性期前收缩，ST–T 改变。上方去三七粉，加白芍 12g。14 剂，水煎服，日 1 剂，早晚分服。上方加减续服 1 个月余，随访 9 个月，房颤未复发。

按语：本案患者有胸闷、胸痛等心绞痛症状，存在冠脉狭窄，考虑心肌供血不足，房颤的发生不排除与缺血影响有关。另外，患者同时存在高血压、高脂血症，增加房颤发生的风险。除心悸、胸痛、胸闷等心胸症状外，患者存在气短、乏力、纳差、便溏等明显气虚的症状。人体各脏器生理功能得维持，莫不离“气”的正常运行。气虚不能推动血液运行，则血脉凝滞，邪气壅积，出现一系列血管病变，继而影响心脏，故《素问·评热病论》曰“邪之所凑，其气必虚”。知犯何逆，则以法治之，用生黄芪、党参、炒白术，取东垣法意，益气扶本。患者因正虚而邪陷，毒损血络，凝滞不通，用葎草清热解毒而消瘀，穿山龙祛风除湿而活络，三七粉扶正补虚而化瘀，鸡血藤活血除痹而通经。此外，用天麻平肝，止心风之悸动，以茯苓健脾，竟益气之全功。当归、炒酸枣仁，大补肝脏，使疏泄收藏有度；仙鹤草一味，又名脱力，助补虚扶正之用，现代药理研究证实该药具有抗心律失常作用。二诊痛症仍在，用延胡索活血定痛；三诊口干夹瘀，心经有热，用郁金清凉而活血，益气日久，上盛下虚，加生地黄、五味子以扶根本。四诊、五诊各依血分虚实而调之。是案因虚而致实，扶正以攻邪，故收奇效，诚《素问·阴阳应象大论》"治病必求于本"之谓。

3. 阵发性房颤，冠心病，痰瘀互结案

赵某，男，59岁。2021年7月4日初诊。

主诉：阵发心慌6年，加重6个月。

病史：患者6年前无明显诱因出现心慌、头晕，于当地医院诊断为阵发性房颤，服用盐酸胺碘酮片症状明显减轻。6个月前自觉房颤次数较前增多，再次服用盐酸胺碘酮片200mg（1次/日）至今，病情控制欠佳，为求中医治疗来诊。来诊症见：心悸，偶有胸闷胸痛，全身乏力，持续十几分钟后缓解。胃脘部疼痛，纳眠可，二便调。舌暗红，舌体胖大，苔中黄，脉弦滑缓。既往高血压病史4年，现口服苯磺酸氨氯地平片、酒石酸美托洛尔片控制血压；糖尿病病史5年，现口服盐酸二甲双胍片降糖；高脂血症病史4年，现口服辛伐他汀片降脂。辅助检查：冠脉CT提示右冠状动脉近、中段血管壁钙化斑块，管腔中度狭窄，左主干血管壁钙化斑块，管腔轻度狭窄，左前降支近端血管壁钙化斑块，对角支、中间支血管壁钙化斑块，管腔轻度狭窄。

西医诊断：①阵发性房颤；②冠心病；③高血压。

中医诊断：心悸；胸痹。

辨证：痰瘀互结。

治法：清热化痰，活血息风。

处方：黄连6g，法半夏9g，砂仁6g（后下），丹参15g，僵蚕12g，蝉蜕12g，甘松12g，地骨皮30g，桑白皮30g，茯苓30g，延胡索12g。7剂，水煎服，日1剂，早晚分服。

二诊（2021年7月11日）：患者诉心慌症状明显缓解，每次发作持续2～3小时，频率日1次，多于晨起夜间发作。胃脘部胀痛消失，纳少，眠早醒，二便调。上方加酸枣仁30g，合欢皮15g。继服14剂。

三诊（2021 年 7 月 25 日）：患者诉心慌明显减轻，头晕未发作，睡眠好转，上方继服 28 剂，巩固疗效。后电话随访，患者症状明显缓解，日常活动不受影响。

按语：患者为中年男性，饮食失节，痰湿内生，痰浊阻滞，致心血瘀阻，痰瘀胶着，心脉不通，心神失养，发为心悸、胸闷、胸痛。经络瘀滞，气血不达，四末失养，则全身乏力。方中黄连、半夏清热化痰，二药相合，辛开苦降，畅达脾胃气机；砂仁行气化湿、健脾助运；方中僵蚕、蝉蜕平肝潜阳、息风化痰，桑白皮、地骨皮清泻痰火、肃降肺气，使气降火消则痰顺。“痛则不通，通则不痛”，故予以丹参、延胡索活血化瘀、通络止痛。《素问·调经论》曰：“人之所有者，血与气耳。”所谓“气行则血行，气滞则血瘀”。《血证论·阴阳水火气血论》曰“运血者，即是气”，故方中甘松理气止痛、开郁醒脾，奏气行则血行、血行风自灭之功。

4. 阵发性房颤，冠心病，阴虚阳亢、气虚血瘀案

陶某，男，63 岁。2021 年 4 月 29 日初诊。

主诉：间断心慌胸闷 9 个月余，加重两天。

病史：患者 9 个月前无明显诱因出现心慌胸闷，间断发作，每次持续 5 ～ 10 分钟，可自行缓解，每月发作 3 ～ 4 次，无头晕、黑蒙，无胸痛及肩背放射痛，无活动耐力下降，未予重视。两天前于肛肠科住院期间再次出现心慌胸闷，较前加重，心率波动在 120 ～ 160 次 / 分，急查心电图示心房颤动，N 端 B 型脑钠肽前体 228pg/mL，D– 二聚体 0.67mg/L，肌钙蛋白未见明显异常。临时予酒石酸美托洛尔片控制心室率，盐酸胺碘酮注射液静脉注射复律，后患者症状缓解。现患者为求进一步诊治收入我科治疗。来诊症见：间断心慌、胸闷，无间断胸痛后背痛，无头晕头痛，无咳嗽咳痰，纳眠可，二便调。舌暗红，苔白腻，脉弦滑。既往冠心病病史 8 年；高脂血症；颈动脉硬化；房性期前收缩病史 1 年。辅助检查：动态心电图检查提示窦性心律，房性期前收缩，ST–T 无改变；超声心动图检查示 LA34mm，LV45mm，RA36mm，LVEF62%，二尖瓣反流（轻度），三尖瓣反流（轻度），左室舒张功能减低；生化检验示肌酐 89μmol/L，总胆固醇 3.97mmol/L，高密度脂蛋白 1.51mmol/L，低密度脂蛋白 2.1mmol/L，甘油三酯 0.92mmol/L。

西医诊断：①阵发性房颤，房性期前收缩；②冠心病，稳定性心绞痛；

③高脂血症；④颈动脉硬化。

中医诊断：心悸。

辨证：阴虚阳亢，气虚血瘀。

治法：滋阴潜阳，益气活血。

处方：生脉饮加减。

药用：太子参 15g，五味子 10g，麦冬 12g，丹参 20g，红花 10g，鸡血藤 20g，赤芍 15g，生龙骨、生牡蛎各 30g（先煎），远志 15g，黄芪 30g，炙甘草 10g。7 剂，水煎服，日 1 剂，早晚分服。

二诊（2021 年 5 月 6 日）：患者服药后心慌、胸闷明显改善，诉口渴喜饮，上方加生姜 9g，天花粉 15g，黄芪减量至 15g。继服 7 剂。

三诊（2021 年 5 月 13 日）：诸症改善，守方 1 个月，后未发作，停药。

按语：患者为中老年男性，平素善思多虑，肝阴耗伤，阴不制阳，气虚无力行血，则血瘀脉络，痹阻心窍，心失濡养而拘挛生风，发为心悸。本证以阴虚、气虚为本，阳亢、血瘀为标。故治以滋阴潜阳、益气活血。患者服药后心慌、胸闷明显改善，见口渴喜饮，考虑为津液不足，加生姜 9g 温脾助运以滋化源，天花粉 15g 养阴生津，促气血津液长养，助滋阴息风、益气通络之功。

5. 阵发性房颤，冠心病，大气下陷、痰瘀互阻案

韩某，女，74 岁。2022 年 7 月 30 日初诊。

主诉：间断心慌乏力两年，加重 1 周。

病史：患者 2020 年无明显诱因出现心慌乏力，发作时先后就诊于北京某三甲西医院、社区医院，多次查心电图示房颤，心率波动在 120 ～ 138 次 / 分。予对症处理后症状缓解，现规律服用酒石酸美托洛尔片 25mg（2 次 / 日），既往服用利伐沙班片 15mg（1 次 / 日），因鼻出血停药。1 周前患者无明显诱因心慌乏力加重，为求中西医结合治疗就诊于我院。来诊症见：心慌乏力，时有胸闷无胸痛，双下肢对称性凹陷性水肿，头晕，无头痛，乏力，颈项不适感，咳嗽则胸部牵扯痛，痰白黏难咳出，纳差，口干口苦，眠差易醒，小便调，大便干。舌暗红，舌尖有瘀斑，苔薄白腻，舌下络脉迂曲，脉结代。既往冠心病病史 17 年，于 LAD、LCX 共植入支架 3 枚；高脂血症病史 10 年；高血压病史 40 年，血压最高时 180/120mmHg，目前口服硝苯地平控释片 30mg（1 次 / 日），厄贝沙坦氢氯噻嗪片 150mg（1 次 / 日），血压控

制在 130 ～ 140/70 ～ 80mmHg；支气管哮喘病史；双下肢动脉硬化伴斑块；呼吸睡眠暂停低通气综合征病史 4 年。辅助检查：动态心电图检查示心房颤动（20 小时 30 分总心搏 87750 次，最慢心率 55 次 / 分，平均心率 65 次 / 分，最快心率 138 次 / 分）；超声心动图检查示 LA42mm，RA37mm，LV37mm，LVEF57%，左房增大，二尖瓣反流（轻度），三尖瓣反流（轻度），右室收缩功能减低；冠脉 CT 示 LAD 支架术后，局部管腔轻度狭窄；LCX 支架术后，局部管腔轻微狭窄；LAD 近端轻度狭窄；RCA 起始部及 PLA 轻度狭窄，RCA 余部及 PDA 轻微狭窄。凝血七项未见明显异常；生化检验示总胆固醇 2.81mmol/L，高密度脂蛋白 1.14mmol/L，低密度脂蛋白 1.54mmol/L，甘油三酯 1.17mmol/L。

西医诊断：①阵发性房颤；②高血压 3 级（很高危）；③冠心病，不稳定性心绞痛；④高脂血症；⑤双下肢动脉硬化伴斑块；⑥呼吸睡眠暂停低通气综合征。

中医诊断：心悸。

辨证：大气下陷，痰瘀互阻。

治法：补气升陷，化痰祛瘀。

处方：升陷通瘀汤加减。

药用：生黄芪 30g，升麻 3g，柴胡 10g，桔梗 12g，法半夏 9g，茯苓 30g，醋乳香 10g，醋没药 10g，西洋参 9g（另煎），桑白皮 15g，冬瓜子 30g，熟地黄 20g，枳实 15g，浙贝母 12g，炙甘草 6g。7 剂，水煎服，日 1 剂，早晚分服。

二诊（2022 年 8 月 6 日）：患者服药后心慌、胸闷、头晕明显改善，未见胸痛，仍眠差。心电图：窦性心动过缓，心率 59 次 / 分。予上方加酸枣仁 30g，合欢皮 12g，去醋乳香、醋没药。继服 7 剂。

三诊（2022 年 8 月 13 日）：诸症改善，双下肢水肿时有反复，乏力减轻，偶有咳嗽伴作胸部牵扯痛。予上方加玉米须 30g，泽泻 15g，穿山龙 12g，去冬瓜子。继服 1 周，诸症缓解。加减调理巩固 2 个月后心慌、胸闷未发作，停药。

按语：患者古稀之年，高龄体弱，久病耗伤，使正气日损，日久致宗气虚极而下陷。而脾胃为人体气机升降的枢纽，大气下陷，使脾不升清，胃不降浊，则气机运转停滞，则气短不足以息，胸膈满闷，疲乏无力。中焦气虚失运，水液、血液运化受阻，痰瘀内生，见胸痛时作。痰瘀有形之邪聚集脏腑经络，进一步阻滞气机，气的化生受阻，加重大气下陷，使阳气不得生发，君火无以生，见心悸怔忡。痰瘀相合，日久生风，乘虚流窜心包络，心神被扰，发为房颤。治疗当以补气升陷、化痰祛瘀通络为法。服药后心慌、胸闷、头晕明显改善，未见胸痛，仍眠差，考虑血虚不能养神所致，予酸枣仁 30g，合欢皮 12g 养血安神。双下肢水肿时有反复，乏力减轻，偶有咳嗽伴做胸部牵拉痛。考虑肺气郁闭，水湿泛滥，予上方加玉米须、泽泻、穿山龙行气利水。全方共奏补气升陷、化痰祛瘀之功。

6. 持续性房颤，冠心病，痰浊痹阻、风热内扰案

汪某，男，73 岁。2021 年 7 月 6 日初诊。

主诉：阵发心慌 3 年，加重伴胸闷半月。

病史：患者 3 年前无明显诱因出现心慌、胸闷，于当地医院查心电图提示心房颤动，完全性右束支传导阻滞，未予重视。半月前出现心慌加重，伴心前区闷痛，每次持续约 3 分钟，休息后缓解，为求中医治疗来诊。来诊症见：心前区疼痛伴心悸，纳眠可，二便调，舌暗红胖大，苔薄黄，脉弦结代。既往患有冠心病、高脂血症，具体不详。辅助检查：心电图示心房颤动，完全性右束支传导阻滞，心电轴轻度右偏；超声心动图检查示双房增大，主动脉瓣钙化伴轻度反流，肺动脉高压（轻度）；腹部超声示脂肪肝（轻度）；生化检验示低密度脂蛋白 4.27mmol/L，总胆固醇 6.42mmol/L，尿酸 84μmol/L。

西医诊断：①持续性房颤；②冠心病；③高血压 3 级（极高危）；④高脂血症。

中医诊断：心悸。

辨证：痰浊痹阻，风热内扰。

治法：化痰息风，宽胸定悸。

处方：小陷胸汤、半夏白术天麻汤合升降散加减。

药用：黄连 6g，法半夏 9g，炒白术 12g，天麻 12g，茯苓 30g，珍珠母 15g（先煎），生牡蛎 30g（先煎），僵蚕 12g，蝉蜕 12g，丹参 15g，郁金 12g，甘松 12g。14 剂，水煎服，日 1 剂，早晚分服。

二诊（2021 年 7 月 20 日）：患者服药后症状减轻，未见心前区疼痛、心慌，纳眠可，二便调。舌暗红胖大，苔薄黄，脉弦滑结代。去炒白术、天麻、

郁金，加全瓜蒌15g，浙贝母12g，桑白皮30g，地龙12g。14剂，水煎服，日1剂，早晚分服。

三诊（2021年8月3日）：患者服药后诸症明显减轻，诉近4周未有心前区闷痛，晨起有白痰、易咳。纳眠可，二便调。守方继服14剂。

按语：此老年男性患者房颤病久，合并双房增大、冠心病的病理基础，以阵发心前区闷痛心悸为主诉，病机属病久失治致痰浊痹阻日久，心脉不通，瘀热内生，风动而悸。故治疗围绕痰浊内伏、风痰上扰为主要切入点，重视气机郁痹调治。以小陷胸汤黄连、半夏合用，使湿去脾健痰无生源，肺得宣化而痰无留所，且辛开苦降，清化痰热的同时调畅气机。配半夏白术天麻汤化裁合用健脾祛湿、化痰息风。全方遣药除以药味功效为准外，重视通过药物升降属性达到组方灵动性，如黄连、半夏一升一降之对药配伍，升降散双升之僵蚕、蝉蜕与质重沉潜之珍珠母、生牡蛎相配伍，以此斡旋气机，开通因痰瘀所致的气机痹阻，恢复气机调畅，助力痰瘀清化。再以郁金、甘松解郁行气，助丹参活血通脉。以如此遣药思路随症加减，诸症得除。

7. 阵发性房颤，冠心病，痰郁化火动风案

崔某，男，63岁。2021年9月5日初诊。

主诉：间断胸闷心慌7年余。

病史：患者7年前情绪激动后出现胸闷心慌，心率约160次/分，持续约13小时，于廊坊当地医院诊断为房颤，予抗凝、控制心室率等治疗后恢复窦律。此后每年发作2～3次，具体持续时间不详。2021年年初至今，先后发作房颤4次，心率160～180次/分，均住院治疗后转窦。目前服用酒石酸美托洛尔片控制心室率。来诊症见：间断胸闷心慌，气短，难以自行恢复，持续15～20小时，进餐及劳累后加重，双肩疼痛，夜间干咳，怕冷，纳眠可，二便调。舌暗红胖大，苔中黄，脉弦滑缓。既往高血压病史9个月，血压最高160/100mmHg，服用普利类药物（具体不详），血压控制可。辅助检查：生化检验示甘油三酯0.42mmol/L，高密度脂蛋白1.01mmol/L；动态心电图检查示平均心率74次/分，最慢心率48次/分，最快心率254次/分，室性期前收缩2个，室上性期前收缩2个，24小时房颤负荷时长114分钟；超声心动图检查未见异常；冠脉CT示冠状动脉多发斑块，轻度狭窄（50%～60%），左前降支心肌桥形成。

西医诊断：①阵发性房颤；②冠心病，冠脉肌桥；③高血压2级（很高危）。

中医诊断：心悸。

辨证：痰浊郁痹，化火动风。

治法：豁痰宣痹，清热息风。

处方：礞石通脉汤、加减泻白散合升降散加减。

药用：法半夏9g，浙贝母12g，生牡蛎30g（先煎），茯苓30g，桑白皮30g，桔梗12g，僵蚕12g，蝉蜕12g，地龙12g，甘松12g，丹参15g，黄连6g，肉桂3g。7剂，水煎服，日1剂，早晚分服。

二诊（2021年9月12日）：服药1周后心慌、胸闷气短较前减轻，每次持续0.5～1小时。进食及劳累后加重，双肩酸痛，口干纳少，眠可，二便调。舌暗红稍胖大，苔中黄腻，脉弦滑。上方去地龙、蝉蜕、牡蛎、肉桂、桔梗，加穿山龙30g，瓜蒌15g，延胡索12g，地骨皮30g。继服14剂。

三诊（2021年9月26日）：患者近两周心慌发作4次，劳累后加重，持续几秒自行缓解，自测心率最高120次/分，偶有胸闷，劳累后加重。夜间咳嗽，咽干无痰，乏力，纳可。眠一般，夜尿3～4次。舌脉如前。上方去延胡索，加藤梨根15g。继服14剂。

四诊（2021年10月10日）：患者偶有胸闷，情绪激动及劳累诱发，持续1～2分钟自行缓解，口渴欲饮，舌脉如前。上方去浙贝母、地骨皮、藤梨根、穿山龙，加生牡蛎30g(先煎)，延胡索12g，苍术15g，蝉蜕12g。继服14剂。

患者门诊坚持调理3个月之后，诸症消失，病情稳定。3个月后随访房颤未再发作。

按语：此患者为中年男性，平素情志不遂致肝气郁结，木郁克土，脾虚失运，痰湿内生。而情志过极、食后、劳累等为脾胃运化阻抑、负荷加重之因，虚弱失运之征愈加凸显，痰浊水湿之势更甚，上泛于心，发为心悸。然痰阻日久化热，加气郁化火，均易致心血煎熬成瘀，出现变证。故需立以燥湿化痰、软坚散结之力破除痰浊痹阻，减轻脾胃负荷，杜绝生痰之源，使心清脉宁。在用药中，仍需重视气机、血脉、风动等因邪致颤因素，进行协同干预。故处方予半夏、浙贝母、生牡蛎三药消积滞、豁顽痰，且桑白皮、茯苓引水下行，使痰浊水湿下利而出。桑白皮、桔梗清郁火，且与升降散中的僵蚕、蝉蜕二药相配，可清解上焦内外之郁火，使火衰而风自息。僵蚕、蝉蜕、地龙组成角药，宣通上下，使气机升降相因，且搜风通络、息风止颤。甘松、丹参行气活血，与地龙合用加强活血通络之力。更加黄连与半夏相配，辛开苦降，解中焦胶着之痰热，且以肉桂稍加温热以平衡组方寒热之势，温化痰饮，并引火下行，使君安其位、神安得寐。后围绕痰浊、气机、血脉、郁热、风动等病因之势进行加减用药随诊，患者房颤发作次数减少、持续时间不断缩短，直至病情稳定。

8. 阵发性房颤，经皮冠脉介入术后，痰瘀互结、肝风内动案

马某，男，69岁。2021年8月24日初诊。

主诉：间断胸闷19年，伴心慌1年。

病史：患者2002年无明显诱因出现胸闷，就诊于安贞医院，行冠状动脉造影，提示LAD狭窄99%，于LAD植入支架1枚，术后症减。予阿托伐他汀钙片20mg（1次/晚）降脂稳斑；阿司匹林肠溶片100mg（1次/日），硫酸氢氯吡格雷片75mg（1次/日）抗血小板聚集。后症状间断发作，自行休息可缓解，1年半后停用阿司匹林。2012年于安贞医院复查，支架内血流通畅，余冠脉未见明显狭窄。后胸闷间断发作大致同前。2019年10月胸闷加重，于首钢医院住院治疗，行冠脉CT，提示LCX狭窄90%，予扩冠、抗血小板聚集、降脂稳斑等治疗。2019年12月于首钢医院于LCX植入支架1枚，术后症状好转，规律双联抗血小板治疗（双抗）治疗。2020年6月患者时觉心慌、胸闷、气短，就诊于首钢医院，行动态心电图检查，提示阵发性心房颤动，规律用酒石酸美托洛尔片25mg口服（1次/日），症状缓解。现患者胸闷伴心慌进一步加重，为求中医治疗，来我院就诊。来诊症见：胸闷气短伴心慌，偶有反酸烧心，纳可，眠差，二便调。舌暗红胖大，苔黄，脉浮滑。既往高血压病史30余年，血压最时高达200/120mmHg，现口服缬沙坦胶囊80mg（1次/日）降压，血压控制在140/90mmHg；高脂血症病史19年，现口服瑞舒伐他汀钙片10mg（1次/晚），依折麦布片10mg（1次/日）。查体：血压142/88mmHg，心音可，心律齐，各瓣膜听诊区未闻及明显杂音。

西医诊断：①阵发性房颤；②冠心病，PCI术后；③高血压3级（很高危）；④高脂血症。

中医诊断：胸痹心痛，心悸。

辨证：痰瘀互结，肝风内动。

治法：化痰活血，平肝息风。

处方：小陷胸汤合延丹理脉汤化裁。

药用：黄连6g，法半夏9g，瓜蒌15g，炒白术12g，丹参15g，延胡索12g，穿山龙30g，茯苓30g，泽泻15g，甘松12g，僵蚕12g，蝉蜕12g，珍珠母15g（先煎）。14剂，水煎服，日1剂，早晚分服。

二诊（2021年9月7日）：服药后诸症减，仍偶有胸闷、胸痛，心慌，持续1～2小时，心烦易怒，四肢麻木，纳眠可，小便调，大便不成形，一二日1行。舌暗红胖大，苔黄，脉浮滑。上方去白术、泽泻，加桑白皮30g。继服14剂。

三诊（2021年9月21日）：患者诉间断心慌较前减轻，偶有心烦，胸闷胸痛好转，无气短，四肢麻木减轻；近日咽喉时觉紧缩感，吞咽食物不受影响，自诉服丹参滴丸、单硝酸异山梨酯片后缓解；偶有反酸烧心。舌暗红胖大，苔黄，脉浮滑。动态心电图检查示窦性心律不齐，偶发室上性异位搏动、阵发性室上性心动过速，部分伴文氏现象，部分触发短阵房颤伴快速心室效应，偶发室性异位搏动。上方加泽泻15g，天麻12g。继服14剂。

四诊（2021年10月5日）：患者诉近1个月心慌发作两次，持续4～6分钟，口服酒石酸美托洛尔片、盐酸普罗帕酮后缓解，发作时伴乏力、尿频；现持续耳鸣，汗多，偶有左肩背痛，纳可，眠差，入睡困难，小便可，大便不成形，日一二行。舌暗红胖大，苔黄，脉浮滑结代。心电图：心房颤动伴快速心室率。前方去珍珠母、天麻、泽泻，加郁金12g，苍术15g，生龙骨30g（先煎）。继服14剂。

五诊（2021年10月19日）：诉近日心慌发作1次伴乏力，持续约4小时，口服酒石酸美托洛尔片后缓解；时有有左肩后疼痛，左耳鸣，汗多较前缓解，纳可，眠仍需药物辅助睡眠，小便调，大便较前稍成形。舌暗红胖大，苔黄厚腻，脉浮滑。上方去穿山龙，加薏苡仁30g，天麻12g。继服14剂。

六诊（2021年11月2日）：诉服药后诸症减，偶有心慌，持续约10s，发作伴乏力；左肩部疼痛较前缓解，口苦，耳鸣，纳眠可，小便调，大便不成形，黏滞不爽，日一二行。舌暗红胖大，苔黄腻，脉浮滑。前方去瓜蒌加珍珠母15g（先煎）。继服14剂。

七诊（2021年11月16日）：诉近半月无心慌发作，偶有乏力，无胸闷气短，口干口苦较前改善，时有左侧肩背部疼痛，平卧后好转，右手腕部偶有麻木感，纳眠可，二便调。舌暗红，苔薄黄，脉浮滑。上方去珍珠母、郁金。继服 14 剂。

按语： 本案患者房颤出现于 PCI 术后，与心肌缺血相关。既往冠脉重度狭窄，胸闷日久，痰浊与瘀血痹阻心胸；郁久化热，热极生风，结合患者舌暗红胖大，苔黄，脉浮滑，是痰瘀互结，肝风内动而致心中悸动不安。《伤寒论·辨太阳病脉证并治》曰：“小结胸病，正在心下，按之则痛，脉浮滑者，小陷胸汤主之。”故用黄连、半夏、瓜蒌以开胸涤痰、清化痰热。瘀血痹阻心脉，则取延丹理脉汤之意，以散瘀通脉，血行亦助风灭。痰浊内蕴，源于脾失建运，饮邪停滞，故用白术、茯苓、泽泻，如釜底抽薪，实脾胃之本，绝痰浊之源。风邪四散，则用甘松理之、珍珠母镇之、僵蚕蝉蜕以透之，使邪无所藏。其后虽有加减，均不离纲，故能标本同治，使诸症渐愈。

9. 阵发性房颤，射频消融术后，冠心病，阴虚风动案

李某，男，65 岁。2022 年 6 月 21 日初诊。

主诉：间断心慌 6 年余。

病史：患者 6 年前无明显诱因出现间断性心慌，就诊于天坛医院，诊断为阵发性房颤，行射频消融术后症状消失。半年后心慌复发，间断出现，就诊于阜外医院，再次行射频消融术，术后上述症状未见明显缓解，后转诊至协和医院，查超声示左房轻度增大。口服盐酸索他洛尔片、单硝酸异山梨酯片后心慌减轻，后因心率偏慢，改服盐酸普罗帕酮片 50mg（3 次 / 日）。来诊症见：间断心慌，时有乏力、口苦、急躁易怒，善太息，纳可，眠差，眠浅易醒，醒后难以再眠，噩梦，舌尖麻、涩，小便调，大便溏，日 1 行，食凉后加重。舌暗红少苔，苔薄黄，舌体胖大，脉弦细。既往史：高血压；2 型糖尿病；甲状腺结节；高脂血症。动态心电图检查示最快心率、最慢心率、平均心率分别为 101 次 / 分、47 次 / 分、62 次 / 分，总心搏数 88618 次 /24 小时，室上性期前收缩 302 次。冠脉 CT 示冠脉右优势型，左冠状动脉主干混合密度斑块形成，第一对角支管腔狭窄 50% ～ 69%，回旋支最窄处达 50% ～ 69%。超声心动图检查示 LA35mm。

西医诊断：①阵发性房颤，射频消融术后，房性期前收缩；②冠心病；③高血压；④ 2 型糖尿病；⑤高脂血症。

中医诊断：心悸。

辨证：阴虚血瘀。

治法：养阴活血，息风定悸。

处方：玄参 30g，北沙参 12g，丹参 15g，郁金 12g，地骨皮 30g，僵蚕 12g，茯苓 30g，蝉蜕 12g，甘松 12g，延胡索 12g，桑白皮 15g，珍珠母 30g（先煎）。14 剂，水煎服，日 1 剂，早晚分服。

二诊（2022 年 7 月 19 日）：患者诉心慌，乏力、善太息减轻，睡眠改善，仍口苦，急躁易怒，舌尖麻、涩，大便稍好转，食凉后大便溏。舌暗红少苔，舌体胖大，苔薄黄，脉弦细。上方去珍珠母，加生龙骨 30g（先煎）。14 剂，水煎服，日 1 剂，早晚分服。

三诊（2022 年 8 月 2 日）：患者述诸症明显减轻，时有乏力、口苦、急躁易怒，纳可，眠差，舌尖麻、涩，小便调，大便仍偏软，易不成形。舌体胖大，苔薄白，脉弦。

处方：柴胡 10g，枳壳 12g，白芍 15g，黄连 6g，法半夏 9g，炒白术 12g，僵蚕 12g，蝉蜕 12g，甘松 12g，茯苓 30g，延胡索 12g，地骨皮 30g，生龙骨、生牡蛎各 30g（先煎）。14 剂，水煎服，日 1 剂，早晚分服。

四诊（2022 年 8 月 16 日）：患者服药后乏力、口苦、急躁易怒明显减轻，心慌未发作。后依该方加减调治 2 个月，心慌等症明显好转，复查动态心电图检查仅见偶发房性期前收缩，未见房颤。

按语：本案射频复律及药物复律效果均不显著。心悸从阴虚论治由来已久，炙甘草汤重用地黄，黄连阿胶汤用鸡子黄、阿胶，以及后世生脉饮、天王补心丹等，莫不以养阴为要。患者口苦、烦躁易怒、眠差、少苔、脉弦细，故以玄参滋肾，令心火不能独亢；北沙参润上焦，使南火不能克金；丹参、郁金尽清心活血之妙，桑、地二皮奏清透虚热之功。甘松醒脾以息风、延胡索行血以灭风；僵蚕、蝉蜕透散外风，珍珠母平镇内风。考虑患者舌体胖大、大便溏泻，兼具脾虚之象，故予茯苓淡渗。二诊症状好转，然脾虚诸症仍存，去珍珠母之寒凉，予生龙骨之收涩。三诊阴虚渐复，考虑肝脾不调、余热未清，仿仲景柴胡加龙牡汤合四逆散意，兼疏、调、补、敛之妙，故能奏功。

10. 阵发性房颤，冠心病，痰热瘀阻案

郝某，男，58 岁。2022 年 3 月 13 日初诊。

主诉：间断胸闷、胸痛 1 年，加重伴心慌 3 个月。

病史：患者 1 年前着凉后出现间断胸闷、胸痛，未予重视。2021 年 12 月

2日无明显诱因患者出现晕厥，于307医院急诊就诊，心电图提示心房颤动，诊断为房颤、冠心病，予扩冠、抗凝、控制心室率等治疗后好转。后于2021年12月14日于阜外医院行冠脉造影，提示D1近段40%狭窄，LAD近段70%狭窄，LAD中段70%狭窄，予利伐沙班片、尼可地尔片、酒石酸美托洛尔片、阿司匹林片等药物治疗。患者自述近3个月夜间房颤发作次数增多，心慌明显，现为求中医治疗于我院就诊。来诊症见：间断胸闷、气短，伴后背放射痛，间断心慌，持续2～3天自行缓解，1周发作2～3次，夜间口干无口苦，心烦易怒，头晕耳鸣，怕热，咳嗽痰少，左侧胁部灼痛。纳少眠差，入睡困难，多梦，小便频，大便调。舌暗红胖大，边有齿痕，苔黄腻，脉弦滑。既往史：2型糖尿病19年，现口服盐酸二甲双胍片，维格列汀片联合精蛋白锌重组赖脯胰岛素注射液控制血糖。吸烟40余年，每天20支，饮酒30年。辅助检查：超声心动图检查示LA40mm，LVEF65%，左房增大（2021年12月14日）。

西医诊断：①阵发性房颤；②冠心病；③2型糖尿病。

中医诊断：心悸。

辨证：痰热瘀阻。

治法：清热化痰，活血通络。

处方：黄连6g，全瓜蒌15g，法半夏9g，丹参15g，延胡索12g，穿山龙30g，甘松20g，僵蚕12g，地骨皮30g，蝉蜕12g，莪术12g，桑白皮30g。14剂，水煎服，日1剂，早晚分服。

二诊（2022年3月27日）：间断胸闷、气短稍减，夜间口干，心烦易怒，头晕耳鸣，怕热。纳少眠差，入睡困难，多梦。舌暗胖大，边有齿痕，苔黄腻，脉弦滑。上方去穿山龙、甘松、僵蚕、莪术，加炒白术12g，茯苓30g，郁金12g，泽泻15g。14剂，水煎服，日1剂，早晚分服。

三诊（2022年4月9日）：食后腹胀，夜间加重，头晕，体位变化明显，劳累后房颤易发作，持续10余小时，未服药可自行缓解，纳可，眠差，多梦，盗汗，夜尿频。上方去白术、泽泻、郁金，加代赭石30g、穿山龙30g、甘松12g、僵蚕12g。14剂，水煎服，日1剂，早晚分服。

后患者坚持于我院门诊间断服药，二诊、三诊方交替加减服用至今，自述体力、情绪较前明显改善，房颤及心绞痛发作频率较前明显减少。

按语：本案患者有心脏缺血的病理基础，因此考虑房颤的发生与缺血相关。患者素嗜烟酒，痰热搏结，蕴于体内，表现为咳嗽、心烦、眠差、舌红、苔黄腻等。《金匮要略·肺痿肺痈咳嗽上气病脉证治》篇曰“热之所过，血为之凝滞”，患者内热导致血瘀，痹阻心胸，不通则痛，故胸闷胸痛发作频繁。此时痰热与瘀血并重，故当清化痰热与活血化瘀并举。用小陷胸汤合泻白散开通上焦、化痰清热，用丹参、延胡索、莪术疏理经脉、活血化瘀。加穿山龙、甘松、僵蚕、蝉蜕，各尽息风之妙。然而痰热合并风邪内动，过用燥药则风邪愈盛，仅用风药则痰热难清，须往复加减，守其平衡。故二诊起予淡渗诸药与息风之品交替加减，达透邪之意，故能收效。

11. 阵发性房颤，冠心病，冠脉搭桥术后，湿热瘀结案

王某，男，68岁。2021年12月12日初诊。

主诉：间断心慌4年余，加重2周。

病史：患者4年前无明显诱因出现间断心慌，于北京大学人民医院就诊，诊断为心房颤动，心功能不全，对症治疗后症状缓解。后患者规律服用酒石酸美托洛尔片、替米沙坦片、螺内酯片。心慌间断发作，可自行缓解。2周前患者自觉症状较前加重，发作频率较前增加。为求进一步中西医结合治疗，特来我院就诊。来诊症见：间断心慌，无明显胸闷、头晕，偶有双下肢浮肿，口服利尿药可消，心烦，急躁易怒，时有咳痰，痰黏难咳，纳差，眠可，二便调。舌暗红稍胖大，苔中黄，脉弦滑结代。既往史：冠心病搭桥术后20余年，现常规冠心病二级预防用药；脑梗病史5年；糖尿病病史25年，现口服恩格列净、盐酸二甲双胍片，血糖控制可；高血压病史25余年，现服用替米沙坦片控制血压；高脂血症病史20年，现服用阿托伐他汀钙片降脂。

西医诊断：①阵发性房颤；②冠心病，冠脉搭桥术后；③高脂血症；④2型糖尿病；⑤陈旧性脑梗死；④高血压。

中医诊断：心悸。

辨证：痰热瘀结。

治法：清热化痰，活血通络。

处方：黄连6g，桑白皮30g，法半夏9g，茯苓30g，葶苈子15g，泽泻15g，甘松12g，地骨皮30g，僵蚕12g，延胡索12g，丹参15g，蝉蜕12g。14剂，水煎服，日1剂，早晚分服。

二诊（2021年12月26日）：患者服药后症减。自测血压波动在120/

70mmHg 左右，心率维持在 60 ～ 80 次 / 分，未见明显心慌、胸闷、气短，双下肢浮肿明显减轻，纳少，眠可，二便调。舌暗红稍胖大，苔中黄。辅助检查：心电图：偶发室上性期前收缩，室性期前收缩，ST–T 段轻微异常。上方去延胡索，加珍珠母 15g（先煎），郁金 12g。继服 14 剂。

三诊（2022 年 1 月 9 日）：诸症均见好转，心慌症状未再复发，双下肢未见明显水肿。心电图：窦性心律，ST–T 段异常。依上方加减巩固调治 3 个月，未再复发。

按语：患者心脏处于严重缺血状态，心脏结构重构，导致房颤发生。《灵枢·痈疽》篇曰："热盛则腐肉……经脉败漏，熏于五脏，脏伤故死矣。"中医角度认为动脉粥样硬化属于邪结脉络，郁而化热，形成"内痈"的状态，痰、热、瘀诸邪交缠。故用黄连泻心经实火，清热又能燥痰。仲景谓腰以下肿，当利小便，故用半夏、茯苓、泽泻游溢太阴阳明，导湿浊从小便而去。桑白皮、地骨皮、葶苈子肃肺通调水道，性凉清上焦虚热。丹参、延胡索活血通络以灭风邪，甘松、僵蚕、蝉蜕透风散邪而止惊悸。二诊浮肿渐消，虚热犹存，故去延胡索之辛温，用珍珠母以平镇，郁金清凉而活血。全方兼顾痰、热、瘀、风多种病理要素，以所利而行之，调其气使其平也。

12. 持续性房颤，射频消融术后，冠心病，阳气虚衰、痰瘀痹阻案

任某，男，65 岁。2021 年 11 月 21 日初诊。

主诉：心慌气短 2 年，加重 1 周。

病史：患者 2019 年 3 月无明显诱因出现心慌、气短，遂就诊于阜外医院，诊断为持续性房颤，行射频消融术，术后症状较前明显好转。2021 年 3 月劳累后心慌气短发作，心电图提示房颤复发，未服药，持续半月后复律，未就诊。2021 年 8 月劳累后心慌气短再次发作，持续两周左右自行复律。近 1 周活动后自觉心慌、胸闷憋气，为求进一步中医药诊治来诊。来诊症见：活动后心慌、胸闷憋气；畏热而喜热饮，偶有头晕，纳可，眠差，入睡困难，小便调，大便不成形，日 3 行。舌红暗胖大，苔薄白腻，脉弦滑。既往史：高血压病史 15 年，血压最高达时 200/120mmHg，现口服缬沙坦胶囊 80mg（1 次 / 日），血压未规律监测；高尿酸血症 8 年；高脂血症 8 年；冠心病病史 8 年，现口服阿司匹林肠溶片 100mg（1 次 / 日）抗血小板、阿托伐他汀钙片 20mg1 次 / 晚降脂稳斑。查体：血压 128/90mmHg，心率 80 次 / 分，房颤律。辅助检

查：生化检验示总胆固醇4.15mmol/L，低密度脂蛋白2.4mmol/L，甘油三酯2.62mmol/L；超声心动图检查示LA43mm，二尖瓣轻度反流，左室舒张功能减低；动态心电图检查提示全程房颤，ST-T改变（2021年11月17日）。

西医诊断：①持续性房颤，射频消融术后；②冠心病；③高血压3级（很高危）；④高脂血症；⑤高尿酸血症。

中医诊断：心悸。

辨证：阳气虚衰，痰瘀痹阻。

治法：益气温阳，化痰活血。

处方：保元汤、苓桂术甘汤合瓜蒌薤白半夏汤加减。

药用：生黄芪30g，人参9g，桂枝9g，炙甘草9g，三七粉3g（冲服），葛根30g，全瓜蒌15g，丹参15g，薤白12g，法半夏9g，炒白术15g，茯苓15g，陈皮9g，赤芍9g，川芎9g。14剂，水煎服，日1剂，早晚分服。

二诊（2021年12月5日）：服药后诸症减，患者心慌、胸闷症状较前减轻，仍偶有头晕，纳可，眠差，入睡困难，小便调，大便不成形，日行一二次。舌红暗，苔薄白，脉弦滑。上方基础上加天麻15g，白芷12g。14剂，水煎服，日1剂，早晚分服。

三诊（2021年12月19日）：近2周心慌、胸闷未再发作，诸症均见好转，睡眠时间延长，大便先干后稀，舌暗红，苔薄白，脉弦滑。后依上方加减巩固调治月余，诸症未再复发。

按语：中医认为射频消融术后机体气血耗伤，以虚为主。患者术后虽然畏热，却喜热饮、大便不成形，考虑真寒假热、耗伤阳气。故用益气温阳之保元汤，柯韵伯云："保元者，保守其元气之谓也。"黄芪、人参并用，大补元气，如雾如露，滋养全身，桂枝、炙甘草温心阳能止惊悸、生心火而煦脾土。阳微则阴弦，用仲景瓜蒌薤白半夏汤加茯苓、白术以温化痰饮。患者舌体暗红，考虑久病入络瘀阻，予三七、丹参、川芎、赤芍活血化瘀通络。方中重用葛根，合参、芪以升清，共半夏可降浊。二诊元气渐充，则应注重息风以定悸，加天麻、白芷，一表一里，一升一降，内外之风俱除，邪去正亦自安。

13. 阵发性房颤，冠心病，气滞痰阻、肝郁化热案

陈某，女，62岁。2022年4月27日初诊。

主诉：心慌反复发作6年余。

病史：患者6年前劳累后出现胸闷、心慌，诊断为冠心病，予保守治疗后症状改善。每有胸闷、心慌时，自行服用益安宁丸，未予系统诊治。6个月前无明显诱因出现左侧肩胛骨及后背疼痛，伴左上肢疼痛，劳累后胸闷明显，休息后可缓解，社区医院查心电图示房颤，ST-T改变。来诊症见：劳累后胸闷心慌，口干口苦，左肩胛区疼痛，伴左上肢疼痛，双下肢轻度凹陷性水肿，纳可；眠差，难以入睡；小便夜频，5次/晚；大便正常。舌暗红，苔薄黄，脉弦滑。查体：心率70次/分，血压140/70mmHg，双肺听诊（-），心脏听诊（-）。既往史：否认高血压、糖尿病、脑梗病史。辅助检查：超声心动图检查示左房增大（LA41mm），左室舒张功能减低，二尖瓣反流，三尖瓣反流，主动脉瓣反流，主动脉窦及升主动脉增宽，室间隔厚度13mm（2022年4月6日）。心电图检查未见明显异常。

西医诊断：①阵发性房颤；②冠心病，心功能Ⅱ级（NYHA分级）。

中医诊断：心悸。

辨证：气滞痰阻，肝郁化热。

治法：理气化痰，清肝解郁。

处方：半夏厚朴汤合逍遥散加减。

药用：半夏12g，茯苓30g，厚朴9g，全瓜蒌15g，柴胡9g，炒白芍12g，枳壳12g，当归12g，炒白术12g，合欢皮12g，鸡血藤15g，丹参15g。7剂，水煎服，日1剂，分两次服。

二诊（2022年5月12日）：患者服上方后胸闷减轻，左肩胛及左上肢疼痛减轻，心慌亦改善，睡眠改善；但仍觉口干苦，情绪激动、劳累及活动后心慌明显。考虑气滞与郁热明显，故上方减鸡血藤、炒白芍，加延胡索12g，黄连6g，水牛角粉15g（冲服），继服14剂。

三诊（2022年5月26日）：患者服上方后，胸痛未有发作，心慌、口干苦等症状得到缓解。但诉近1周食肉过多，现脘腹胀满，纳少，大便黏腻，排便费力。舌暗红，苔白腻，脉弦细。考虑肝之郁热已除，痰湿阻滞之证明显。故上方去黄连、水牛角粉等，调方如下：法半夏9g，全瓜蒌15g，穿山龙30g，炒白术12g，茯苓30g，泽泻12g，桑白皮15g，丹参15g，延胡索12g，伸筋草12g，白芷15g，生薏苡仁30g。继服14剂。

四诊（2022年6月12日）：患者服药后胃脘部胀满症状消失，胸闷、心慌未发作，症状大为改善，患者精神亦佳。故原方继服7剂，巩固疗效。

按语：患者为中年女性，平素性格敏感，易紧张焦虑。长期情志不舒、焦虑、睡眠障碍，增加交感神经张力，且合并冠心病、左心房增大的病理基础，极易导致房颤形成。情志所伤致肝气郁结，脾气受损，脾虚生湿，痰湿内居，气郁、痰湿日久化热，致心脉挛急出现心慌。因患者冠心病病程较长，心慌是其伴随症状，结合舌暗红，中医考虑气滞痰阻，肝郁化热。气滞痰阻是房颤发作的根源所在，后期肝热生风是其发作病机。故首诊以理气化痰为主，兼以清肝解郁，因患者情绪负担较重，口干苦等症状缓解不显，故加清心肝火之药：黄连、水牛角粉等。三诊患者肝之郁热已解，饮食不当致脾胃受损，中焦失运、气机不畅则腹部胀满，肠道不畅，进而影响上焦心气、心神。故以健运脾气、化痰祛湿，使得脾胃升降相因，气机和畅，才可使心气充沛、心神安定。

14. 持续性房颤，冠心病合并慢性肾衰竭，气阴两虚、痰瘀互结案

徐某，女，84 岁。2022 年 6 月 7 日初诊。

主诉：间断胸痛伴有心慌 15 年余，加重 1 天。

病史：患者 15 年前无明显诱因出现胸痛，伴有胸闷、心慌，持续 5 ～ 10 分钟，每隔 10 ～ 15 天疼痛发作一次。于我院门诊诊断为冠心病、心房颤动，予药物治疗，具体用药不详。后患者胸痛、胸闷、心慌症状时有反复，胸痛严重时自服硝酸甘油、复方丹参滴丸或速效救心丸缓解。5 年前患者无明显诱因出现胸痛、胸闷加重，就诊于宣武医院，予阿托伐他汀钙片 10mg（1 次 / 日）稳斑，阿司匹林肠溶片 100mg（1 次 / 日）抗血小板聚集，富马酸比索洛尔片 5mg（1 次 / 日）控制心率，症状较前改善。后患者先后多次因胸痛、胸闷症状加重于宣武医院及我院住院治疗，症状缓解后出院。出院后患者规律服用冠心病二级预防药物，症状偶发，1 ～ 2 个月 1 次。今日患者劳累后出现胸痛、胸闷加重，自服速效救心丸后缓解，现为求进一步系统诊疗，特来我院就诊。来院症见：胸痛，胸闷，心慌，乏力，头晕夜间明显，视物旋转，视物模糊，双下肢水肿，夜间不能平卧，胃痛胃胀，反酸烧心，嗳气，右侧胁肋胀痛，眼睛干涩发痒，口干口苦，纳差，眠差，入睡困难，小便量可，大便日 1 行。舌暗红，苔白微腻，脉弦细。查体：双下肺呼吸音低，右下肺可闻及捻发音。心音有力，心率 78 次 / 分，第一心音强弱不等，律不齐，未及病理性杂音。既往史：高血压病史 35 年，血压最高 200/120mmHg，现口服厄贝沙坦氢氯噻嗪片 150mg（1 次 / 日），富马酸比索洛尔片 1.25mg（1 次 / 日）控制血压，血

压控制在130/80mmHg左右；慢性肾功能不全、肾动脉狭窄5年。辅助检查：胸部CT示双肺马赛克灌注样改变，双侧胸腔积液较前增多，心包少量积液，心脏增大。

西医诊断：①冠心病，稳定性心绞痛，心功能Ⅲ级（NYHA分级）；②持续性房颤；③高血压3级（很高危）；④慢性肾脏病4期，肾动脉狭窄；⑤脑梗死。

中医诊断：心悸。

辨证：气阴两虚，痰瘀互结。

治法：益气养阴，化痰祛瘀。

处方：芪珀生脉汤合瓜蒌薤白半夏汤加减。

药用：黄芪15g，党参12g，白术12g，茯苓30g，法半夏9g，陈皮12g，玄参20g，丹参15g，当归15g，蝉蜕9g，僵蚕12g，柴胡9g，瓜蒌12g，薤白12g，制远志12g，琥珀粉3g（冲服）。14剂，水煎服，日1剂，早晚分服。

二诊（2022年6月21日）：上方服用2周后患者胸痛胸闷缓解、心慌减轻，乏力，头晕夜间明显，双下肢水肿缓解，仍有胃胀，反酸烧心，嗳气，眼睛干涩发痒，口干口苦，眠差，小便量可，大便日1行。舌暗红，苔白微腻，脉弦细。四诊合参考虑证属气阴两虚，气滞血瘀。治法：益气养阴，理气活血。方药：芪珀生脉汤合血府逐瘀汤加减。药用：黄芪15g，党参12g，白术12g，茯苓30g，法半夏9g，陈皮12g，玄参20g，丹参15g，当归15g，蝉蜕9g，僵蚕12g，柴胡9g，桃仁9g，红花9g，制远志12g，琥珀粉3g（冲服）。14剂，水煎服，日1剂，早晚分服。

三诊（2022年7月6日）：服药2周后，患者胸痛、心慌基本缓解，纳可，眼睛干涩发痒，口干口苦减轻，继服2周后睡眠好转，乏力头晕好转。

按语：本案患者为冠心病慢性冠脉综合征（CCS）合并房颤，临床上此类型多胸痹和心悸合而为病，病机多为虚实夹杂，虚证以心、脾、肾三脏为本虚，实证以痰瘀互结常见，具有隐袭、缠绵、广泛、多变的特点，痰浊和瘀血既是病理产物，也是致病因素。患者为老年女性，年过半百而阴气自半，病程日久，气阴两虚，故见乏力；气虚无力推动血行，久而成瘀，津液运行不畅，则化而为痰，痰瘀互结，阻滞心脉，故见胸痛胸闷；脾气虚弱，清阳不升，头窍失养，故见头晕头痛、视物模糊；脾胃运化不利，气机不畅，则见纳呆、反酸烧心；津液不足，故见口干口苦。治疗当以芪珀生脉汤益气养阴生津、祛风安神宁心。瓜蒌薤白半夏汤有行气解郁、通阳散结而祛痰宽胸之效。后期芪珀生脉汤合血府逐瘀汤为益气安神、理气活血之意，固心气之本，祛痰瘀之化风，安心神以定心悸。

15. 持续性房颤，冠心病，气阴两虚、痰瘀互结证

张某，女，86岁。2022年5月12日初诊。

主诉：间断胸闷伴心慌7年，加重1天。

病史：患者7年前无明显诱因出现胸闷胸痛，症状间断发作，休息后可缓解，未予重视。2015年4月患者因胸闷胸痛症状加重收入我科，行冠脉造影示前降支多发斑块，管腔轻度狭窄，最重处20%～30%，第一对角支中段局限性狭窄60%～70%，前向血流TIMI3级，回旋支近段斑块，管腔30%～40%局限性狭窄，前向血流TIMI3级；右冠状动脉略细小，未见明显狭窄，前向血流TIMI3级。遂诊断为冠心病、阵发性房颤，予扩冠、抗血小板聚集、降压、利尿等对症治疗后患者症状缓解出院。其后患者多次因胸闷、心慌症状加重多次于我科就诊，予对症治疗后症状缓解出院。患者规律服用扩冠、抗血小板聚集、降压降脂药物，未规律监测血压，胸闷胸痛症状反复发作。1天前患者无明显诱因出现胸闷胸痛加重，伴有心慌含服速效救心丸后稍缓解，现患者为求进一步诊治来诊。来院症见：间断胸闷胸痛伴心慌、喘憋，夜间明显，持续时间数分钟，含服速效救心丸后可缓解，双下肢凹陷性水肿，乏力明显，偶有反酸烧心，入睡困难，腰痛，夜尿频，有尿意但排尿困难，大便干。舌淡暗有瘀斑，舌下络脉迂曲，苔薄白，脉沉细。既往史：2009年于我院诊断为高血压，血压最高时200/100mmHg，曾口服厄贝沙坦氢氯噻嗪片0.15g（1次/日）降压；2型糖尿病10余年，现服用阿卡波糖片100mg（3次/日）控制血糖；2009年于我院诊断高脂血症，现口服阿托伐他汀钙片20mg（1次/晚）调脂；2009年于我院诊断腔隙性脑梗死、左侧周围性面神经炎，现遗留左侧口眼歪斜。查体：心界无扩大，心率68次/分，心律不齐，第一心音强弱不等，各瓣膜听诊区未闻及病理性杂音。A2>P2。辅助检查：胸部CT示双肺多发钙化灶大致同前，右肺上叶、中叶多发实性结节，大致同前，倾向良性，右肺中叶局限性肺不张；心电图示心房颤动，频发室性期前收缩。

西医诊断：①持续性房颤，频发室性期前收缩；②冠心病，稳定性心绞痛，心功能Ⅱ级（NYHA分级）；③高血压3级（很高危）；④2型糖尿病；

⑤陈旧性脑梗死。

中医诊断：心悸。

辨证：气阴两虚，痰瘀互结。

治法：益气养阴，化痰通络。

处方：芪珀生脉汤合化痰通络方加减。

药用：生黄芪30g，葛根15g，北沙参12g，玄参15g，麦冬12g，五味子12g，炒酸枣仁30g，地骨皮15g，天花粉15g，三七粉3g（冲服），全蝎3g，浙贝母12g，琥珀粉3g（冲服），制远志12g，党参12，丹参15g。14剂，水煎服，日1剂，早晚分服。

二诊（2022年5月27日）：上方服用2周后患者心慌改善，间断胸闷胸痛好转，喘憋减轻，乏力改善，偶有反酸烧心，夜尿频，有大便干，入睡困难。舌淡暗有瘀斑，舌下络脉迂曲，苔薄白，脉沉细。四诊合参考虑为气阴两虚，血瘀水饮凌心，治法：益气养阴，活血利水。方药：芪珀生脉汤合活血利水方加减。药用：生黄芪30g，太子参15g，麦冬12g，炒酸枣仁30g，玉竹15g，玄参15g，炒白术12g，茯苓30g，桑白皮30g，丹参15g，琥珀粉3g(冲服)，泽兰12g，当归15g，牡蛎30g，香加皮6g，生龙骨30g（先煎）。14剂，水煎服，日1剂，早晚分服。

三诊（2022年6月10日）：经此方服用2周后，患者心慌明显改善，纳可，继服2周后睡眠好转，无胸痛，乏力气短好转。

按语：患者为老年女性，年老体虚，肝肾不足，脾失健运，气阴两亏，而痰浊内生，日久化瘀，痰瘀互结，阻于胸中，气机不畅，故胸闷喘憋，不通则痛，故胸痛。肺为贮痰之器，故咳嗽咳痰；痰瘀互结于下焦，久而化热，故见双下肢水肿、色红、皮温升高。阴虚亏虚，肠道失濡故便干。真阴不足，气化不利，故小便难。病性属虚实夹杂之气阴两虚，痰瘀互结证。既往以气阴两虚为本，治疗以芪珀生脉汤益气养阴、宁心安神。发作期以痰瘀之标象明显，故以佐以三七粉、全蝎活血通脉，浙贝母化痰开结；后期房颤日久，脾肺气虚，水饮内盛，故予以香加皮、桑白皮强心泻肺逐饮，白术、茯苓健脾益气，肺脾气实，水饮消散，心气心阳振奋，则心风自息，心神安宁，心悸自止。

16. 阵发性房颤，经皮冠脉介入术后，心脾两虚、痰瘀互结证

赵某，男，76岁。2022年6月21日初诊。

主诉：反复心慌2周余。

病史：患者2周前劳累后出现心慌、胸闷、气短等症，就诊于当地三甲医院，查心电图示心房颤动，口服盐酸普罗帕酮片150mg后症状缓解，2日后复查心电图示窦性心律。此后心慌反复发作，当地医院予达比加群酯胶囊110mg（2次/日）抗凝，共服用14天，因便血自行停药。现患者为求中西医结合治疗来诊。来诊症见：间断心慌、胸闷、气短，于劳累、生气、饱食后发作，持续时间半小时到3小时，能自行缓解，偶有咳嗽，少许黄稠痰，胃胀，食后尤甚，口干，眠差，大便日一行，质偏干，小便可。既往冠心病病史12年，植入冠脉支架3枚，具体位置不详，现口服单硝酸异山梨酯片20mg（2次/日）以扩冠、阿司匹林肠溶片100mg（1次/日）抗血小板；高血压病史12年，最高血压160/90mmHg，现口服苯磺酸氨氯地平2.5mg（1次/日）控制血压，血压控制在110/70mmHg左右；高脂血症病史12年，现口服阿托伐他汀钙片20mg（1次/晚）。辅助检查：胸部CT示肺内小结节，建议6个月复查；两肺陈旧病灶；主动脉及冠状动脉硬化；肌酸激酶205U/L；心电图示窦性心律。

西医诊断：①阵发性房颤；②冠心病，稳定性心绞痛，PCI术后，心功能Ⅱ级（NYHA分级）；③高血压2级（很高危）；④高脂血症。

中医诊断：心悸。

辨证：心脾两虚，痰瘀互结。

治法：养心健脾，通络化痰。

处方：藤银归脾汤合丹参饮加减。

药用：生黄芪15g，西洋参9g，炒白术12g，灵芝9g，五味子6g，炒酸枣仁30g，鸡血藤15g，葎草12g，银耳9g，丹参20g，檀香9g，柏子仁12g，浙贝母12g，法半夏9g，瓜蒌12g。14剂，水煎服，日1剂，早晚分服。

二诊（2022年7月4日）：上方服用2周后患者间断心慌改善，胸闷、气短发作频率减少，能自行缓解，偶有咳嗽，胃胀减轻，口干，眠差，大便日一行，质偏干，小便可。舌淡红，舌下瘀点，苔中根部黄腻，脉弦缓。四诊合参证属心脾两虚，心脉痹阻。治法：养心健脾，理气通脉。方药：芪珀生脉汤合延丹理脉汤加减。药用：生黄芪30g，麦冬9g，炒酸枣仁30g，僵蚕12g，蝉蜕12g，丹参20g，甘松12g，代代花9g，琥珀粉3g（冲服），白术15g，柴胡9g，延胡索12g，丹参15g，鸡血藤15g，玫瑰花9g，三七粉3g（冲服）。14剂，水煎服，日1剂，早晚分服。

三诊（2022年7月19日）：经此方服用2周后，患者无心慌，气短、胸闷改善明显，继服2周后睡眠好转，乏力气短好转。随访3个月房颤未发作。

按语：患者为老年男性，平素饮食不节，则脾胃亏虚，脾虚者生化乏源，气血两亏，心气不足则心虚胆怯，心血不足则心神失养，发为房颤。脾胃运化失司，痰浊内生，痰浊阻于肺，则咳嗽、咳痰；痰浊内生，血液运行不畅，痰瘀交阻，心脉不通则胸闷。病性虚实夹杂之证，以心脾两虚为本，痰瘀互结为标。以藤银归脾汤为主方，该方一是心脾同治，重点在脾，使脾旺则气血生化有源，方名归脾，意在于此；二是气血并补，但重在补气，意即气为血之帅；三是注重养阴安神，避免过于甘温而生郁热。方中以黄芪为君，黄芪、白术、西洋参甘温之品补脾益气以生血，西洋参能滋阴补气、生津止渴、除烦躁、清虚火、扶正气。银耳既有补脾开胃的功效，又有益气清肠、滋阴润肺的作用，是一味药食同源之药，并能养阴润燥息风。葎草清虚热、消瘀血、利小便而固心阴、通心阳，现代药理研究证明该药有抗心律失常作用。鸡血藤可活血补血、补益心肝血虚，同时又有活血之功，皆补中寓通。后期芪珀生脉汤合延丹理脉汤，在益气养阴基础上予以延胡索、玫瑰花、代代花以奏疏肝理气、活血通脉之功。

17. 阵发性房颤，冠心病，气虚血瘀案

杜某，男，79岁。2022年6月15日初诊。

主诉：间断胸闷心慌10余年，加重3天。

病史：患者10余年前无明显诱因开始出现间断胸闷胸痛，无肩背放射痛，持续3～5分钟，休息后可缓解，伴有心慌，就诊于某三甲医院，行冠脉造影检查（具体不详），自诉血管轻度狭窄，诊断为冠心病、阵发性房颤，予抗栓、降脂稳斑等治疗。3天前患者自觉胸闷胸痛较前加重，伴有心慌、出汗。超声心动图检查提示三尖瓣中度关闭不全，患者为求进一步系统诊治来院。来院症见：间断胸闷憋气，心慌气短乏力，怕冷，无胸痛及肩背放射痛，活动后加重，无头晕头痛，口干无口苦，无咳嗽咳痰，无腹痛腹泻，纳眠正常，夜尿2～3次，大便调。舌暗红，苔薄白，脉弦细。既往史：自述2017年于某专科医院诊断为慢性肾功能不全，近期肌酐153μmol/L；高血压病史30年，最高140/90mmHg；2018年脑梗死，未遗留后遗症；2021年诊断为2型糖尿病。

查体：心界向左下扩大，第一心音强弱不等，心率 88 次 / 分，心律不齐，三尖瓣听诊区可闻及收缩期吹风样杂音。辅助检查：心电图示心房颤动，心室率 88 次 / 分。

西医诊断：①阵发性房颤；②冠心病；不稳定性心绞痛；心功能Ⅱ级（NYHA 分级）；③心脏瓣膜病，三尖瓣关闭不全（中度）；④高血压；⑤ 2 型糖尿病。

中医诊断：心悸。

辨证：气虚血瘀证。

治法：益气活血，养心安神。

处方：芪珀生脉汤合玉液通心汤加减。

药用：生黄芪 30g，葛根 15g，玄参 12g，炒酸枣仁 30g，地骨皮 15g，天花粉 30g，三七粉 3g（冲服），全蝎 3g，法半夏 9g，地龙 12g，琥珀粉 3g（冲服），党参 12g，麦冬 12g，当归 15g，五味子 9g，制远志 12g。14 剂，水煎服，日 1 剂，早晚分服。

二诊（2022 年 6 月 29 日）：上方服用 2 周后患者间断胸闷憋气改善，心慌减轻，仍头晕、乏力、气短，畏寒，汗出，活动后加重，纳眠正常，夜尿 2 次，大便正常。舌暗红，苔白有齿痕，双寸脉沉，关脉迟，脉弦细。辨证属阳气不升，心脉瘀阻。治法：益气升阳，活血通脉。方药：升陷通瘀汤加减。药用：黄芪 50g，玄参 30g，丹参 20g，柴胡 6g，麦冬 12g，升麻 9g，桔梗 12g，仙鹤草 15g，白术 15g，葛根 15g，山药 30g，黄精 12g，茯苓 15g，乌梅 12g，党参 12g，肉桂 3g。14 剂，水煎服，日 1 剂，早晚分服。

三诊（2022 年 7 月 15 日）：经此方服用 2 周后，患者胸闷、气短明显改善，无心慌，头晕。继服 2 周后睡眠好转，畏寒好转。日常活动后无胸痛、心慌发作。

按语：患者为老年男性，脏腑渐损，气血渐衰，加之慢性病程，久病耗伤气血，气虚则见心慌、气短、乏力；气虚则无力运血，阻于脉内，久而成瘀，瘀阻心脉，故见间断胸闷憋气。患者冠心病、三尖瓣反流合并阵发性房颤，临床多为本虚标实，虚实夹杂之证，心气心阴不足为本，瘀血痰浊阻滞为标。治疗以芪珀生脉汤合玉液通心汤益气养阴、活血通络、安神定志。方中地龙性窜，搜风剔络，全蝎活血逐瘀之力极强，二药并用，共奏破血通络之功，临床常用治房颤瘀血阻络证，同时为防止逐瘀而生燥，配以麦冬、天花粉、酸枣仁滋阴养血；后以升陷通瘀汤益气提陷、升阳通脉，方中仙鹤草、黄精、山药平和之品配伍益气而不会导致气缓气滞，同时滋阴成形化津而与气互生，使得补气而不生火，心气自平，心脉自固，心神乃安。

18. 阵发性房颤，心房扑动、射频消融术后、冠心病，气阴两虚、痰瘀互结案

付某，女，71岁。2022年4月26日初诊。

主诉：间断心慌19年，加重1天。

病史：患者19年前无明显诱因开始出现心慌不适，至当地医院诊断为阵发性房颤，患者未予重视及诊治。2007年患者于某心血管专科医院行房颤射频消融术并行单腔起搏器植入术，术后患者阵发性心房扑动，不间断服用胺碘酮等药物，症状控制尚可。1天前患者自觉不适较前加重，至我院急诊就诊，查心电图提示心房颤动，现为求进一步系统诊疗来诊。来诊症见：间断心慌，无胸闷胸痛及肩背放射痛，乏力气短，时有头晕，无头痛，无咳嗽咳痰，纳呆，食后呃逆，无反酸烧心，眠差，小便尚可，排便无力。舌淡暗，苔薄白，脉弦细。既往史：2022年4月我院诊断为冠心病，非风湿性三尖瓣关闭不全（中度）；高血压2年余，血压最高时150/90mmHg，口服氯沙坦钾片0.1g（1次/日），服用规律，血压控制在110～120/70～80mmHg。辅助检查：心电图示窦性心律，不完全性右束支传导阻滞。

西医诊断：①阵发性房颤，阵发心房扑动，射频消融术后；②冠心病，稳定型心绞痛，心功能Ⅰ级（NYHA分级）；③高血压1级（很高危）。

中医诊断：心悸。

辨证：气阴两虚，痰瘀互结。

治法：益气养阴，化痰通络。

处方：芪珀生脉汤合化痰通络方加减。

药用：生黄芪30g，葛根15g，北沙参12g，玄参15g，麦冬12g，五味子12g，炒酸枣仁30g，地骨皮15g，瓜蒌12g，三七粉3g（冲服），全蝎3g，浙贝母12g，琥珀粉3g（冲服），制远志12g，甘松12g，法半夏9g。14剂，水煎服，日1剂，早晚分服。

二诊（2022年5月10日）：上方服用2周后患者间断心慌好转，无胸闷胸痛及肩背放射痛，乏力气短减轻，头晕好转，无头痛，食后呃逆，无反酸烧

心，眠差，排便无力改善。上方去地骨皮、玄参，加陈皮 9g，枳实 9g。14 剂，水煎服，日 1 剂，早晚分服。

三诊（2022 年 5 月 24 日）：经此方服用 2 周后，患者心慌、乏力基本缓解，纳可，继服 2 周后睡眠好转，气短好转，排便无力缓解。随访 1 个月未再发作房颤、心房扑动。

按语：此患者为冠心病合并阵发性房颤、心房扑动，既有胸痹心痛痰瘀互结之证，也有心下悸、脉结代之心气心血不足之证，究其根本为心气心阴亏虚、痰瘀阻滞心脉之象，故以芪珀生脉汤益气养阴固其本，化痰通络方中浙贝母、瓜蒌、法半夏化痰宣痹，三七粉、全蝎活血通络、宣通经络瘀滞。二方合用补心气益心阴，气阴充足则气血运行有力，痰瘀消散，心脉畅通则气血运行无阻。全方补气滋阴而不壅滞，祛瘀逐痰而不伤正，虚实兼顾，扶正祛邪以收全功。

19. 阵发性房颤，射频消融术后，冠心病，气虚血瘀、痰湿阻络案

李某，男，89 岁。2022 年 5 月 24 日初诊。

主诉：间断胸闷心慌 8 年余，加重 1 个月。

病史：患者 8 年前开始出现活动后胸闷胸痛，持续时间约 10 分钟，休息或含服速效救心丸后症状可缓解，患者未予重视及系统诊治，2014 患者于北京某三甲医院行冠脉造影检查提示三支病变（未见具体报告），诊断为冠心病、阵发性房颤，行射频消融术，2015 年心慌胸闷再次出现，房颤复发。患者规律服抗栓、调脂稳斑药物，症状控制尚可。1 个月前患者胸闷胸痛症状较前加重，现为求进一步系统诊治来诊。来院症见：间断胸闷胸痛，无肩背放射痛，心慌、气短乏力，偶有头晕，无头痛，无咳嗽咳痰，无腹痛腹泻，无口干口苦，纳食罄，眠差，二便尚调。舌淡暗，苔薄白，脉弦滑。既往史：高血压 6 个月余，收缩压最高 155mmHg；2015 年于北京某三甲医院诊断胃出血；下肢静脉曲张病史 8 年。辅助检查：胸部 CT 示两肺多发斑片及索条影，陈旧病灶；生化检验示肌酐 106μmol/L，钾 4.22mmol/L；心电图示窦性心动过缓，Ⅰ度房室传导阻滞；N 端 B 型脑钠肽前体 510pg/mL，肌酸激酶同工酶 2.33ng/mL，肌钙蛋白Ⅰ 0.004ng/mL，肌红蛋白 52.5ng/mL。

西医诊断：①阵发性房颤，射频消融术后；②冠心病，不稳定性心绞痛，心功能Ⅱ级（NYHA 分级）；③高血压；④胃出血。

中医诊断：心悸。

辨证：气虚血瘀，痰湿阻络。

治法：益气活血，化痰通络。

处方：芪珀生脉汤合瓜蒌薤白半夏汤。

药用：生黄芪 30g，太子参 15g，法半夏 9g，玄参 15g，炒酸枣仁 30g，三七粉 3g（冲服），葎草 12g，丹参 20g，炒白术 12g，茯苓 30g，琥珀粉 3g（冲服），甘松 12g，僵蚕 12g，蝉蜕 12g，瓜蒌 12g，薤白 12g。14 剂，水煎服，日 1 剂，早晚分服。

二诊（2022 年 6 月 8 日）：上方服用 2 周后患者心慌，胸闷痛较前明显缓解，活动后气短乏力好转，偶有头晕，口苦。舌紫暗，苔薄白，舌下络脉紫暗怒张，脉弦滑。四诊合参考虑证属气虚血瘀。治法：益气通脉，养血安神。方药：芪丹通心汤加减。药用：生黄芪 30g，丹参 15g，炒白术 12g，当归 12g，穿山龙 30g，延胡索 12g，党参 15g，鸡血藤 15g，葎草 15g，三七粉 3g（冲服），茯苓 15g，僵蚕 12g，地龙 12g，赤芍 12g，党参 12g，柴胡 9g。14 剂，水煎服，日 1 剂，早晚分服。

三诊（2022 年 6 月 22 日）：此方服用 2 周后，患者无心慌，胸痛胸闷明显减轻，继服 2 周后睡眠好转，舌下脉络紫暗好转，乏力气短改善。

按语：患者年老，脏腑功能衰弱，既往曾有胃出血，气血不足，津液与血液运行迟缓，导致痰浊、瘀血内阻，阻滞经络导致痰瘀互结，痰瘀痹阻，心脉不通则胸闷胸痛；阴虚阳盛则不寐；此患者高龄男性阵发性房颤合并急性冠脉综合征（ACS），患者不仅高凝、血栓风险高，而且既往有过胃出血，出血风险也高，此类患者并不完全适合标准治疗方案，需要制订个性化的中西医方案，治疗上先以芪珀生脉汤益气养阴、安神宁心、息风定悸，配以经方瓜蒌薤白半夏汤通阳散结、祛痰宽胸以除胸痹；复诊痰湿已去大半，气虚血瘀之象显，予芪丹通心汤益气活血、宣通经脉。三七作为重要的化瘀佐药，增强活血化瘀的药力，可以很好地治疗房颤日久难化之瘀证，有“金不换”“南国神草”之美誉。现代药理研究证明其有明确的溶血和抗溶血的双向作用。

20. 阵发性心房扑动，冠心病合并代谢综合征，痰瘀互结案

历某，男，53 岁。2022 年 6 月 5 日初诊。

主诉：口干、体重下降半年，胸闷心慌 2 个月。

病史：患者2个月前无明显诱因出现胸闷、左肩背发紧，其后逐渐加重，伴有心慌，气短，乏力，口干。6月1日于社区医院查随机血糖18.05mmol/L，糖化血红蛋白10.8%，尿酮体阴性；肌钙蛋白Ⅰ 0.1ng/nL，肌红蛋白、肌酸激酶同工酶正常；心电图示心房扑动，ST–T异常。6月2日于我院就诊诊断为冠心病，心房扑动，2型糖尿病，予达格列净片10mg口服（1次/日）、盐酸二甲双胍片500mg口服（3次/日）、单硝酸异山梨酯片20mg口服（3次/日），症状稍有改善，现患者为求进一步系统诊治来院。来诊症见：时有胸闷，心慌，气短乏力，偶有左肩背发紧，口干多饮，近半年体重下降8kg，偶有头晕，双足凉，纳可，眠安，小便频，有泡沫，大便质黏不成形，日1行。舌淡暗，苔白厚腻，脉结代。既往史：高血压病史2个月，血压最高时139/98mmHg，现未用药；2型糖尿病病史半年，未服药。查体：心音低钝，律不齐，心率91次/分，各瓣膜区未闻及病理性杂音。辅助检查：肌酐68.5μmol/L，尿酸530.9μmol/L，总胆固醇6.31mmol/L，甘油三酯2.64mmol/L，低密度脂蛋白5.27mmol/L，高密度脂蛋白1.44mmol/L，血糖14.12mmol/L，糖化白蛋白25.50%；心电图示心房扑动，ST–T异常。

西医诊断：①冠心病，不稳定性心绞痛；②心房扑动，心功能Ⅰ级（NYHA分级）；③2型糖尿病；④高血压1级（很高危）；⑤高脂血症。

中医诊断：心悸。

辨证：痰瘀互结证。

治法：活血化瘀，化痰通脉。

处方：瓜蒌薤白半夏汤合丹参饮加减。

药用：瓜蒌12g，薤白12g，法半夏9g，丹参15g，木香9g，砂仁6g（后下），生甘草12g，炒白术10g，茯苓20g，党参15g，天花粉15g，赤芍10g，僵蚕12g，葛根15g，当归12g，鸡血藤15g。14剂，水煎服，日1剂，早晚分服。

二诊（2022年6月20日）：服用2周后患者无明显心慌，胸闷、乏力、口干均好转，左肩背发紧消失，偶有头晕，双足凉，纳可，眠安，小便频，有泡沫，大便不成形，质黏，日1行。舌淡暗，苔白厚腻，脉结代。辨证为心脾两虚，痰瘀互结。治法：益气健脾，化痰活血。方药：藤银归脾汤加减。药用：生黄芪20g，党参12g，炒白术12g，灵芝9g，五味子6g，炒酸枣仁30g，鸡血藤15g，葎草12g，银耳9g，当归12g，天花粉15g，水蛭3g，赤芍10g，瓜蒌12g，薤白12g，法半夏9g。14剂，水煎服，日1剂，早晚分服。

三诊（2022年7月5日）：此方服用2周后，患者心慌、胸闷、肩背部紧缩感均消失，纳可，继服2周后睡眠好转，头晕好转。复查24小时动态心电图：窦性心律，总心搏数88376次/24小时，频发房性期前收缩985次/24小时、阵发性房性心动过速4次/24小时。

按语：此病案为心房扑动合并冠心病、代谢综合征的患者，患者中年男性，形体肥胖，长期饮食不节、嗜食烟酒炙煿厚味之品，损伤脾胃，脾胃运化失司，痰浊内盛而致病，痰凝气滞，气不行血而致瘀，痰瘀搏结，痹阻心脉，而发为胸闷心悸。治疗当急则治其标，以祛痰化瘀为先，拟方瓜蒌薤白半夏汤合丹参饮治之。后期痰瘀之实邪衰退，正虚之象凸显，故以藤银归脾汤以健脾益气，以绝生痰之患，滋气血之化源。此期治疗仍强调补虚勿忘治实，使邪去则补自得力，临床主张“七分补、三分泻”，祛邪宜不可过于峻猛以免损伤正气。

21. 阵发性房颤，冠心病，心气亏虚、痰湿痹阻案

崔某，男，63岁。2021年9月5日初诊。

主诉：间断胸闷心慌7年余。

病史：患者7年前因情绪激动后出现胸闷心慌，心率约160次/分，持续约13小时，于廊坊当地医院就诊为心房颤动，予抗凝、控制心室率等治疗后恢复窦律，每年发作2～3次，具体持续时间不详。2021年年初至今，先后发作房颤4次，心率160～180次/分，均住院治疗后转窦，目前服用酒石酸美托洛尔控制心率。来诊症见：间断胸闷心慌，气短，难以自行转复，持续15～20小时，食后及劳累后加重，双肩上举痛，夜间干咳，怕冷，纳眠可，二便调。舌红暗胖大，苔中黄，脉弦滑缓。既往史：高血压9个月，最高160/100mmHg，口服福辛普利钠片10mg（1次/日）控制血压，血压控制在130/80mmHg。辅助检查：生化检验示甘油三酯2.42mmol/L，高密度脂蛋白1.01mmol/L；冠脉CT示冠状动脉多发斑块，轻度狭窄，左前降支心肌桥形成；超声心动图检查示LA42mm，LV48mm，LVEF50%，结果提示左房增大，二尖瓣反流（轻），左室舒张功能减退；动态心电图示平均心率74次/分，最慢心率48次/分，最快心率254次/分，室性期前收缩有2个，室上性期前收缩有6个，共有房颤114分0秒；结论提示窦性心律伴心律不齐，阵发性房颤，阵发性室上性心动过速，偶发室性期前收缩，偶发室上性期前收缩。

西医诊断：①阵发性房颤；②冠心病，冠脉肌桥；③高血压2级（高危）。

中医诊断：心悸。

辨证：心气亏虚，痰瘀痹阻。

治法：益气化痰，活血通络，息风定悸。

处方：保元汤合小陷胸汤加减。

用药：黄芪15g，党参12g，桑白皮30g，桔梗12g，法半夏9g，浙贝母12g，生牡蛎30g，茯苓30g，僵蚕12g，地龙12g，蝉蜕12g，甘松12g，丹参15g，黄连6g，肉桂3g。7剂，水煎服，日1剂，早晚分服。

二诊（2021年9月12日）：服药后心慌、胸闷气短较前减轻，每次持续0.5～1小时，食后及劳累后加重，双肩上举肌肉酸痛，口干纳少，眠可，二便调。舌红暗稍胖大，苔中黄腻，脉弦滑。上方去地龙、蝉蜕、牡蛎、肉桂、桔梗，加穿山龙30g，瓜蒌15g，延胡索12g，地骨皮30g。继服14剂。

三诊（2021年9月26日）：近2周心慌发作4次，劳累后加重，持续几秒自行缓解，自测心率最高120次/分，偶有胸闷，劳累后加重。夜间咳嗽，咽干无痰，乏力，纳可，眠一般，夜尿3～4次。舌脉如前。上方去延胡索，加藤梨根15g。继服14剂。

四诊（2021年10月10日）：偶有胸闷，情绪激动及劳累诱发，持续1～2分钟自行缓解，口渴欲饮，舌脉如前。上方去浙贝母、地骨皮、藤梨根、穿山龙，加生牡蛎30g，延胡索12g，苍术15g，蝉蜕12g。继服14剂。

患者门诊坚持调理3个月之后，诸症消失，病情稳定。3个月后随访房颤未再发作。

按语：该案主要为心气不足，行血无力，心脉瘀阻；肺之气阴亏虚，宣肃失司，痰浊内生。痰瘀交结为患，脉络受阻，胸阳失旷，中气不行，心脉不通，心神失养，发为心悸。主要病机为心肺同病，痰瘀互结。治疗当循“发时治标，平时治本”之则。治本兼以祛邪，治标佐以扶正。治本主要为补心益肺，治标主要为燥湿化痰、活血泻肺。急性期心室率较快，为痰热动风之象，用僵蚕、蝉蜕药对宣散郁热、化痰开结、息风止颤。治疗过程中区分标本主次，法随证转的诊疗思路。

22. 阵发性房颤，冠心病，气虚血瘀、痰浊痹阻案

李某，女，71岁。2022年2月14日初诊。

主诉：间断心悸气短7天。

病史：患者7天前无明显诱因出现心悸气短，自测心率144次/分，未予治疗，症状持续2天未缓解，就诊当地医院，心电图示心房颤动，ST-T段轻度改变，予口服琥珀酸美托洛尔缓释片23.75mg（2次/日）控制心率，症状未明显缓解。既往史：冠心病、腔隙性脑梗死、高脂血症、高血压病史2年。来诊症见：间断心悸气短，无胸闷、胸痛，偶有头晕，无恶心呕吐，偶有咳嗽，无咳痰，右下肢轻度水肿，纳眠可，大便调，小便急。舌淡暗，苔白腻，脉弦滑。辅助检查：超声心动图检查示LA35mm，LV42mm，LVEF55%，主动脉瓣退变并反流（轻度），二尖瓣反流（轻度），三尖瓣反流（轻度），肺动脉高压（轻度），左室舒张功能减低。

西医诊断：①阵发性房颤；②冠心病，稳定性心绞痛，心功能Ⅱ级（NYHA分级）；③高血压1级（极高危）；④高脂血症。

中医诊断：心悸。

辨证：气虚血瘀，痰浊痹阻。

治法：益气活血化痰。

处方：芪丹通心汤、丹参饮合二陈汤加减。

用药：生黄芪30g，当归12g，麸炒白术10g，麸炒苍术12g，穿山龙30g，延胡索12g，党参15g，鸡血藤15g，半夏9g，陈皮12g，降香10g，丹参30g，砂仁9g（后下），生龙骨、生牡蛎各30g（先煎），桑枝20g。7剂，水煎服，日1剂，早晚分服。

二诊（2022年2月21日）：间断心悸气短、头晕好转，仍偶咳嗽，上方加枳壳12g，杏仁9g，继服7剂。水煎服，日1剂，早晚分服。

三诊（2022年2月28日）：服药后诸症减轻，心悸气短、头晕较前好转，时有咳嗽，胸闷，咳痰。原方基础上去苍术、砂仁、降香、生龙骨、生牡蛎、桑枝，加瓜蒌30g，酒黄芩10g，法半夏9g，紫苏梗12g，炒紫苏子12g，炒芥子6g。7剂，水煎服，日1剂，早晚分服。

患者门诊坚持调理3个月后，病情稳定，无明显不适。3个月后随访，患者未再心慌发作。

按语：现代中医学认为胸痹的根本原因是各种因素所致的瘀血阻滞心脉，“不通则痛”，究其根本病因在于气虚不能正常鼓动血脉，辨证须抓住证候的本质，精准施策。治疗用黄芪、党参、白术等健脾益气，病久瘀滞明显，用延胡索、降香、穿山龙、桑枝活血化瘀通络，陈皮、苍术、砂仁燥湿化痰，同时治标兼以龙骨、牡蛎镇惊安神。此外，活血药用鸡血藤等活血通络之品，又恐血瘀日久化热，又用丹参凉血活血。后期根据患者气滞痰阻的轻重，施以适当的化痰理气之品，达到更佳的疗效。

23. 持续性房颤，冠状动脉粥样硬化，肝郁化火，阴伤血瘀案

吕某，男，60岁。2022年2月8日初诊。

主诉：间断胸闷心慌8年。

病史：患者8年前无明显诱因出现胸闷、心慌，就诊于当地医院，心电图示心房颤动。诊断为心律失常，心房颤动，经对症治疗后（具体药物不详）患者症状间断发作，2017年和2020年因症状加重，于当地医院住院治疗，予抗栓、降脂、控制心室率治疗，患者症状好转后，规律服用抗凝、降脂稳斑、控制心率等对症治疗，患者症状时有反复。来诊症见：间断胸闷心慌，时有心前区烧灼样不适，偶有胸痛及左侧后背痛，后背凉，偶反酸，纳可，眠差，耳鸣，手指关节痛，着凉后疼痛加重。小便黄，大便1日1次，质干。舌暗红，苔薄黄，脉沉。既往史：冠状动脉粥样硬化症、高脂血症病史3年，雷诺综合征2年。辅助检查：超声心动图检查示LA39mm，LV45mm，LVEF60%，左房增大，右房饱满，主动脉瓣退变，二尖瓣反流（轻度），三尖瓣反流（轻度）。

西医诊断：①持续性房颤；②冠状动脉粥样硬化；③高脂血症；④雷诺综合征。

中医诊断：心悸。

辨证：肝郁化火，阴伤血瘀。

治法：清肝泻火，滋阴活血。

处方：羚夏清肝汤加减（经验方）。

用药：地骨皮30g，牡丹皮12g，蜜桑白皮30g，生地黄12g，知母9g，麦冬12g，丹参15g，赤芍10g，炒栀子12g，郁金12g，夏枯草12g，甘松12g。7剂，水煎服，日1剂，早晚分服。

二诊（2022年2月15日）：患者时有心前区烧灼样不适明显减轻，偶胸闷心慌，眠差易醒。原方去牡丹皮、炒栀子，加酸枣仁30g，茯苓30g宁心安神。继服7剂。

三诊（2022 年 2 月 22 日）：服药后心前区烧灼样不适消失，无胸闷心慌，近日善太息，易紧张，上方加香附 12g，合欢皮 12g。继服 7 剂。

患者门诊坚持调理 3 个月后，无明显不适，病情稳定。3 个月后随访患者无心慌、胸闷等不适症状。

按语：患者为中年男性，长期思虑纷纭，情怀不遂，肝失疏泄，日久肝郁化火，阴血内耗，阴虚内热，热邪灼伤阴血，血行缓慢而致瘀，辨证须抓住其肝火、阴伤、血瘀之特点，治疗当清肝、养阴、活血为法，同时注重养心安神。方中牡丹皮、栀子、桑白皮、地骨皮、夏枯草清肝泻火，使热去则阴存。赤芍、丹参、郁金清血分之热邪，凉血散血而不留瘀；合知母、麦冬、生地黄滋心阴以清虚热。使热去阴复，瘀血得化，则血脉清净，气血畅达而心神自安。因患者患病多年，肝郁气滞，肝木乘脾，神失所养不能忽视，故在后期复诊酌情加入健脾理气安神之品，通过辅助调整脏腑、气血、阴阳平衡，达到治病求本的目的。

24. 阵发性房颤，射频消融术后，冠心病，痰瘀互结、痹阻心脉案

王某，女，65 岁。2022 年 1 月 25 日初诊。

主诉：阵发心慌 5 年余，加重 1 个月。

病史：患者 5 年余前无明显诱因出现阵发心慌，无其他明显伴随症状，每次持续数分钟，休息后可自行缓解，未予重视。3 年前患者自觉心慌加重，伴胸闷、气短，无头晕、黑蒙，就诊于北京某三甲医院，完善相关检查后诊断为阵发性房颤，并于 2019 年 12 月于该院行射频消融术。术后心慌间断发作，每次持续半小时至一小时不等，2021 年 5 月于该院再次行射频消融术，术后心慌仍间断发作，现口服利伐沙班片抗凝。刻下症见：阵发心慌，每次持续数小时，上午明显，发作时排尿次数增多，汗出，无头晕、黑蒙；时伴胸闷胸痛，偶有左胁肋部疼痛，口苦，腹胀不适，时有反酸烧心，乏力，左下肢时有针刺感，双下肢无水肿。纳可，眠可，大便稀，时有完谷不化，排便不规律，时有腹泻。舌暗红，稍胖大，苔中黄，水滑。脉弦细结代。既往史：高血压病史 30 余年，血压最高 180/100mmHg；冠心病病史 8 年；2 型糖尿病病史 5 年余。

西医诊断：①阵发性房颤；②冠心病；③高血压 3 级（很高危）；④ 2 型糖尿病。

中医诊断：心悸。

辨证：痰瘀互结，心脉痹阻。

治法：化痰除痹，活血通络。

处方：半夏白术天麻汤合延丹理脉汤加减。

药用：法半夏9g，炒白术12g，珍珠母15g（先煎），甘松12g，僵蚕12g，蝉蜕12g，桑白皮30g，地骨皮30g，延胡索12g，丹参15g，玄参15g，茯苓30g，黄连6g。14剂，水煎服，日1剂，早晚分服。

二诊（2022年2月8日）：患者诉心慌持续时间较前稍减少，汗出减轻，无明显胸闷、憋气症状，偶有头痛，无头晕，仍反酸烧心。纳可，眠欠佳，多梦，尿频，大便次数偏多，不成形。上方去桑白皮、地骨皮、半夏，加防风10g，薏苡仁30g祛湿止泻，砂仁6g（后下），浙贝母15g理气和胃、化痰制酸。继服14剂。

三诊（2022年2月22日）：患者诉心慌发作次数和持续时间均较前减少，反酸、烧心减轻，大便次数明显减少，1～2次/日。守上方继服14剂。

按语：房颤患者的血流动力学改变是血瘀证的重要物质基础之一，心房肌的纤维化重构是维持房颤的解剖基础，中医学认为“脾主肌肉”，并且“脾为生痰之源”。因此，痰瘀互结证是房颤发展到一定时期的常见证型。半夏白术天麻汤乃健脾祛湿、化痰息风之经典方剂，患者无眩晕，故减去天麻，加僵蚕、蝉蜕化痰通络，延胡索、丹参、玄参活血通络，甘松理气醒脾，加强活血祛湿之力。痰瘀互结日久易产生“郁热”，因此佐以桑白皮、地骨皮、黄连、珍珠母等清热潜阳之品有画龙点睛之妙。

25. 阵发性房颤，经皮冠脉介入术后，痰瘀互结、痹阻心脉案

崔某，女，71岁。2022年2月13日初诊。

主诉：间断心慌伴乏力1年，加重3天。

病史：患者1年前无明显诱因出现心慌，伴乏力，无胸痛、胸闷、头晕、黑蒙。就诊于北京某三甲医院查动态心电图示最快心率100次/分，最慢心率44次/分，平均心率61次/分，窦性心动过缓，房性期前收缩，室性期前收缩，未予特殊处理。10个月前患者心慌再次发作，就诊于北京另一三甲医院查心电图示心房颤动，予抗心律失常药物（具体不详）治疗后减轻。3天前患者无明显诱因心慌再次发作，伴乏力、气短，偶有胸闷，无胸痛、头晕、黑蒙，为求中医治疗来诊。刻下症见：间断心慌伴乏力、气短，偶有胸闷，双下

肢酸软，口干口苦，不欲饮水。纳谷不香，眠浅易醒，醒后难眠，二便调。舌暗红胖大，边有齿痕，苔腻中黄，脉弦滑。既往史：高脂血症病史8年，口服阿托伐他汀钙片降脂；高血压病史8年，先后口服氯沙坦钾氢氯噻嗪、替米沙坦、苯磺酸左旋氨氯地平降压；桥本氏甲状腺炎病史6年；甲状腺结节病史6年；经皮冠脉介入术后10个月。辅助检查：动态心电图示窦性心律，窦性心动过缓，室性期前收缩，房性期前收缩，成对房性期前收缩，短阵房性心动过速，阵发性房颤（2021年12月21日）。超声心动图检查示左房增大，二尖瓣反流（轻度），主动脉瓣反流（轻度），三尖瓣反流（轻度），左室舒张功能减低（2021年10月5日）。

西医诊断：①阵发性房颤；②冠心病，稳定性心绞痛，经皮冠脉介入术后，心功能Ⅱ级（NYHA分级）。

中医诊断：心悸。

辨证：痰瘀互结，痹阻心脉。

治法：清热化痰，活血通络。

处方：连蒌胆星汤合延丹理脉汤加减。

药用：黄连6g，法半夏9g，全瓜蒌15g，丹参15g，郁金12g，延胡索12g，茯苓30g，泽泻15g，桑白皮30g，甘松12g，生龙骨30g（先煎）。14剂，水煎服，日1剂，早晚分服。

二诊（2022年2月27日）：患者诉服上方后心慌、胸闷、口苦减轻，失眠较前改善，仍有乏力、气短、口干，纳差。加太子参15g，麦冬12g，五味子9g益气养阴，焦山楂、焦神曲、焦麦芽各10g健脾开胃。继服14剂。

三诊（2022年3月13日）：患者诉服上方后诸症皆减，守前方继服14剂。

按语：痰瘀互结为冠心病合并房颤的常见证型之一。痰瘀互结，痹阻脉道，气血精微物质不能滋养心神，故发为心悸、眠浅不安；心气不通，故见胸闷；痰瘀日久化热，耗伤气阴，故见乏力、气短、口干；口干而不欲饮，亦为瘀血之征象。痰湿困脾，运化无力，故纳谷不香；舌脉俱为痰瘀互结之佐证。黄连、法半夏、全瓜蒌乃经方小陷胸汤之组成，可清热涤痰、宽胸散结，加茯苓、泽泻、桑白皮，加强健脾利水、祛湿化痰之效。延胡索、丹参、郁金活血通络，甘松理气醒脾，加强活血化痰之功效，龙骨安神。复诊在痰瘀互结已减的基础上合用生脉散益气养阴，焦三仙健脾开胃，二者同用为佐。诸药合用，标本兼顾，补而不滞，攻而不损，使痰瘀自去，心悸自止。

26. 阵发性房颤，冠心病，痰火扰心、心神不安案

冯某，男，68岁。2022年2月15日初诊。

主诉：发作性心慌伴胸闷3年，加重1周。

病史：患者3年前无明显诱因出现发作性心慌伴胸闷、气短，无胸痛、头晕、黑蒙，就诊于北京某三甲医院，完善相关检查后诊断为阵发性房颤（未见报告，具体不详），并行射频消融术，术后缓解。1年前患者房颤再次复发，此后间断发作，未予处理。1周前，患者无明显诱因自觉心慌伴胸闷加重，偶有左肩部疼痛，无头晕、黑蒙。刻下症见：发作性心慌伴胸闷，左肩部疼痛伴麻木，时有反酸烧心，干咳无痰，纳一般，眠可，二便调。舌暗红，苔黄腻，脉弦滑。既往史：陈旧脑梗死病史20年；冠心病；心肌梗死病史6年，植入支架2枚，现口服阿司匹林肠溶片100mg（1次/日）抗血小板聚集，沙库巴曲缬沙坦片50mg（2次/日）改善心衰；高脂血症病史3年，现口服瑞舒伐他汀钙片降脂稳定斑块；高血压病史3年，血压控制尚可，自测血压波动在110～120/70～80mmHg。吸烟、饮酒史40余年。辅助检查：超声心动图检查示左室壁节段性室壁功能异常，左心扩大，主动脉瓣反流（少量），左室收缩功能稍减低（2021年12月15日）。

西医诊断：①阵发性房颤；②冠心病，陈旧性下壁心肌梗死，经皮冠脉介入术后，心功能Ⅱ级（NYHA分级）；③陈旧脑梗死；④高脂血症；⑤高血压。

中医诊断：心悸。

辨证：痰火扰心、心神不安。

治法：清热化痰，养心安神。

处方：连蒌胆星汤合延丹理脉汤加减。

药用：黄连6g，半夏9g，瓜蒌15g，丹参15g，炒白术12g，天麻12g，茯苓30g，泽泻12g，延胡索12g，甘松12g，地骨皮30g，桑白皮30g。14剂，水煎服，日1剂，早晚分服。

二诊（2022年3月1日）：患者诉服上方后心慌发作次数减少，仍时有胸闷，持续数秒缓解，左肩臂疼痛，自觉撕裂感，无反酸烧心，无腹胀。夜间左手手指麻木感。纳眠可，二便调。上方去白术，加僵蚕12g，蝉蜕12g，郁金

12g，三七粉 3g（冲服）行气活血、通络止痛。继服 14 剂。

三诊（2022 年 3 月 15 日）：患者心慌、胸闷发作次数较前明显减少，左肩偶有疼痛，左手手指麻木减轻。时有乏力、口干，乃热久伤阴之象，上方去泽泻，加生地黄 10g 清热生津。

按语： 患者为老年男性，久嗜烟酒，平素喜食肥甘厚味之物，伤及脾土，脾失健运，痰浊内阻，郁久化热，痰火胶着，扰动心神，发为心悸。方中黄连、瓜蒌、半夏乃经方小陷胸汤之角药，其中全瓜蒌甘寒，清热涤痰、宽胸散结而通胸膈之痹，黄连苦寒泄热除痞，半夏辛温化痰散结，炒白术、茯苓、天麻健脾化痰、息风定悸，泽泻、地骨皮、桑白皮清热利湿化痰。津血同源，且心与脾胃有脉络相通，痰浊患者常伴有一定程度的血瘀，而成痰瘀互结之态；故加延胡索、丹参活血通络，甘松理气醒脾，加强化痰通络之功效。

27. 阵发性房颤，冠心病，痰瘀互结案

韩某，男，70 岁。2021 年 8 月 15 日初诊。

主诉：心慌 8 年余。

病史：患者 8 年前因饮食不洁出现心慌，于北京某三甲医院就诊，具体检查不详，诊断为房颤，频发室性期前收缩，冠心病。予转复治疗后症状消失，平素规律服用单硝酸异山梨酯缓释片、盐酸普罗帕酮片、酒石酸美托洛尔片、阿司匹林肠溶片，并予中药调理，一年发作 3 ～ 4 次。来诊症见：心悸，乏力，头晕，视物模糊，纳眠可，二便调。舌红暗胖大，舌边有瘀斑，苔中黄，脉弦滑。既往史：2 型糖尿病史 10 年，目前口服拜糖平治疗，血糖控制可；高血压病史 10 年余，血压最高 160/85mmHg，目前血压控制可。辅助检查：心电图示窦性心律，ST-T 改变（2021 年 8 月 15 日）。

西医诊断：①阵发性房颤，频发室性期前收缩；②冠心病；③ 2 型糖尿病；④高血压 2 级（很高危）。

中医诊断：心悸。

辨证：痰瘀互结。

治法：化痰祛湿，活血化瘀。

处方：小陷胸汤合延丹理脉汤加减。

药用：黄连 6g，法半夏 9g，瓜蒌 15g，丹参 15g，当归 10g，穿山龙 30g，延胡索 12g，茯苓 30g，僵蚕 12g，蝉蜕 12g，地骨皮 30g，甘松 12g。7 剂，

水煎服，日 1 剂，早晚分服。

二诊（2021 年 8 月 22 日）：服药后心悸改善，乏力头晕，视物模糊较前减轻，纳眠可，二便调。诉体力不足，背部不适感。舌红暗，边有瘀斑，苔中黄，脉弦滑。前方加天麻 12g 祛风通络止晕。继服 14 剂。

三诊（2021 年 9 月 19 日）：患者自述平素心悸明显改善，但 2021 年 9 月 14 日于北京某三甲医院行右手肿物切除术，术后出现心律不齐，气短，头晕，视物模糊，偶有口苦，纳可，眠一般，二便调。舌红暗胖大，边有瘀斑，苔中黄花剥，脉弦细滑。前方去延胡索、当归，加桃仁 12g，红花 12g 增强活血散瘀之功。继服 7 剂。

四诊（2021 年 9 月 26 日）：诸症减，右手术后伤口时痛，右手肿物病理示前表层平滑肌肉瘤。纳眠可，二便调。舌红暗胖大，舌面有瘀斑，苔中黄腻，脉弦滑。前方去瓜蒌、穿山龙、地骨皮、天麻、桃仁、红花，加浙贝母 12g，生薏仁 30g，苍术 15g，蜂房 6g，藤梨根 15g，延胡索 12g 以增强清热化痰祛湿、解毒止痛之功。继服 14 剂。

按语：此患者为男性房颤伴冠心病、糖尿病、高血压病史；平素饮食不节，损伤脾胃，水湿失于运化，聚而为痰。正如《笔花医镜》所云“痰积者，饮食所积，脾不能化，则酿而为痰”。痰阻致血行不畅致瘀，痰瘀互结于心，发为心悸。痰湿阻滞四肢，故见乏力；阻碍气机，清阳不升，故见头晕，视物模糊。舌红暗胖大，舌边有瘀斑，苔中黄，脉弦滑，尽显脾虚湿阻、痰瘀互结之象。故方用半夏、瓜蒌、茯苓、甘松健脾祛湿化痰。内痰常随气而行，引动内风，发为房颤，故重用穿山龙，配伍僵蚕、蝉蜕祛风除湿化痰、通络止痉；痰阻致瘀，故用丹参、当归、延胡索活血化瘀；另痰瘀郁久化热，故见苔中黄，故用黄连、地骨皮清透郁热。诸药合用，使中焦运化有权，湿痰瘀得散，气血运行通畅，内风自止，诸症自除。

28. 阵发性房颤，冠心病，痰湿痹阻案

闫某，女，76 岁。2019 年 3 月 27 日初诊。

主诉：阵发胸闷气短 4 年，加重 1 年。

病史：患者于 2015 年体检诊断为房颤。无不适症状，未作正规治疗，偶有阵发性胸闷，气短。于 2018 年起症状加重，后未服药，遂前来就诊。来诊症见：阵发胸闷，气短，活动后明显，出现面部胀闷通红，头沉头晕，颈肩酸

痛，周身乏力。双下肢凹陷水肿延及膝关节，纳眠可，头部震颤，尿频，夜尿2～3次，大便调。舌红暗胖大，苔中黄腻，脉弦滑代促。既往史：冠心病、高血压病史数年。慢性胃炎5年。辅助检查：超声心动图检查示左房增大，二尖瓣、三尖瓣少量反流，左室舒张功能减低；颈动脉彩超示双侧颈动脉内中膜增厚伴左侧斑块形成；腹部彩超示脂肪肝、肝囊肿（2021年11月26日）。

西医诊断：①阵发性房颤；②冠心病；③高血压。

中医诊断：心悸。

辨证：痰湿痹阻。

治法：燥湿化痰。

处方：连苍定悸汤加减（经验方）。

药用：黄连8g，苍术15g，法半夏9g，炒白术12g，茯苓30g，生龙骨、生牡蛎各30g（先煎），柴胡10g，白芍12g，僵蚕12g，蝉蜕12g，丹参15g，延胡索12g。7剂，水煎服，日1剂，早晚分服。

二诊（2019年4月6日）：服药后，胸闷气短较前减轻，头晕，头部水平颤动，运动后脸色发红，眼睑及双下肢水肿，腰腿酸痛，服药后，腹胀，排气多。纳眠可，大便可，小便频减轻，记忆力衰退。舌脉如前。前方去苍术，加砂仁6g（后下），增强开胃醒脾、化湿行气之功。继服7剂。

三诊（2019年4月13日）：胸闷气短较前减轻，仍有心慌，气短，乏力，头晕改善，头部水平颤动，运动后脸色发红，眼睑及双下肢水肿较前改善，腰腿酸痛，纳眠可，大便可，夜尿频缓解，记忆力衰退。舌脉如前。前方去砂仁，加甘松12g增强理气祛湿醒脾之功，加怀牛膝12g增强引血下行、活血化瘀、补肝肾、强筋骨之功。继服7剂。

四诊（2019年4月20日）：胸闷、心慌、头晕明显减轻，气短，乏力，头部水平颤动，仍有眼睑及双下肢水肿，腰腿酸痛减轻，舌脉如前。前方去怀牛膝、甘松。继服14剂。

按语：此患者为老年女性阵发性房颤患者，既往慢性胃炎病史，服药后亦出现胃肠症状，可见其脾胃不足，水谷受纳运化失司，水湿内生，聚而为痰。痰湿痹阻于心胸，发为心悸、胸闷、气短。痰湿阻滞四肢，故见周身乏力；阻碍气机，清阳不升，故见头晕头沉。水湿下聚于下肢，则见凹陷性水肿。痰湿日久生热，则生龙雷之火，蒸腾于上，故见苔黄腻，面色发红，头部震颤，舌红暗胖大，脉弦滑代促，皆为痰湿痹阻之象。故方用半夏、苍术、白术、茯苓健脾祛湿化痰。重用龙骨、牡蛎，配柴胡、白芍疏肝柔肝加黄连清镇龙雷之火；内痰常随气而行，引动内风，发为房颤，故配伍僵蚕、蝉蜕祛风除湿化痰；痰阻致瘀，故用丹参、延胡索活血化瘀。另患者脾胃不足，服药后出现腹胀、排气等症，加砂仁开胃醒脾、化湿行气，使其耐受性更好。诸药合用，使中焦运化有权，痰湿化解，阴阳得复，诸症大减。

29. 阵发性房颤，冠心病，痰湿内蕴、心神不宁案

陈某，男，56岁。2021年8月31日初诊。

主诉：间断心慌3年余。

病史：患者3年前无明显诱因出现心慌，伴头晕、乏力、汗出，未系统诊治。半年前患者心慌进一步加重，24小时动态心电图提示心房颤动；房颤发作频率为1个月1次，持续3～4小时，发作时伴头晕、乏力、汗出。来诊症见：阵发心慌，发作时伴头晕、乏力、汗出，痰多色白量多，双足心疼痛，纳可，入睡困难，多梦，二便调。舌红暗胖大，苔黄，脉濡滑。既往史：高血压病史20余年，最高时达180/86mmHg，现口服富马酸比索洛尔片5mg（1次/日），苯磺酸氨氯地平片5mg（1次/日），血压控制在130～145/80～90mmHg。冠心病病史10年，高脂血症病史16年，重度脂肪肝病史6年。吸烟20余年，10支/日，偶饮高度白酒。辅助检查：血压146/86mmHg。

西医诊断：①阵发性房颤；②高血压3级（很高危）；③高脂血症；④冠心病。

中医诊断：心悸。

辨证：痰湿内蕴，心神不宁。

治法：化痰祛湿，安神定悸。

处方：化痰通络方加减。

药用：黄连6g，法半夏9g，炒白术12g，茯苓30g，地骨皮30g，桑白皮30g，泽泻15g，天麻12g，僵蚕12g，蝉蜕12g，珍珠母15g（先煎），甘松12g，丹参15g。7剂，水煎服，日1剂，早晚分服。

二诊（2021年9月8日）：服药后诸症减轻，1周前心慌，持续1～2小时后自行恢复，发作时自测血压110/100mmHg，偶有头晕，痰量减少，平卧时偶有胸部憋闷、气短，纳眠可，二便调。舌红暗胖大，苔黄，脉弦细滑。前方去桑白皮，加瓜蒌15g宽胸散结而通胸膈之痹，继服14剂。

三诊（2021年9月23日）：服药后症状减轻，心慌发作1次，自测心率137次/分，血压107/97mmHg，自服酒石酸美托洛尔后症状缓解。晨起咳痰，量少见血丝，呈咖啡色，漱口后见牙龈出血。纳眠可，二便调。舌红暗胖大，苔黄，脉弦细滑。现口服甲苯磺酸艾多沙班抗凝。前方加桑白皮30g以泻肺中之痰饮，继服14剂，嘱其抗凝药减半；复查心电图：心率55次/分，PR间期延长，轻度ST–T异常。

四诊（2021年10月5日）：诉近半月未有心慌、头晕、乏力、汗出等症，牙龈出血较前减轻，纳眠可，二便调。舌红暗胖大，苔黄，脉弦滑。前方去瓜蒌，继服14剂。

按语：此患者为男性阵发性房颤伴冠心病、高血压、高脂血症。平素饮食不节，嗜食烟酒，损伤脾胃，水湿失于运化，聚而为痰，痰湿内蕴，扰动心神，发为心悸。痰湿阻滞四肢，故见乏力；阻碍气机，清阳不升，故见头晕；痰湿郁久化热，迫汗外出，故见汗出、苔黄；痰湿聚于肺，则见咳痰量多；舌红暗胖大，脉濡滑，皆为脾虚痰湿内蕴之象。故方用半夏、白术、茯苓、泽泻、甘松健脾祛湿化痰。内痰常随气而行，引动内风，发为房颤，故配伍天麻、僵蚕、蝉蜕祛风除湿化痰、通络止痉；用桑白皮、地骨皮清泻肺中之痰湿配以黄连清透郁热，痰阻日久成瘀，故用丹参活血化瘀；最后用珍珠母以镇心安神定悸。诸药合用，使脾胃运化得复，痰湿尽去，心神自安。

30. 阵发性房颤，冠心病，脾虚湿阻案

张某，男，70岁。2022年1月2日初诊。

主诉：间断心慌2年余。

病史：患者自述2年前无明显诱因出现心慌、胸闷憋气伴黑蒙，于某心血管专科医院就诊诊断为房颤、冠心病，予抗栓、控制心率等对症治疗后好转，后规律口服盐酸普罗帕酮片20mg（3次/日）、酒石酸美托洛尔片5mg（1次/日）。1年前房颤复发，1个月前出现胸闷憋气明显，双脚浮肿，遂于我院就诊。来诊症见：间断心慌、气短、胸闷憋气，全身乏力，汗出，双脚浮肿，下午明显，口干不欲饮，偶头晕，无咳嗽咳痰。舌红紫，苔中黄，脉弦滑。既往史：高血压病史20年，最高160/100mmHg，目前血压控制可，否认糖尿病等病史。辅助检查：血压140/80mmg。

西医诊断：①阵发性房颤；②冠心病，心功能Ⅰ级（NYHA分级）；③高

血压 2 级（极高危）；④高脂血症。

中医诊断：心悸。

辨证：脾虚湿阻。

治法：健脾祛湿。

处方：术苓化湿汤加减。

药用：法半夏 9g，炒白术 12g，伏苓 30g，泽泻 15g，丹参 15g，穿山龙 30g，天麻 12g，桑白皮 30g，僵蚕 12g，蝉蜕 12g，黄连 6g，甘松 12g。7 剂，水煎服，日 1 剂，早晚分服。

二诊（2022 年 1 月 9 日）：服药后心慌、头晕、水肿改善，仍觉乏力、汗出，舌脉同前，前方加黄芪 15g 增强健脾固表之功。继服 14 剂。

三诊（2022 年 1 月 23 日）：服药后心慌、头晕、乏力、汗出、水肿等症较前明显改善，舌淡红，苔薄黄，脉弦滑。前方去泽泻。继服 14 剂。

按语：此患者为男性阵发性房颤伴冠心病、高血压、高脂血症病史；平素饮食不节，损伤脾胃，脾虚则气血生化无源，则卫气不充而表虚不固；另脾虚则水湿失于运化，水湿内生，湿邪困阻于心，故见心慌、胸闷、气短。脾虚卫气不固，故见乏力、汗出；阻碍气机，清阳不升，故见头晕。水湿下聚于下肢，故见双脚浮肿。湿邪郁久化热，故见舌红紫，苔中黄。脉弦滑为脾虚湿阻之象。故方用半夏、白术、茯苓、泽泻、甘松健脾祛湿。湿聚成痰，内痰常随气而行，引动内风，发为房颤，故重用穿山龙、天麻配伍僵蚕、蝉蜕祛风除湿化痰、通络止痉；湿邪阻致瘀，故用丹参活血化瘀；另湿邪郁久化热，故用黄连清热燥湿、桑白皮透散郁热。诸药合用，使中焦运化有权，湿痰瘀得散，气血运行通畅，内风自止，诸症自除。

31. 阵发性房颤，冠心病心肌梗死，经皮冠脉介入术后，痰瘀互结案

杨某，男，56 岁。2021 年 9 月 12 日初诊。

主诉：心慌、胸闷 1 年余，加重 5 天。

病史：患者 1 年前无明显诱因突发胸闷，伴背部不适感，遂到当地某三甲医院就诊，诊断为急性下壁心梗，房颤，行支架手术，后症状消失出院，后规律口服沙库巴曲缬沙坦钠片 25mg/50mg（2 次 / 日）、琥珀酸美托洛尔片 47.5mg（1 次 / 日）、硫酸氢氯吡格雷片 75mg（1 次 / 日）、阿司匹林肠溶片 100mg（1 次 / 日）、瑞舒伐他汀钙片 10mg（1 次 / 日），症状控制良好。2021

年9月6日突发恶心、烦躁、胸闷，于北京某医院就诊，诊断为急性冠脉综合征，心房颤动。现为求进一步中医治疗来诊。来诊症见：心慌，头晕，乏力、心烦，恶心，汗多，纳可、眠差，二便调。舌红暗稍胖大，苔薄白，脉弦滑。既往史：高脂血症；肺部结节病史；2017年1月因前列腺癌行前列腺切除术。辅助检查：N端B型脑钠肽前体22148pg/mL。

西医诊断：①阵发性房颤；②冠心病，经皮冠脉介入术后，急性冠脉综合征，心功能Ⅱ级；③高脂血症。

中医诊断：心悸。

辨证：痰瘀互结。

治法：化痰祛湿，活血化瘀。

处方：黄连6g，法半夏9g，全瓜蒌15g，丹参15g，穿山龙30g，延胡索12g，茯苓30g，桑白皮15g，僵蚕12g，蝉蜕12g，甘松12g，浙贝母12g。14剂，水煎服，日1剂，早晚分服。

二诊（2021年9月27日）：服药后胸闷明显减轻但头部仍有晕沉感，乏力，心烦。恶心消失，汗多，诉背部疼痛感明显。纳可，眠改善，二便调。舌红暗，苔薄白，脉弦滑。去丹参、延胡索、浙贝母，加炒白术12g，天麻12g增强健脾化痰止晕之功，桃仁12g，红花12g增强活血通经散瘀之功。继服14剂。

三诊（2021年10月20日）：服药后近1周心慌发作3～4次，发作时自测心率145次/分，口服酒石酸美托洛尔后，症状缓解，后出现恶心，头晕、乏力。后背痛较前减轻。心烦，口干，眠浅易醒，二便调，夜尿5次。舌红暗胖大边有齿痕，苔黄腻，脉弦滑。前方去桃仁、红花、桑白皮加生龙骨30g（先煎），泽泻15g，砂仁6g（后下），丹参15g。继服14剂。

按语：此患者为男性房颤伴急性冠脉综合征、冠脉支架植入术后者；考虑痰瘀互结，痹阻心脉所致心神受扰，发为心悸。正如《医述》引罗赤诚论："如先因伤血，血逆则气滞，气滞则生痰，与血相聚，名日瘀血夹痰。"痰湿阻滞四肢，故见乏力；阻碍气机，清阳不升，故见头晕。舌红暗稍胖大，苔薄白，脉弦滑，尽显痰瘀互结之象。故方用半夏、瓜蒌、茯苓、甘松、浙贝母健脾祛湿化痰。内痰常随气而行，引动内风，发为房颤，故重用穿山龙、配伍僵蚕、蝉蜕祛风除湿化痰、通络止痉；痰阻致瘀，故用丹参、延胡索活血化瘀；另痰瘀郁久容易化热，故用黄连、桑白皮以防郁热内生。诸药合用，使中焦运化有权，湿痰瘀得散，气血运行通畅，内风自止，诸症自除。

32. 持续性房颤、冠心病、痰湿瘀阻案

晏某，女，85岁。2022年2月20日初诊。

主诉：间断心慌15年。

病史：患者15年前无明显诱因出现心慌，于本地医院行心电图检查，结果示心房颤动，未予特殊处理。后于北京某三甲医院住院治疗，建议行射频消融术，患者拒绝，予参松养心胶囊、速效救心丸后症状缓解，后房颤间断发作，房颤由阵发性转为持续性，现为求进一步诊治于我院就诊。刻下症见：拔牙后自觉心慌、乏力，偶有胸闷，休息后缓解，时有胃痛，伴恶心呕吐，甚则晕厥，皮肤过敏，全身瘙痒，血压高时头痛，入睡困难，纳少，夜尿多6～7次/晚，矢气多，大便3～4次/日。舌暗红胖大，苔中黄，脉弦细结代。既往史：高血压、高脂血症、高尿酸血症、肺气肿、陈旧性脑梗病史。辅助检查：血压146/74mmHg。超声心动图检查示双房增大，二尖瓣少量反流，三尖瓣微量反流，主动脉瓣微量反流（2020年9月18日）；动态心电图示心房颤动；生化检验示尿酸448.4μmol/L，肌酐89.9μmol/L，同型半胱氨酸18.7μmol/L。

西医诊断：①心律失常；②持续性房颤；③冠心病。

中医诊断：心悸。

辨证：痰湿瘀阻。

治法：祛湿化痰，活血化瘀。

处方：黄连6g，法半夏9g，炒白术12g，砂仁6g（后下），防风10g，白芍12g，天麻15g，茯苓30g，泽泻15g，珍珠母15g（先煎），甘松12g，郁金12g，桑白皮30g，紫草15g，延胡索12g。7剂，水煎服，日1剂，早晚分服。

二诊（2022年3月5日）：服药后患者心慌、乏力，胸闷减轻，胃痛、头痛、皮肤诸症亦有缓解，入睡困难，纳少，大便2～3次/日，夜尿4～5次。舌暗红胖大，苔中黄，脉弦细结代。前方去防风、紫草，加酸枣仁30g养肝助眠，继服14剂。

三诊（2022年4月8日）：患者服药后，诸症进一步减轻，二便及舌脉同前。守方14剂。

按语：患者为老年女性，平素饮食不节，嗜食肥甘，损伤脾胃，水湿失于

运化，聚而为痰，痰湿阻碍气血运行致瘀，痰湿瘀阻于心，发为心悸、胸闷。痰湿阻滞四肢，故见乏力；痰瘀阻于胃，故见胃痛、恶心、呕吐。脾胃受损，运化失职，故见纳少，大便 3 ～ 4 次 / 日，矢气多。痰湿郁久化热，故见苔中黄。舌暗红胖大，脉弦细结代皆为痰湿瘀阻之象。故方用半夏、白术、砂仁、茯苓、泽泻、甘松健脾祛湿化痰。内痰常随气而行，引动内风，故配伍天麻祛风化痰、通络止痉；用桑白皮、黄连清透郁热，痰阻日久成瘀，故用延胡索、郁金活血化瘀；患者皮肤瘙痒，故以防风配以紫草祛风凉血止痒；患者胃痛，加芍药缓急止痛，珍珠母以镇心安神定悸。诸药合用，使脾胃运化得复，痰湿瘀尽去，心神自安。

高血压合并房颤

1. 阵发性房颤，高血压，肝火阴伤、痰热瘀阻案

范某，男，66岁。2021年12月9日初诊。

主诉：阵发心慌1个月余。

病史：患者2021年10月27日出现心慌，就诊北京某三甲医院急诊，查心电图：房颤（心室率129次/分），血压170/100mmHg，予非洛地平缓释片、盐酸胺碘酮片治疗1小时后好转。29日房颤复发，约1小时后自行转复。11月底房颤再次发作，就诊某专科医院给予盐酸普罗帕酮片150mg（3次/日）口服，患者未服用。为求中医治疗来诊。来诊症见：阵发心慌，口干口苦，脾气急躁，心烦易怒，无头晕头胀，纳可，眠差多梦，凌晨3～4点早醒，夜尿2次/晚，大便干，4～5天1次。舌暗红，舌体胖大，苔黄厚腻，左脉弦滑，右脉沉滑。既往史：高血压病史20年，最高血压达170/100mmHg，现服用缬沙坦氨氯地平片80mg（1次/日），血压控制在130/80mmHg；高脂血症病史5年，服用匹伐他汀片治疗；血糖略高，空腹6.2mmol/L左右。嗜食甜食、肉食。姐姐有房颤病史。

西医诊断：①阵发性房颤；②高血压；③高脂血症。

中医诊断：心悸。

辨证：肝火阴伤，痰热瘀阻。

治法：清肝泄热，化痰通脉。

处方：桑白皮30g，地骨皮15g，玄参15g，麦冬12g，僵蚕9g，蝉蜕9g，生地黄15g，生大黄6g，浙贝母15g，生牡蛎30g（先煎），牡丹皮12g，炒栀子9g，延胡索12g，丹参15g。14剂，水煎服，日1剂，早晚分服。

二诊（2021年12月23日）：心慌、口干口苦、大便干及失眠多梦等症状均减轻，受凉则流浊涕。上方加瓜蒌15g，竹茹15g。继服14剂。

三诊（2022年1月6日）：房颤未作，近日受凉后咽痛，腹胀，乏力，大便黏腻不爽，上方去瓜蒌、牡丹皮，加金银花10g，连翘9g，枳实9g，生白

术 15g。继服 7 剂。

四诊（2022 年 1 月 13 日）：房颤未作，近日进食油腻之品后感觉咽痒干咳，腹胀，上方去僵蚕、蝉蜕。加桔梗 10g，炒神曲 15g。继服 14 剂。

按语：本案患者性格好强，追求完美，长期处于高压的工作环境中，五志过极化火，肝火内炽，火盛则风动，风火相煽，心君被扰，心神不安故见心悸，热侵血脉，热迫血行，脉管压力增加，故血压升高。故治疗当以清泻肝火、息风止颤为要法。故用桑白皮、地骨皮泻气分之肝火，牡丹皮、炒栀子清血分之肝热，四药合用使肝火从气血两清，僵蚕、蝉蜕息风止痉，火盛则阴伤，玄参、麦冬、生地黄养阴生津。延胡索、丹参活血化瘀。大黄通腑泄热，浙贝母、生牡蛎清火化痰。诸药合用使肝火清，痰火去，心脉通利，心神清净则心悸自消。

2. 持续性房颤，高血压，肝火痰瘀案

李某，男，62 岁。2021 年 11 月 8 日初诊。

主诉：阵发心慌 7 年。

病史：患者 2014 年劳累后出现心慌，胸闷气短，于当地医院查心电图诊断为房颤，患者未重视，未诊治。之后复查心电图均显示房颤，患者不愿意接受手术治疗，为求中医治疗来诊。来诊症见：心悸、偶有胸闷气短，咽干音哑，脾气急躁，颜面潮红，口干不喜饮，眠多梦，饮食正常，大便黏滞不爽，小便黄赤。舌质紫暗，边有瘀斑，舌体胖大，苔白腻，舌下络脉迂曲。脉弦细、结代。既往史：高血压病史 14 年，最高时血压达 180/105mmHg，现服用苯磺酸氨氯地平片 5mg（1 次 / 日），血压控制在 130/80mmHg；双锁骨下动脉硬化斑块形成、双侧椎动脉硬化 3 年；高脂血症、高尿酸血症 2 年，未服药。吸烟史 30 年，每天 1 盒，已戒 6 年。查体：血压 130/80mmHg，心率 74 次 / 分，房颤律。辅助检查：生化检验示尿酸 487μmol/L，总胆固醇 6.82mmol/L，低密度脂蛋白 4.16mmol/L，甘油三酯 2.1mmol/L，高密度脂蛋白 1.83mmol/L；超声心动图检查示 LA46mm，LV48mm，室间隔 10mm，后壁 9mm，二、三尖瓣少量反流（2020 年 11 月 13 日）；动态心电图示总心搏 90234 次 /24 小时，最慢心率 45 次 / 分，平均心率 62 次 / 分，最快心率 123 次 / 分；永久性房颤，ST-T 改变。

西医诊断：①持续性房颤；②高血压；③高脂血症；④高尿酸血症。

中医诊断：心悸。

辨证：肝郁化火，气滞痰凝，瘀血内生。

治法：疏肝泻火，化痰活血，息风定悸。

处方：四逆散、泻白散合连蒌胆星汤加减。

药用：桑白皮30g，地骨皮15g，黄连9g，法半夏9g，玄参15g，生牡蛎30g（先煎），浙贝母15g，僵蚕10g，蝉蜕10g，丹参15g，三七粉3g（冲服），延胡索15g，柴胡10g，白芍12g，枳实12g，茯苓15g。7剂，水煎服，日1剂，早晚分服。

二诊（2021年11月22日）：患者服药后心烦急躁，颜面潮红，心慌均减轻，但诉咽干、咽痒，上方加麦冬12g，桔梗9g，生甘草9g以养阴利咽。14剂，水煎服，日1剂，早晚分服。

三诊（2021年12月18日）：患者服药后咽干痒减轻，大便黏好转，诉头皮发麻，咽喉异物感，舌质紫暗，有瘀斑，上方加全蝎3g以活血息风通络。14剂，水煎服，日1剂，早晚分服。

按语：患者为老年男性，平日怒劳忧思，肝失疏泄，气郁日久化火，肝火上乘，扰心则悸。木郁克土，土虚失运，痰浊内生。痰饮乃有形之邪气，潜伏机体，阻滞气机，进一步影响肝之疏泄，导致气盛火炎，病势长久不衰，痰浊流窜内侵血脉，脉道不通，血行不利，瘀血内生，痰瘀凝滞，邪气鸱张，导致疾病缠绵难愈。治疗当清散肝火、宣散气郁、化痰泄浊、通利血脉。药用桑白皮、地骨皮清解肝火，柴胡、枳实、白芍条达肝气，僵蚕、蝉蜕宣散气郁，玄参、牡蛎、浙贝母、黄连、半夏润化燥痰，延胡索、丹参、三七粉通利血脉。诸药合用，使邪火退却，气机畅达，进而痰浊、瘀血顺势而消，心神清净、血脉通利，心悸自平。

3. 持续性房颤，高血压，肝阳上亢案

马某，男，55岁，教师。2013年9月11日初诊。

主诉：阵发心慌7个月，加重10天。

病史：患者于7个月前突发阵发心悸，头晕，在当地医院就诊，心电图提示房颤，频发室性期前收缩，诊断为持续性房颤，频发室性期前收缩。经药物治疗，未能纠正，建议患者射频消融治疗，但患者未能接受。曾辗转就诊多家医院。10天前患者因精神紧张致心悸、头晕、胸闷、急躁较前加重，遂来我

院就诊。刻下症见：阵发心慌，头晕，头痛，头胀，急躁易怒，口干口苦，面红目赤，失眠，自汗，多梦，小便黄，便干难结。舌暗红，苔薄黄，脉弦结促。既往史：高血压病史 13 年，服酒石酸美托洛尔片 25mg（2 次 / 日），厄贝沙坦片 150mg（1 次 / 日）治疗。查体：血压 164/96mmHg，双肺（–），心率 106 次 / 分，心律绝对不齐，心音强弱不等，心脏杂音（–），肝脾不大，双下肢水肿（–）。辅助检查：动态心电图示房颤，频发室性期前收缩，频发室上性期前收缩；超声心动图检查（–）；甲状腺功能（–）。

西医诊断：①持续性房颤，频发室性期前收缩，频发室上性期前收缩；②高血压 2 级（极高危）。

中医诊断：心悸。

辨证：肝阳上亢。

治法：平肝潜阳，清热定悸。

处方：羚羊清肝散合天麻钩藤饮加减。

药用：羚羊角粉 0.3g（冲服），天麻 12g，钩藤 12g（后下），炒栀子 8g，淡豆豉 12g，延胡索 12g，甘松 12g，地龙 12g，僵蚕 12g，蝉蜕 12g，莱菔子 15g，茯苓 30g。14 剂，水煎服，日 1 剂，早晚分服。

二诊（2013 年 9 月 25 日）：患者服药后自汗、大便干燥困难、小便黄症状消失，心悸、头晕、头痛、头胀、急躁易怒、口干口苦、面红目赤、失眠、多梦、症状较前减轻。舌红，苔薄黄，脉弦数代。查体：血压 148/94mmHg，双肺（–），心率 86 次 / 分，心律不齐，期前收缩 4 ～ 5 次 / 分，A2 ＞ P2，杂音（–）。上方去莱菔子，加白芍 15g。14 剂，水煎服，日 1 剂，早晚分服。

三诊（2013 年 10 月 9 日）：患者服药后，面红目赤、头胀、头痛、急躁易怒症状消失，心悸、头晕、口干口苦、失眠、多梦较前减轻，二便调，舌红，苔薄黄，脉弦数代。查体：血压 136/90mmHg，双肺（–），心率 82 次 / 分，律不齐，期前收缩 1 ～ 2 次 / 分，A2 ＞ P2，杂音（–）。上方去延胡索、钩藤，加生龙骨 30g（先煎），炒酸枣仁 30g。14 剂，水煎服，日 1 剂，早晚分服。

四诊（2013 年 10 月 23 日）：患者服药后，口苦、心悸、头晕症状消失，口干、失眠、多梦较前减轻，二便调，纳可，舌红，苔薄黄，脉弦数细。查体：血压 132/86mmHg，双肺（–），心率 84 次 / 分，律齐，A2 ＞ P2，杂音（–）。上方去羚羊角粉，加生地黄 10g，当归 12g。14 剂，水煎服，日 1 剂，早晚分服。

五诊（2013 年 11 月 8 日）：患者服药后，口干消失，失眠、多梦较前减轻，二便调，纳可，舌红，苔薄黄，脉弦。查体：血压 138/84mmHg，双肺（–），心率 80 次 / 分，律齐，A2 ＞ P2，杂音（–）。动态心电图：窦性心律，偶发室性期前收缩。上方去天麻，加柴胡 10g。14 剂，水煎服，日 1 剂，早晚分服。

患者上方继服 28 剂。随访 3 个月，房颤未复发。

按语：本案患者为 55 岁中年男性，其本已肝肾阴液始衰，致阴不能潜阳，肝阳易亢；加之长期恼怒焦虑，气火内郁，暗耗阴液，更致阴不制阳，以致阳亢于上，形成肝阳上亢之证。气火属阳，盛则阳动而风生，风火冲逆于上，扰乱于心，从而出现心悸不安。故治以平肝潜阳、清热定悸之法。以羚羊清肝散合天麻钩藤饮加减。方中羚羊角粉清透肝火、凉血息风，与天麻、钩藤合用使肝火从气血两清，加强平肝息风之效。以栀子、淡豆豉合用取栀子豉汤之效清热除烦、宣发郁热。加延胡索、甘松行气活血，地龙、僵蚕、蝉蜕组成角药，宣通上下、搜风通络、息风止颤。再以莱菔子、茯苓解二便不利，给郁火以出路。后随症加减，使肝刚柔得济，肝阳潜降，则血压、心率均至平稳，房颤得愈。

4. 阵发性房颤，高血压，痰浊内蕴、瘀血阻络案

李某，女，60 岁。2021 年 5 月 23 日初诊。

主诉：阵发心慌半年。

病史：患者 2020 年 12 月因生气后出现心慌，于当地医院急诊就诊，诊断为阵发性房颤，予美托洛尔片 25mg（2 次 / 日）、盐酸胺碘酮静推、低分子肝素钠治疗后症状缓解。后予口服盐酸普罗帕酮片 150mg（3 次 / 日）、利伐沙班片 20mg（1 次 / 日）口服。心慌仍反复发作。现为求中医治疗来诊。来诊症见：偶心慌、气短、乏力、自汗，偶有头晕，纳眠可，小便调，大便成形，日 2 ～ 3 次。舌暗红，边有齿痕，苔中黄，脉弦滑。既往史：高血压病史 7 年，收缩压最高 140mmHg，现口服苯磺酸氨氯地平片 5mg（1 次 / 日）；2 型糖尿病病史 7 年，现口服格列美脲片、阿卡波糖片，血糖控制不佳；高脂血症；心包囊肿。查体：血压 128/80mmHg，心率 94 次 / 分，房颤律。辅助检查：超声心动图检查示 LA40mm，LV52mm，LVEF60%（2021 年 1 月 10 日）。

西医诊断：①阵发性房颤；②高血压；③ 2 型糖尿病；④高脂血症；⑤心包囊肿。

中医诊断：心悸。

辨证：痰浊内蕴，瘀血阻络。

治法：清热化痰，活血息风，安神定悸。

处方：半夏白术天麻汤加减。

药用：法半夏 9g，炒白术 12g，柴胡 10g，僵蚕 12g，蝉蜕 12g，丹参 15g，延胡索 12g，茯苓 30g，泽泻 15g，天麻 12g，防风 10g，生龙骨、生牡蛎各 30g（先煎），黄连 6g。14 剂，水煎服，日 1 剂，早晚分服。

二诊（2021 年 6 月 7 日）：服药后患者心慌发作频率 1 周 2 次，汗出，腰膝酸软，乏力，气短，偶有胸闷，纳可，眠浅易醒，夜尿 4 ～ 5 次，大便偏溏，日 2 ～ 3 次。舌脉同前。处方：法半夏 9g，炒白术 12g，柴胡 10g，僵蚕 12g，蝉蜕 12g，丹参 15g，延胡索 12g，茯苓 30g，防风 10g，生龙骨、生牡蛎各 30g（先煎），黄连 6g，甘松 12g，白芍 12g。继服 14 剂。

三诊（2021 年 6 月 21 日）：服药后心慌发作频率 1 周 1 次，胸闷、汗出减，腰膝酸软，乏力、气短减轻，偶有后肩胛部疼痛，纳可，二便调。处方：法半夏 9g，炒白术 12g，僵蚕 12g，蝉蜕 12g，丹参 15g，延胡索 12g，茯苓 30g，生牡蛎 30g（先煎），黄连 6g，甘松 12g，白芍 15g。继服 14 剂。

四诊（2021 年 10 月 16 日）：患者诉服药后诸症明显缓解，遂予停药。停药后自 9 月 26 日起患者自诉心慌明显，约 2 ～ 3 次 / 天，持续时间约 1 分钟。今晨起自觉心慌、胸部不适伴汗出乏力，活动后气短乏力明显，自测心率 60 ～ 70 次 / 分，双下肢水肿，纳眠可，二便调。处方：法半夏 9g，僵蚕 12g，蝉蜕 12g，丹参 15g，茯苓 30g，黄连 6g，甘松 12g，白芍 15g，郁金 12g，地骨皮 30g，桑白皮 30g，珍珠母 30g（先煎）。继服 14 剂。

五诊（2021 年 11 月 1 日）：服药后患者心慌明显改善，近 2 周心慌仅发作 2 ～ 3 次，每次持续几秒后自行缓解。双下肢水肿减轻，晨起关节发僵，乏力汗出，口苦，心烦易怒，眼干，视物模糊，双下肢无力。纳可，眠安，二便调。处方：法半夏 9g，僵蚕 12g，蝉蜕 12g，丹参 15g，茯苓 30g，黄连 6g，甘松 12g，白芍 15g，珍珠母 30g（先煎），全瓜蒌 15g，穿山龙 30g，仙鹤草 30g，天麻 12g。继服 14 剂。

六诊（2021 年 11 月 15 日）：患者诉服药后无明显心慌，双下肢水肿消失，气力增加，汗出减，心烦易怒减，无口苦，眼干、视物模糊缓解，纳眠可，二便调。继服 28 剂。

按语：该患者为中年女性，长期情志不畅，肝失条达，气郁化火，复因生气导致肝阳上亢，引动肝风，扰动心神，导致心慌；气机郁滞，津停为痰，痰邪阻滞，经络不通，导致瘀血阻络。方用半夏、白术、天麻以化痰平肝潜阳，丹参、延胡索活血化瘀。方中僵蚕、蝉蜕平肝息风通络，生牡蛎、龙骨重镇潜阳，同时针对患者自汗的症状，起到收敛止汗的作用；房颤的特性，与风邪善行数变的致病特点相吻合，故运用防风祛除风邪，与前药配伍，内外风兼顾。患者头晕，运用泽泻汤利湿止眩。脾为生痰之源，故方中茯苓剂量较大，旨在健脾化痰宁心，所谓治病求本。长期血瘀，加之患者平素情志不遂，容易郁久化热，故而用少量黄连以清内热，亦有黄连温胆汤之义。经调理数月，诸症状改善。

5. 阵发性房颤，高血压，心肾两虚、阴阳失调案

蒋某，男，58 岁。2021 年 5 月 23 日初诊。

主诉：阵发性心慌 3 年。

病史：患者 3 年前无明显诱因出现心慌，至当地医院就诊，诊断为阵发性房颤，予普罗帕酮、利伐沙班，症状缓解，后规律复诊。2021 年 4 月至当地医院就诊，建议射频消融术，患者拒绝。为求中医治疗来诊。来诊症见：阵发性心慌，心率最快 110 次 / 分，胸闷，乏力，口苦，易汗出，双目干涩，易早醒，易腹泻，下肢怕冷，纳可，小便调。舌暗红胖大，苔中白腻，脉结代。既往史：高血压病史 2 年，最高 140/90mmHg，口服氯沙坦钾片 0.1g（1 次 / 日）控制血压，血压控制在 120/80mmHg；脑梗死病史 6 年（左侧小脑半球），未遗留后遗症。辅助检查：超声心动图检查示 LA45mm，LV46mm，EF54%，结果提示左房增大，左室舒张功能减退。

西医诊断：①阵发性房颤；②高血压 1 级（很高危）；③陈旧性脑梗死。

中医诊断：心悸。

辨证：心肾两虚，阴阳失调。

治法：补心益肾，调和阴阳。

药用：黄连 6g，法半夏 9g，淫羊藿 30g，桔梗 12g，炒白术 12g，地骨皮 30g，丹参 15g，桂枝 9g，甘草 9g，生龙骨、生牡蛎各 30g（先煎），全蝎 6g，

甘松12g，延胡索12g，茯苓30g，蝉蜕12g。7剂，水煎服，日1剂，早晚分服。

二诊（2021年5月30日）：服药后心慌缓解，大便日一二行，质稀，睡眠改善。舌暗红胖大，边有齿痕，苔中黄，脉弦滑。上方去桔梗、炒白术、地骨皮、龙骨、牡蛎、全蝎，加全瓜蒌12g，僵蚕12g，仙鹤草30g。继服14剂。

三诊（2021年6月13日）：诉心慌发作频率及持续时间明显减少，大便睡眠如前，舌脉如前。上方加白芍12g，砂仁6g（后下）。继服14剂。

四诊（2021年6月27日）：偶感心慌眩晕，休息时出现，神疲体倦，夜间醒后难以入眠。舌脉如前。上方加桑白皮30g，地骨皮30g，珍珠母15g（先煎），泽泻15g，天麻12g。继服14剂。

患者门诊坚持调理3个月之后，诸症消失，病情稳定。3个月后随访心慌未再发作。

按语：本案患者阴阳失调主要表现为寒热失调，又肾为阴阳之根本，阴阳的盛衰以肾为主。治疗当抓住“脉结代”，从心肾亏虚，阴阳失调论治，方用桂枝甘草龙骨牡蛎汤加减。此方出自《伤寒论》，主治心阳受损所致的心悸、胸痹，用桂枝、甘草辛甘化阳，温补心阳、温通血脉，加龙骨、牡蛎重镇安神宁心，以制悸动。又加用淫羊藿、仙鹤草补肾之元阴元阳，延胡索、丹参、半夏、瓜蒌、桔梗、茯苓、蝉蜕以活血化痰治其标。诸药合用，寒热平调，阴阳相济，得收佳效。

6. 阵发性房颤，高血压，肝郁化热、痰火扰心案

柳某，男，61岁。2022年6月8日初诊。

主诉：间断心慌、胸闷1年余，加重1周。

病史：患者1年前无明显诱因出现心慌，胸闷，未予重视，未予诊治。半年前因心慌、胸闷频发于当地医院诊断为阵发性房颤，未规律用药，间断口服酒石酸美托洛尔片25mg（1次/日）。1周前患者因肛周脓肿于肛肠科手术治疗，术后因疼痛，心慌、胸闷加重，现为求明确诊治就诊于我科。来诊症见：间断心慌、胸闷，心烦，头胀，受惊易作，烦躁，胸胁胀痛，头晕阵作，失眠多梦，小便黄，大便干，二三日一行。舌红苔黄腻，脉弦滑促。既

往史：高血压病史3年余，血压最高160/100mmHg，现口服酒石酸美托洛尔片25mg（1次/日），近期血压150/100mmHg左右；冠心病病史1年，2022年1月行心脏搭桥术；糖尿病病史1年。辅助检查：心电图示心房颤动，心室率110次/分；动态心电图示窦性心律（21小时30分，总心搏79950次，最慢心率55次/分，平均心率65次/分，最快心率78次/分），心率变异性分析SDNN>100ms；超声心动图检查示LA32mm，LV45mm，LVEF57%，左室舒张功能减低；凝血七项示D–二聚体1.03mg/FEU，活化部分凝血活酶时间25s；生化检验示总胆固醇4.31mmol/L，高密度脂蛋白0.67mmol/L，低密度脂蛋白3.25mmol/L，甘油三酯2.04mmol/L。

西医诊断：①阵发性房颤；②冠心病，心脏搭桥术后，心功能Ⅱ级（NYHA分级）；③高血压2级（很高危）；④2型糖尿病。

中医诊断：心悸。

辨证：肝郁化热，痰火扰心。

治法：理气活血，清热化痰，安神止悸。

处方：疏肝柔脉汤合黄连温胆汤加减。

药用：柴胡10g，枳壳12g，白芍12g，郁金12g，延胡索12g，僵蚕12g，甘松12g，浙贝母12g，法半夏9g，黄连6g，远志9g，生龙骨、生牡蛎各30g（先煎），钩藤15g（后下），天麻12g。7剂，水煎服，日1剂，早晚分服。

二诊（2022年6月15日）：患者服药后心慌、胸闷、心烦、头胀明显改善，仍有失眠。心电图示窦性心动过缓，心室率70次/分。予上方加炒酸枣仁30g，去延胡索，继服7剂。

三诊（2022年6月22日）：诸症改善，继续上方加减调理巩固1个月后心慌、胸闷未发作，停药。

按语：此型多见于素体肥胖的高血压房颤患者，多因工作、生活压力，精神紧张或忧思恼怒，导致肝气郁结，脾失健运，痰浊内阻，郁而化热，痰火扰心，发为心悸。肝气郁结则胸胁胀痛，痰浊上扰，清窍失养，则头晕阵作、头胀；痰浊阻于胸，则心悸不安、心烦胸闷；痰火扰心，则失眠多梦。舌红苔黄腻、脉弦滑促则为痰火内盛之象。患者服药后心慌、胸闷、心烦、头胀明显改善，仍有失眠。考虑为血虚不能养神，加酸枣仁养血安神。全方共奏理气活血、清热化痰、安神止悸之功。

7. 阵发性房颤，高血压，阴虚火旺、痰瘀互结案

潘某，男，66岁。2021年8月1日初诊。

主诉：间断心慌、头晕2个月。

病史：患者2个月前因劳累出现心慌、胸闷，头晕，动辄加重，就诊于当地医院，查心电图示心房颤动。未予重视及规律诊治。间断口服酒石酸美托洛尔片，心室率波动在80～120次/分。患者为求中西医结合治疗就诊于我科门诊。刻下：间断心慌、胸闷，动辄加重，头晕，汗出多，夜间为主，耳鸣，纳可，眠差，小便黄，大便黏腻。舌红，中有裂纹，苔黄腻，脉弦细。既往史：高血压病史8年余，血压最高170/120mmHg，口服厄贝沙坦氢氯噻嗪片、硝苯地平控释片，近期血压波动在110～150/80～112mmHg；脑梗死病史1年。辅助检查：心电图示窦性心律，心室率85次/分。超声心动图检查示LA40mm，LV45mm，LVEF65%，左室舒张功能减低；生化检验示肌酐105μmol/L，总胆固醇2.18mmol/L，高密度脂蛋白0.54mmol/L，低密度脂蛋白1.12mmol/L，甘油三酯1.54mmol/L。

西医诊断：①阵发性房颤；②高血压3级（很高危）；③脑梗死。

中医诊断：心悸。

辨证：阴虚火旺，痰瘀互结。

治法：滋阴降火，化痰活血，宁神止悸。

处方：甲枣宁脉汤（经验方）加化痰活血方加减。

药用：醋龟甲12g（先煎），醋鳖甲12g（先煎），地骨皮30g，知母12g，青蒿15g，生地黄12g，炒酸枣仁30g，浙贝母12g，法半夏9g，百合12g，丹参15g，三七粉3g（冲服）。7剂，水煎服，日1剂，早晚分服。

二诊（2021年8月8日）：患者服药后心慌、胸闷、耳鸣减轻，仍头晕、汗出，心室率波动在70～80次/分。予上方加天麻12g，钩藤15g（后下），玉竹12g，石斛15g，去三七粉。继服7剂。

三诊（2021年8月15日）：患者未见耳鸣，偶有心慌、胸闷，发作时间及频次较前改善大半，未见头晕，汗出，睡眠改善。守方14剂，诸症减。

按语：老年高血压房颤患者，先天禀赋不足、年老体衰、久病伤正，致精亏血少，阴虚火旺，气血运行无力，津聚为湿，血缓致瘀，痰瘀阻滞，心脉不畅，挛急刚劲而风动。虚热内生，扰乱心神则心悸、汗出、失眠；肾精亏虚，

则耳鸣；痰浊内生，清阳不升，则胸闷；舌红，中有裂纹，苔黄腻，脉弦细为阴虚火旺，痰瘀互结之象。本病以阴虚内热为本，痰瘀互结为标，故治以滋阴降火，化痰活血、宁神止悸。患者服药后仍头晕、汗出，考虑阴虚阳亢，余热未清，予天麻 12g，钩藤 15g（后下），玉竹 12g，石斛 15g，平肝潜阳、养阴清热。全方共奏滋阴降火、化痰活血、宁神止悸之功。

8. 持续性房颤，高血压，阴虚风动、痰瘀互结案

董某，女，81 岁。2021 年 6 月 17 日初诊。

主诉：间断心慌胸闷 20 年，加重 2 个月。

病史：患者 2001 年无明显诱因出现心慌胸闷，诊于社区医院，查心电图示心房颤动。患者未规律诊治，间断口服酒石酸美托洛尔片，心室率波动在 80 ～ 120 次 / 分。2 个月前患者心慌胸闷加重，患者为求中西医结合治疗就诊于我院。来诊症见：间断心慌、胸闷，胸痛伴后背窜痛，站立即加重，食欲差，时有反酸烧心，恶食生冷，口干咽干，咳嗽无痰，下肢行走无力，入睡困难，夜尿 2 次，大便可。舌暗红，苔黄干腻，脉弦结。既往史：冠心病病史 10 年；高血压病史 20 年余，血压最高 180/95mmHg，近期血压 140/80mmHg 左右，规律用降压药；高脂血症病史 20 年；慢性肾功能不全病史 3 年；腔隙性脑梗死病史 5 年；贫血病史 2 年。辅助检查：动态心电图示心房颤动（21 小时 10 分，总心搏 141120 次，最慢心率 80 次 / 分，平均心率 98 次 / 分，最快心率 113 次 / 分），心率变异性分析 SDNN>100ms；超声心动图检查示 LA56mm，LV48mm，RA47mm，LVEF62%，左室舒张功能减低；凝血七项示 D- 二聚体 0.15mg/FEU，活化部分凝血活酶时间 24.5s；生化检验示肌酐 105μmol/L，总胆固醇 2.18mmol/L，高密度脂蛋白 0.54mmol/L，低密度脂蛋白 1.12mmol/L，甘油三酯 1.54mmol/L。

西医诊断：①持续性房颤；②高血压 3 级（很高危）；③冠心病；④高脂血症；⑤反流性食管炎；⑥慢性肾功能不全（CKD3 期）；⑦腔隙性脑梗死。

中医诊断：心悸。

辨证：阴虚风动，痰瘀互结。

治法：养阴息风，活血化痰。

处方：礞石通脉汤加减。

药用：延胡索 12g，丹参 15g，血竭粉 3g（冲服），三七粉 3g（冲服），青礞石 15g（先煎），法半夏 9g，浙贝母 12g，生牡蛎 30g（先煎），醋乳香 10g，醋没药 10g，酸枣仁 30g，生地黄 12g，僵蚕 12g，蝉蜕 12g。7 剂，水煎服，日 1 剂，早晚分服。

二诊（2021 年 6 月 24 日）：患者服药后间断心慌、胸闷、胸痛伴后背窜痛、入睡困难减轻，仍食欲差，时有反酸烧心，恶食生冷，下肢行走无力。予上方酸枣仁减量至 20g，加瓦楞子 20g，牛膝 15g，桑寄生 12g。继服 14 剂。

三诊（2021 年 7 月 8 日）：诸症改善，纳食不香，偶有后背窜痛。予上方去醋乳香、青礞石、浙贝母、僵蚕，加生白术 12g，炮姜 9g，柴胡 12g，甘松 12g，继续上方加减调理 2 个月后心慌、胸闷未发作。心电图示心房颤动，心室率 70 次 / 分。

按语：患者年老体衰，肝肾阴亏，阴虚风动，虚热煎灼血液、津液，则血运不畅，血瘀日久，痰浊阻滞，痰瘀互结，痹阻心脉，而见心悸、入睡困难。痰瘀痹阻心脉则见胸痛伴后背窜痛。津液不足，虚热上扰，则见口干咽干，咳嗽无痰。痰瘀痹阻中焦则食欲差，时有反酸烧心，恶食生冷。结合舌暗红，苔黄干腻，脉弦结，亦为阴虚风动，痰瘀互结之象。本病以阴虚风动为本，痰瘀互结为标，故治以养阴息风、活血化痰以促血液、津液运行。患者服药后间断心慌、胸闷、胸痛伴后背窜痛、入睡困难减轻，仍食欲差，时有反酸烧心，恶食生冷，下肢行走无力。考虑肝肾不足，下肢血运欠佳，加牛膝 15g，桑寄生 12g 以引血下行、补肝肾。酸枣仁减量，加瓦楞子 20g 以制酸。中气不足，肝气不疏，予上方加生白术 12g，炮姜 9g，柴胡 12g，甘松 12g 以疏肝健脾。全方共奏滋阴潜阳、养血活血、通络化痰之功。

9. 持续性房颤，高血压，心脾两虚、痰瘀互结案

王某，女，80 岁。2022 年 1 月 13 日初诊。

主诉：发作性心慌 14 日。

病史：患者 14 日前活动时心慌发作，伴胸闷、汗出、乏力，无胸痛，无头晕头痛，无一过性黑蒙，无恶心呕吐，休息 10 分钟可缓解。就诊于社区医院。查心电图：心房颤动，心室率 92 次 / 分。诊断为心律失常，房颤，予速效救心丸舌下含服后症状缓解。此后患者心慌反复发作，每于劳累加重，休息约 10 分钟可缓解。现为求系统诊治来诊。来诊症见：发作性心慌，伴胸闷、汗出、乏力，每于活动劳累时加重，休息约 10 分钟可缓解，无胸痛，夜间侧

卧位睡眠，无夜间憋醒，下肢沉重感，食后腹胀，眠差易醒，入睡困难，夜尿频，3～4次/晚，大便稀，1～2次/日。舌暗红，苔薄白，脉沉细。既往史：高血压病史30年余，血压最高172/92mmHg，口服替米沙坦片80mg（1次/日）降压，近期血压130/80mmHg左右；高脂血症病史10余年，现口服匹伐他汀钙片2mg（2次/晚）；辅助检查：动态心电图示心房颤动（21小时45分，总心搏101888次，最慢心率55次/分，平均心率77次/分，最快心率124次/分），室性期前收缩（5次）；超声心动图检查示LA37mm，LV45mm，EF60%，主动脉瓣反流（轻度），二尖瓣反流（轻度）；颅脑磁共振示脑白质高信号，老年性脑改变，右侧后颅凹蛛网膜囊肿；凝血七项示D-二聚体1.54mg/FEU，活化部分凝血活酶时间23.2s；生化检验示总胆固醇4.26mmol/L，高密度脂蛋白1.25mmol/L，低密度脂蛋白2.45mmol/L，甘油三酯1.69mmol/L，尿酸466μmol/L。

西医诊断：①持续性房颤；②高血压2级（很高危）；③高脂血症。

中医诊断：心悸。

辨证：心脾两虚，痰瘀互结。

治法：健脾养心，化痰祛瘀。

处方：藤银归脾汤合礞石通脉汤加减（经验方）。

药用：生黄芪15g，人参9g（另煎），炒白术12g，灵芝9g，五味子6g，炒酸枣仁30g，鸡血藤15g，延胡索12g，丹参15g，三七粉3g（冲服），青礞石15g（先煎），法半夏9g，浙贝母12g，生牡蛎30g（先煎），醋乳香10g，醋没药10g。7剂，水煎服，日1剂，早晚分服。

二诊（2022年1月20日）：患者服药后发作性心慌、胸闷、乏力缓解，仍汗出，下肢沉重感，纳可，仍眠差，易惊扰，大便可，夜尿频，3～4次/夜。舌暗红，苔薄白，脉沉细。复查心电图示窦性心律，房性期前收缩，心室率56次/分。予上方加竹茹12g，生牡蛎30g，牛膝12g，去延胡索。继服7剂。

三诊（2022年1月27日）：患者心慌、胸闷、乏力缓解，睡眠改善，守方1个月。后随访24小时动态心电图：心房颤动（21小时15分，总心搏91800次，最慢心率60次/分，平均心率72次/分，最快心率92次/分）。

按语：心为君主之官，主血脉，心脾两虚，脾不升清，失于运化，血液、津液停滞，津液凝聚为痰，痰浊停滞于心脉，痹阻脉络，心血运行不畅，积蓄而为瘀血，津血同源，而致痰瘀互结；痰瘀互结，心脉痹阻而生风，发为心悸、心颤不止；病机要点为“痰瘀互结，心脉痹阻”。痰瘀阻塞心脉，气机运行不利，则胸闷、心慌、下肢沉重。心脾气虚，精微生化不足，运行不利，神失所养，则食后腹胀、乏力、眠差。以心脾气虚为本，痰瘀互结生风为标，故治以补益心脾之气，兼补心阴，重镇潜阳以安神；化痰祛瘀，佐以理气以助津血运行。患者服药后发作性心慌、胸闷、乏力缓解，恢复窦性心律，仍偶发房性期前收缩，汗出，下肢沉重感，眠差，易惊扰，夜尿频。考虑痰热未清，肝阳上亢，酌减走窜之力，予竹茹12g重清痰热，生牡蛎30g敛阳固涩，牛膝12g引血下行。全方共奏健脾养心、化痰祛瘀之功。

10. 阵发性房颤，射频消融术后，高血压，痰热内扰、心肾不交案

李某，女，65岁。2022年4月17日初诊。

主诉：间断心慌气短4年。

病史：患者4年前无明显诱因出现心慌，气短，就诊于当地医院，诊断为阵发性房颤，行冷冻消融手术，手术后心慌气短仍反复发作。定期复查动态心电图仍示阵发性房颤（具体报告未见）。2年前心慌气短加重，就诊于外院，诊断为心房颤动、心房扑动、三尖瓣关闭不全，行经皮心脏房颤射频消融术。术后心慌气短减轻。3个月前上述症状加重，心慌气短频繁发作，每次持续1分钟。遂至外院就诊，予规律服用盐酸普罗帕酮片50mg（3次/日）稳定心律、利伐沙班片10mg（1次/日）抗凝，房颤发作时舌下含服酒石酸美托洛尔片6.25mg，症状缓解不明显。房颤发作时自测心率110～120次/分，血压160/90mmHg。房颤转复后自测心率50次/分。来诊症见：心慌气短，每次持续约1分钟，伴左肩胛不适、尿频、头晕昏沉。乏力，口干喜饮，纳可，眠一般，二便调。舌暗红，舌体胖大，苔薄黄，脉弦滑。既往史：高血压病史8年，高脂血症病史。家族史：父母亲均有高血压、冠心病病史。

西医诊断：①阵发性房颤，射频消融术后；②高血压2级（极高危）；③高脂血症。

中医诊断：心悸。

辨证：痰热内扰，心肾不交。

治法：交通心肾，清热化痰利湿，息风定悸。

处方：僵蝉交泰丸加减（经验方）。

药用：黄连 6g，肉桂 3g，炒僵蚕 12g，法半夏 9g，炒白术 12g，茯苓 30g，泽泻 15g，甘松 12g，郁金 12g，延胡索 12g。14 剂，水煎服，日 1 剂，早晚分服。

二诊（2022 年 5 月 4 日）：患者服药后心慌、头晕好转，诉口干、手指尖麻木、失眠早醒。上方去泽泻、法半夏，加鸡血藤 15g，丹参 15g，炒酸枣仁 30g。继服 14 剂。

三诊（2022 年 6 月 12 日）：患者服上方后诸症进一步减轻，口干、手指麻木、睡眠好转，茯苓减量为 15g，继服 14 剂。

按语：患者为中老年女性，阵发性房颤病史 4 年，先后两次行射频消融术，分别为冷冻消融术与射频消融术，均出现术后复发。现规律口服抗心律失常药物，然症状缓解不明显，存在转复后心动过缓。患者先后行两次房颤消融术，首次冷冻消融术致冰伏损伤心阳，血脉失于温运，水湿内生；后复行射频消融术猝伤心气血阴津，加之血热肉腐为脓，邪热内生，与水湿互结内扰于心。热侵血脉，血脉挛急而风动，则发为数脉。风息则心阳不足之征显现，致心脉鼓动无力，则脉缓。故患者处方需以清热化痰利湿、息风定悸为本，兼清偏亢之心火，使心肾相交，水火既济，君相自安其位，则神安得寐。故以僵蝉交泰丸加减为用，僵蚕、半夏、白术、茯苓、泽泻共奏化痰散结、利水渗湿之功，以黄连清热燥湿、直泻心火，佐肉桂引火下行归原，甘松、郁金行气开郁，延胡索行气活血。全方使心肾得交，君火得安，水湿得利，湿热得化，进而风热无以附着，则风息悸止。

11. 持续性房颤，高血压，肝郁化火、痰火扰心案

陆某，男，57 岁。2021 年 6 月 8 日初诊。

主诉：阵发心慌 2 个月。

病史：患者自诉 2 个月前无明显诱因出现心慌，于当地医院就诊，查 24 小时动态心电图示总搏数 140379 个，快心室率型房颤伴 R–R 间期长于 1.5s 的共 86 次（RR 间期最长 1.91s），诊断为持续性房颤。后至外院就诊，予口服酒石酸美托洛尔片 25mg（1 次 / 日）稳定心室率，建议行射频消融术，患者拒绝。来诊症见：偶心慌，眠差，纳可，二便调，未见头晕头痛、胸闷胸痛的症状。舌暗红胖大，边有齿痕，苔黄腻，脉弦滑代促。既往史：高血压病史 20 年，服用苯磺酸氨氯地平片 5mg（1 次 / 日）降压；高脂血症病史 10 年，口

服苯扎贝特片0.6g（1次/日）降脂；高尿酸血症病史5年，未服用药物控制。个人史：吸烟史20余年，10支/日，饮酒史30年，平均每日400mL。辅助检查：动态心电图示持续性房颤（部分伴室内差异性传导），室性期前收缩，T波改变；超声心动图检查示升主动脉根部增宽（38mm），RA57mm×44mm，LV56mm，LVEF60%，LVFS32%，全心大，升主动脉根部及升主动脉内径增宽，二尖瓣反流（少量），三尖瓣反流（少量）。

西医诊断：①持续性房颤；②高血压3级（极高危）；③高脂血症；④高尿酸血症。

中医诊断：心悸。

辨证：肝郁化热，痰火扰心。

治法：清肝泻火，化痰息风。

处方：柴胡加龙骨牡蛎汤加减。

药用：柴胡10g，黄芩9g，法半夏9g，茯苓30g，生牡蛎30g（先煎），珍珠母15g（先煎），炒白术12g，炒苍术15g，生薏苡仁30g，僵蚕12g，延胡索12g，丹参15g，甘松12g。7剂，水煎服，日1剂，早晚分服。

二诊（2021年6月27日）：患者诉心慌症状较前改善，仍气短，未见乏力、胸闷胸痛症状，纳眠可，二便调，舌暗红稍胖大，边有齿痕，苔中黄，脉弦滑代促。辅助检查：动态心电图示持续性房颤（长RR间期），偶发室性期前收缩36次，平均心率增快。上方去柴胡、茯苓、苍术、生薏苡仁，加泽泻15g，天麻12g，蝉蜕12g。14剂，水煎服，日1剂，早晚分服。

三诊（2021年7月20日）：患者服药后心慌、气短、乏力症状明显好转，间断性心悸发作，频率及持续时间较前缩短，时有口苦，心烦易怒，压力偏大，眠差难入睡，二便可，舌暗红稍胖大，苔中黄，脉弦细代促。上方加全瓜蒌15g，浙贝母12g。14剂，水煎服，日1剂，早晚分服。

按语：此患者为中年男性，长期工作紧张，情志不遂，肝失疏泄，肝郁化火，加上平素饮食不节，嗜烟饮酒，损伤脾胃，痰湿壅盛，痰湿肝火阻滞上焦，气机郁闭，郁久化热，热极生风，痰随风动，上扰心神，发为心悸。故处方以柴胡加龙骨牡蛎汤为主加减。柴胡，《本草分经》谓“升阳气下陷，引清气上行，而平少阳厥阴之邪热，宣畅气血，解郁调经”，故组方以柴胡配黄芩清解肝热、宣畅气机，合众力以半夏、茯苓、白术、苍术、生薏苡仁燥湿化痰、渗利水湿，复脾旺以杜生痰之源。生牡蛎除软坚散结消顽痰外，合僵蚕化痰息风，与珍珠母合用潜阳安神，诸药合用共奏清肝泄火化痰、息风镇惊安神之功。且据房颤心搏紊乱、瘀血易生及痰浊郁热、煎熬成瘀之传变规律，继以延胡索、丹参、甘松常用理气活血角药，宣通气血、畅达经脉，以防变证。

12. 持续性房颤，高血压，心阳不振、痰瘀互结案

刘某，男，62 岁。2022 年 2 月 17 日初诊。

主诉：胸闷心慌 3 年余。

病史：患者自述 2018 年 11 月无明显诱因出现胸闷心慌，行 24 小时动态心电图显示持续性房颤，先后就诊于当地多家医院，均建议行射频消融术，患者及家属拒绝。予达比加群酯 110mg（2 次 / 日）抗凝。后胸闷心慌间断发作，2019 年 3 月患者就诊于外院，再次建议射频消融，患者强烈拒绝。遂予富马酸比索洛尔片 7.5mg（1 次 / 日）稳定心率，达比加群酯 110mg（2 次 / 日）抗凝。复查 24 小时动态心电图仍为持续性房颤。心慌胸闷间断发作，为求进一步中西医结合治疗，来我院就诊。来诊症见：时有胸闷、心慌，遇冷肩背疼痛，纳可，眠差易醒，二便调。舌质紫暗，苔白腻水滑，脉弦滑。既往史：高血压病史 10 余年，血压最高 150/100mmHg，现服用沙库巴曲缬沙坦半片（2 次 / 日），螺内酯 20mg（1 次 / 日），血压控制可；高脂血症病史 1 年余，现服用阿托伐他汀钙片 20mg（1 次 / 日）。辅助检查：心电图示心房颤动，肢体导联低电压。

西医诊断：①持续性房颤；②高血压 2 级；③高脂血症。

中医诊断：心悸。

辨证：心阳不振，痰瘀互结。

治法：益气活血，化痰泄浊，通阳宣痹。

处方：北柴胡 9g，郁金 18g，延胡索 15g，蝉蜕 9g，炒僵蚕 9g，姜半夏 9g，黄连 6g，细辛 3g，肉桂 3g，干姜 9g，丹参 15g，瓜蒌 15g，制远志 10g，茯苓 30g，生黄芪 30g。14 剂，水煎服，日 1 剂，早晚分服。

二诊（2022 年 3 月 2 日）：两周后患者复诊，服药后心悸较前好转，大便秘结。心电图：房颤律，RR 间期较前规整，心室率 63 次 / 分。原方加火麻仁 12g，桃仁 12g。继服 14 剂。

三诊（2022 年 4 月 8 日）：服药 1 个月余，患者诉诸症好转，原方继服。

按语：患者为中老年男性，房颤日久，损伤胸阳，胸阳不振，脾阳失于温

煦，痰浊内生，痰浊阻脉，瘀血内停，痰瘀凝结为患，致心脉不通。心神失养，发为胸闷、心慌，治疗以通阳化浊、活血化痰为法。方中细辛、肉桂振奋心阳、散寒化饮、通阳宣痹。小陷胸汤化痰泄浊、解脉络之痰凝，黄芪、郁金、延胡索益气活血化瘀、解脉络中血滞。痰瘀之阴邪消散，则胸中阳气复升，气机升降有力有节，气血生化源源不绝，阴升阳降，气血充盛，则心脉畅达，心神得养而心悸自消。二诊患者大便干，予火麻仁、桃仁以润肠通便。

13. 阵发性房颤，高血压，气阴两虚、阳虚痰凝案

张某，男，52岁。2022年1月27日初诊。

主诉：间断心慌胸闷7年余。

病史：患者7年前无明显诱因，于工作时突然出现心慌、胸闷、头晕憋气由急诊收入当地医院住院治疗，诊断为心房颤动，予盐酸胺碘酮复律，并口服酒石酸美托洛尔控制心室率后好转。后上述症状间断发作，未予重视。1年后再次因心慌胸闷于当地医院急诊住院治疗。出院后间断服用酒石酸美托洛尔，具体用量不详。2019年于当地医院就诊，诊断为阵发性房颤，予盐酸普罗帕酮片150mg（3次/日）口服降心率，参松养心胶囊0.8g（3次/日）口服养心安神，达比加群酯胶囊110mg（2次/日）口服抗凝。心慌胸闷间断发作，为求进一步中西医结合治疗来诊。来诊症见：心悸、胸闷，气短乏力，活动后为甚，口干，偶有口苦，畏寒，自汗出，偶有头痛，耳鸣，无一过性黑蒙。偶有胃痛，食后腹胀，偶有嗳气反酸，自觉吞咽时有滞涩感，情绪急躁，纳可，眠差，小便调，大便秘结，有便意但排出不畅。舌淡红少津，苔薄白，脉沉弱。既往史：高血压病史5年，血压最高180/120mmHg，现服用缬沙坦氨氯地平片80mg/5mg（1次/日），血压控制良好；高脂血症病史2年，服阿托伐他汀钙片20mg（1次/晚）。

西医诊断：①阵发性房颤；②高血压；③高脂血症。

中医诊断：心悸。

辨证：气阴两虚，阳虚痰凝。

治法：益气养阴，温阳化痰。

处方：黄芪40g，党参25g，茯苓30g，白芷30g，盐黄柏9g，苦参6g，高良姜10g，乌药6g，附子9g（先煎），肉桂5g，麦冬20g，五味子15g，炒酸枣仁30g，生龙骨、生牡蛎各30g（先煎），珍珠母20g（先煎），郁金15g。

14 剂，水煎服。日 1 剂，早晚分服。

二诊（2022 年 2 月 13 日）：两周后患者复诊，气短乏力较前好转，活动后仍感乏力，自汗出，舌淡红少津，苔薄白。心电图：房颤律，RR 间期较前规整，心室率 67 次 / 分。原方改黄芪 50g，加防风 15g。继服 14 剂。

三诊（2022 年 3 月 17 日）：服药 1 个月余，患者诉心悸未再发作，恶寒好转，上方减乌药。

按语：房颤每次发病出现心悸，心率加快，自主神经功能紊乱，患者汗出如油，均会耗伤心阴心气，多数患者房颤日久则会出现气阴两虚的虚性证候。故黄芪配伍生脉饮是多数长病程房颤患者常用药物组合。黄芪补气走而不守，符合房颤发病的主要病机特点，“风”邪致病善行而数变，故补气用黄芪 40g。患者气随津脱，故应收敛固涩，取桂枝龙骨牡蛎汤配伍特点，重用龙骨、牡蛎。该患者气虚日久，出现气虚重症特点，临床表现为阳虚恶寒，故配伍制附子、肉桂、乌药等以温阳补肾。

14. 阵发性房颤，高血压，气血两虚、热瘀互结案

李某，男，56 岁。2022 年 7 月 5 日初诊。

主诉：间断心慌伴胸闷 2 年余。

病史：患者 2 年前无明显诱因出现心慌伴胸闷，于当地医院住院期间发现阵发性房颤（诊疗经过不详），对症治疗后好转，出院后规律服用利伐沙班片 20mg（1 次 / 日）、酒石酸美托洛尔片 25mg（2 次 / 日）。间断心慌胸闷发作。2022 年 1 月无明显诱因症状加重，于当地医院就诊，24 小时动态心电图示阵发性房颤伴室内差异性传导，偶发房性期前收缩。于外院进一步诊疗，行长时程心电监测示平均心率 49 次 / 分，最快 85 次 / 分，最慢 49 次 / 分，房性期前收缩 248 个（单个 216 个、成对 3 个、房速 8 段），房颤 34 阵，予口服盐酸普罗帕酮片 150mg（3 次 / 日），并建议射频消融治疗，患者拒绝。来诊症见：间断心慌，胸闷，盗汗，气短乏力，腰膝酸软，夜间可平卧，近期饮食易呛，左半身稍无力，纳眠可，小便淋沥不尽，大便成形，日 1 ～ 2 次。舌暗红，苔中黄，脉弦细代。既往史：2 年前因脑梗死于当地医院住院，对症治疗后好转，未遗留后遗症；高血压病史 10 余年；2 型糖尿病病史 30 余年，现用盐酸二甲双胍片 500mg（3 次 / 日），未规律监测血糖，伴糖尿病坏疽、糖尿病周围神经病变；高脂血症病史 2 年。辅助检查：心电图示窦性心律不齐，QT 间期延长。

N端B型脑钠肽前体716pg/mL。（2022年6月16日）

西医诊断：①心律失常，阵发性房颤，房性期前收缩；②高血压3级（极高危）；③2型糖尿病；④陈旧脑梗死；⑤高脂血症。

中医诊断：心悸。

辨证：气血两虚，瘀热互结。

治法：补气养血，祛瘀清热。

处方：生黄芪30g，当归12g，炒酸枣仁30g，黄连6g，茯苓30g，葛根30g，玄参15g，丹参15g，郁金12g，地骨皮30g，桑白皮30g，僵蚕12g，甘松12g。14剂，水煎服，日1剂，早晚分服。

二诊（2022年7月19日）：患者诉服药后诸症较前缓解，心慌持续时间较前减少，仍有胸闷气短，自汗乏力，夜间盗汗，腰膝酸软，近期饮水呛咳，双眼睑浮肿，困倦，食欲不振，眠欠佳，多梦，小便调，大便不成形，黏滞不爽，日1次。前方去黄连、葛根，加怀牛膝12g，炒麦芽30g，知母12g，穿山龙30g。继服14剂。

三诊（2022年8月2日）：诸症明显好转，仅偶有心慌，守方半月后未见明显心慌。

按语：代谢紊乱的促炎作用会促进心房重构和房颤的发生。患者久病耗伤气血，表现为气短乏力、腰膝酸软等，又兼有舌暗、苔黄等热瘀之象，属于虚实夹杂、以虚为主。应先急救耗损之气血。故重用黄芪，合少量当归，取当归补血汤之意，血虚之证，宜用补肝之法。故以酸枣仁味酸为补，黄连焦苦为助，兼黄芪甘温补益之力，合仲景“补用酸，助用焦苦，益用甘味之药调之”深意。补益诸味，均赖脾胃健运，故用葛根升清，茯苓降浊。加以玄参、丹参、郁金清心滋肾化瘀，桑白皮、地骨皮宣肺清透虚热，以除标实。因本虚明显，故风药仅用僵蚕、甘松，徐徐图之。二诊据虚实变化，各添对症之药。本案明虚实之要，辨补泻之机，握损益之量，故能收效。

15. 阵发性房颤，高血压，痰湿痹阻案

刘某，男，66岁。2022年3月20日初诊。

主诉：间断心慌、气短半年余。

病史：患者于2021年7月无明显诱因出现心慌、气短、胸闷、乏力，于当地医院就诊，查心电图示房颤，对症治疗后缓解。后规律服用盐酸普罗帕酮

片、酒石酸美托洛尔片及营养心肌类药物治疗（具体不详），心慌仍间断发作。2022 年 1 月 15 日于当地医院就诊，查 24 小时动态心电图提示总心搏 98994 次。阵发性房颤、频发房性期前收缩。现服用利伐沙班片 20mg（1 次 / 日）、琥珀酸美托洛尔缓释片 47.5mg（1 次 / 日），心慌间断发作。现为求中西医结合治疗来诊。来诊症见：阵发心慌胸闷，伴气短乏力，持续时间 3 ～ 30 分钟不等，纳可，眠差，二便调。舌暗红胖大，苔中黄，脉弦滑缓。既往史：高血压病史 10 余年，最高达 170/90mmHg；高脂血症病史 10 余年。辅助检查：生化检验示甘油三酯 2.55 mmol/L；尿酸 435.37μmol/L；心电图示房颤，ST–T 改变；超声心动图示升主动脉增宽，主动脉瓣反流（轻 – 中度），左室舒张功能减低；甲状腺超声：甲状腺右叶结节。（2022 年 1 月 15 日）

西医诊断：①心律失常，阵发性房颤，频发房性期前收缩；②高血压 2 级（很高危）；③高脂血症；④高尿酸血症。

中医诊断：心悸。

辨证：痰湿痹阻。

治法：化痰祛湿。

处方：法半夏 9g，炒白术 12g，天麻 15g，地骨皮 30g，桑白皮 30g，茯苓 30g，珍珠母 15g（先煎），延胡索 12g，泽泻 15g，甘松 12g，僵蚕 12g，蝉蜕 12g，黄连 6g。14 剂，水煎服，日 1 剂，早晚分服。

二诊（2022 年 4 月 3 日）：服药后诉胸闷、气短、睡眠均有改善，仍觉间断心慌，发作频率稍减。自诉血压较前明显下降。舌暗红胖大，苔薄白，脉弦滑缓。上方去黄连，加桂枝 6g。继服 14 剂。

三诊（2022 年 4 月 17 日）：诉心慌明显减轻，诸症改善。依上方加减调治 1 个月，复查 24 小时动态心电图未见房颤，仍有频发房性期前收缩，继续巩固治疗。

按语：近年循证证据日益显示，血压、血脂、尿酸水平升高会增加房颤发生的风险。中医认为饮食不节，损伤脾胃，则痰湿内生。《素问·经脉别论》曰：“饮入于胃，游溢精气，上输于脾，脾气散精，上归于肺，通调水道，下输膀胱，水精四布，五经并行。”因此，用半夏、黄连通降胃气，茯苓、白术淡渗脾湿，桑白皮、地骨皮肃肺行水，泽泻通利膀胱、化痰祛湿能治其本。另外针对房颤，仍需注重风药运用，以治其标。针对不同脏腑各有不同，天麻、珍珠母重镇，平肝潜阳以息风，甘松入中焦，醒脾化湿以息风，则木不能乘土。脾胃得运，加之僵蚕、蝉蜕宣肺透风，则土能生金。是以五行取其生者，脏腑调和，疾病自除。

16. 持续性房颤，高血压，湿热内蕴案

刘某，男，57岁。2022年5月31日初诊。

主诉：间断心慌20余年。

病史：患者20年前无明显诱因出现心慌，呈阵发，自行休息可缓解，于当地医院就诊，自诉心电图：心律不齐（未见报告），对症治疗后缓解。后间断心慌，未予重视，未系统诊治。3年前患者再次发作心慌，较前稍加重，于当地医院住院治疗，诊断为心房颤动。后上述症状反复出现，多次住院治疗，目前规律口服华法林钠片3.75mg（1次/日）、琥珀酸美托洛尔缓释片47.5mg（1次/日）。目前心慌仍间断发作，为求中医治疗来诊。来诊症见：阵发心慌，每日3～5次，发作时自诉心率增快，每次持续30～60分钟，饮酒后明显，最长达4～5小时，伴乏力，胸闷，口苦，左下肢睡醒后抖动，头昏蒙，记忆力减退，纳眠可，小便调，大便不成形，2～3次/日。舌暗红，苔中黄，脉弦滑代。查体：心率102次/分，心律绝对不齐，心音强弱不等，未闻及明显杂音。既往史：高血压病史10余年，最高达210/110mmHg，现用培哚普利叔丁胺片4mg（1次/日），未规律监测；脑梗死病史10余年，未遗留后遗症，目前规律口服瑞舒伐他汀钙片10mg（1次/晚）；2型糖尿病病史30年。辅助检查：心电图示心房颤动。

西医诊断：①持续性房颤；②高血压3级（很高危）；③2型糖尿病；④陈旧性脑梗死。

中医诊断：心悸。

辨证：湿热内蕴。

治法：清热化湿。

处方：小陷胸汤合半夏白术天麻汤化裁。

药用：半夏9g，炒白术12g，天麻12g，茯苓30g，泽泻15g，丹参15g，地骨皮30g，桑白皮30g，僵蚕12g，蝉蜕12g，生牡蛎30g（先煎），黄连6g。14剂，水煎服，日1剂，早晚分服。嘱严格忌酒。

二诊（2022年6月14日）：患者诉服用上方后心慌发作频率明显减少，每日1～2次，持续时间较前减少，每次20～30分钟。乏力、口苦较前减轻，

偶有胸闷，头昏沉较前明显减轻。大便仍不成形，一日二行。舌暗红，苔微黄腻，脉弦滑代，前方加砂仁 6g（后下）。继服 14 剂。

三诊（2022 年 6 月 28 日）：诸症均见好转，心慌偶有发作，每周 2 ～ 3 次，每次持续 10 分钟左右，大便成形（1 次 / 日）。舌暗红，苔白略腻，脉弦滑代。前方去黄连，加钩藤 12g（后下）。继服 14 剂。

后按上方加减调治，心慌较前明显好转，偶有发作。未见明显快速房颤发作，至截稿前仍在以复律为目标进行治疗。

按语：近年研究不断发现酒精可以通过提高心肌细胞离子活动、影响自主神经引发房颤。长期饮酒过量易损伤脾胃、内生湿热。本案患者乏力、头昏、记忆力减退、大便不成形等均与湿浊有关，另外兼有口苦、肢颤、苔黄等热象。因此，治以清热化湿为主。方用半夏白术天麻汤化裁，加以黄连、桑白皮、地骨皮等清热之品。其中，用白术、半夏能健脾燥湿，茯苓、泽泻能淡渗利湿，黄连能清热燥湿。二诊仍可见大便不成形，考虑湿重于热，故加砂仁以芳香化湿，尤重其醒脾之力。在改善房颤的过程中，始终注重风药的运用，其中生牡蛎一味，既能平肝潜阳以息风、收敛固涩以摄心神，又能取吴氏一甲煎之意。故能迅速改善心悸。

17. 阵发性房颤，高血压，湿热内蕴案

丁某，男，81 岁。2022 年 6 月 1 日初诊。

主诉：阵发心慌 3 个月。

病史：患者 3 个月前自觉心慌明显，就诊于社区医院，行 24 小时动态心电图示房颤心搏 82254 次，占总心搏 78%，交界性逸搏 1 次，未予重视。2021 年 6 月 22 日，就诊于当地医院，24 小时动态心电图示平均窦性心律 69 次 / 分，最快 101 次 / 分，最慢 38 次 / 分，房性期前收缩 425 个，室性期前收缩 1 个，房颤 67 阵，总时长 54 分 44 秒 33 毫秒，房颤负荷 44.5%。当地医院建议射频消融术治疗，患者拒绝，后于当地中医医院进行中药治疗，效果不佳。来诊症见：心慌，伴头晕乏力，口干，纳眠差，小便短赤，大便干，二日一行。舌暗红胖大，边有齿痕，苔黄腻，脉弦滑缓。既往史：高血压病史 10 余年，目前口服氯沙坦钾片 50mg（1 次 / 日）、酒石酸美托洛尔片 25mg（2 次 / 日）、硫酸氢氯吡格雷片 75mg（1 次 / 日）。辅助检查：心电图示心率 64 次 / 分，Ⅰ度房室传导阻滞；超声心动图示左房扩大，三尖瓣少量中度反流，轻度肺动脉

高压。（2021 年 6 月 9 日）

西医诊断：①阵发性房颤，频发房性期前收缩，Ⅰ度房室传导阻滞；②高血压 2 级（极高危）。

中医诊断：心悸。

辨证：湿热内蕴。

治法：清热利湿，解毒定悸。

处方：元苓四妙定悸汤加减（经验方）。

药用：苍术 12g，生薏苡仁 30g，茯苓 30g，伸筋草 12g，绵萆薢 15g，怀牛膝 12g，僵蚕 12g，黄柏 12g，延胡索 12g，蜈蚣 6g，泽泻 15g，地骨皮 30g。7 剂，水煎服，日 1 剂，早晚分服。

二诊（2022 年 6 月 15 日）：患者服上方后心慌次数明显减少，心慌程度亦大为减轻，头晕改善明显。仍觉口干，眠差，梦多眠浅，二便调。苔薄黄，脉弦滑。根据舌脉病变，考虑湿热未尽，故调整方药如下：黄连 6g，法半夏 9g，炒白术 12g，珍珠母 15g（先煎），决明子 12g，茯苓 30g，地骨皮 30g，桑白皮 30g，天麻 12g，玉米须 15g，延胡索 12g，绵萆薢 15g。继服 14 剂。

三诊（2022 年 6 月 30 日）：患者服上方后，心悸未有发作，乏力、口干、睡眠等症状得到改善。考虑湿热已除，病愈七分，后期仍需坚持服药，随证治之。

按语：患者为老年男性，平素嗜烟酒，损伤脾胃，滋生痰湿，日久郁而化热，痰热盛极动风，发为心悸。湿热蒙蔽清窍则见头晕。湿热中阻脾胃，津液不能上承，则见口干、苔黄腻。湿热内蕴为病机关键，故法以清热利湿为主，黄柏苦寒燥湿，尤其除下焦之湿热。苍术苦温，配合黄柏，健脾燥湿。茯苓淡渗利湿不伤阴。牛膝活血、补肝肾、强筋骨。萆薢利湿去浊、降尿酸。伸筋草祛风除湿、舒筋活络。蜈蚣、僵蚕活血通络散结、息风定悸止颤，亦可安神镇惊。二诊湿热征象仍明显，故用黄连、玉米须等清除湿热，使得邪从小便走，同时降尿酸。因患者年事已高，患病疗程较长，故方药应随病情变化调整并坚持巩固疗效，祛邪与固本兼顾，方是良策。

18. 阵发性房颤，高血压，心肝火旺、风痰上扰案

丁某，女，44 岁。2022 年 1 月 2 日初诊。

主诉：间断头晕、心慌伴黑蒙 7 年，加重 1 个月。

病史：患者 7 年前无明显诱因出现头晕伴黑蒙，就诊于当地医院，查心电

图后诊断为房室传导阻滞，安装起搏器治疗后症状减轻。1 个月前头晕伴黑蒙再次发作，就诊于当地医院，查心电图后诊断为阵发性房颤，阵发心房扑动，间歇Ⅲ度房室传导阻滞，对症治疗好转后出院。出院后规律口服酒石酸美托洛尔片 25mg（2 次 / 日）控制心室率，达比加群酯胶囊 110mg（2 次 / 日）抗凝。现为求中西医结合治疗来诊。来诊症见：间断头晕、耳鸣，偶有胸闷，全身乏力，头重脚轻，口干欲饮，性情急躁，纳可，眠欠佳，二便调。舌暗红胖大，苔黄腻，脉弦滑。既往史：高血压病史 20 年，口服厄贝沙坦片 37.5mg（1 次 / 日），苯磺酸氨氯地平片 5mg（1 次 / 日），血压控制尚可；高脂血症病史 3 年余，口服瑞舒伐他汀钙片 10mg（1 次 / 晚）。辅助检查：生化检验示总胆红素 26.4μmol/L，葡萄糖 6.5mmol/L；血常规示血红蛋白 157g/L。

西医诊断：①心律失常，阵发性房颤，阵发心房扑动，窦性停搏，起搏器植入术后；②高血压 3 级（很高危）；③高脂血症。

中医诊断：心悸。

辨证：心肝火旺，风痰上扰。

治法：清热降火，化痰息风。

处方：半夏白术天麻汤加减。

药用：桑白皮 30g，桔梗 12g，紫草 15g，玄参 15g，丹参 15g，僵蚕 12g，蝉蜕 12g，茯苓 30g，天麻 12g，珍珠母 15g（先煎），泽泻 15g，法半夏 9g，炒白术 15g，黄连 6g。7 剂，水煎服，日 1 剂，早晚分服。

二诊（2022 年 1 月 9 日）：服药后头晕明显好转，心慌，乏力，耳鸣，口舌干燥，夜间痰多，纳食欠香，口淡，眠尚可，小便调，大便不成形，4 次 / 日。舌暗红胖大，苔中黄腻，脉弦滑。上方去紫草、玄参、僵蚕、蝉蜕，炒白术减至 12g，丹参减至 12g，加地骨皮 30g，地龙 12g，砂仁 6g（后下），延胡索 12g，加强化痰息风之效。继服 14 剂。

三诊（2022 年 1 月 24 日）：服药后诸症缓解，头晕心慌缓解，心率范围为 60 ～ 100 次 / 分，血压 90 ～ 100/60mmHg，耳鸣稍减轻，口干、乏力明显，行走 200 ～ 300m 即感气短乏力，双下肢沉重感，3 天前无明显诱因出现左眼毛细血管破裂（目前口服达比加群酯胶囊抗凝），纳食多，易饥，胃脘部隐痛，时有反酸嗳气，偶有眠差，入睡困难伴五心烦热，易烦躁，偶夜尿 4 ～ 5 次，大便日 2 行，成形。上方去泽泻、天麻、地龙、珍珠母、延胡索，加甘松 12g，郁金 12g，蝉蜕 12g，僵蚕 12g。因患者服用抗凝药有出血风险，故减少活血通络入血分药物的使用，而代以药效更加和缓的理气化痰药。

按语：患者为中年女性，既往眩晕病病史20载。正所谓“无痰不作眩”，患者素有痰疾，加之平素急躁易怒，肝失疏泄，气机逆乱，遂生内风，风邪扰动宿痰，形成风痰。风痰上扰心神，发作心悸，风痰上扰清窍，发作眩晕。半夏白术天麻汤为化痰之良方，李东垣言：“足太阴痰厥头痛，非半夏不能疗；眼黑头眩，风虚内作，非天麻不能除。”白术、茯苓健脾祛湿，能杜生痰之源；“肺为贮痰之器”，桑白皮、桔梗清肺化痰、荡涤肺中之宿痰；泽泻利水渗湿，给痰湿以出路，僵蚕、蝉蜕搜剔经络之风痰。黄连、紫草、玄参、丹参、珍珠母清热降火、凉血安神，全方共奏清热降火凉血、化痰息风安神之功效。宿痰、老痰胶着难除，复诊加地龙、砂仁加强走窜醒脾化痰之力，同时考虑抗凝药出血风险而减少活血化瘀通络之品的应用。坚守化痰之本，方药动态加减，终收止眩定悸之效。

19. 阵发性房颤，高血压，痰火扰心案

贾某，男，60岁。2022年3月13日初诊。

主诉：间断心慌半年，加重1周。

病史：患者半年前饮酒后出现心慌伴大汗出，无眩晕、黑蒙，就诊于当地医院查心电图提示心房颤动，予静注胺碘酮后转复窦性心律。患者1周前无明显诱因再次心慌发作，于外院急查心电图提示窦性心律，未予干预，1天后心慌自行缓解，后又间断发作。现为求中医治疗来诊，来诊症见：间断心慌，时有胸闷胸痛，口干口苦，偶头晕，无耳鸣，咳嗽痰多，色白，质不黏，纳可，眠差，多梦，大便干，二三日一行，小便调。舌红胖大，苔黄厚腻，脉弦滑。既往高血压病史10余年，最高血压148/100mmHg，未规律服用降压药。个人吸烟史40年，约20支/日，饮酒史40年。辅助检查：凝血功能示部分凝血活酶时间41.3s，凝血酶原时间11.6s，INR1.05，纤维蛋白原3.64g/L，D-二聚体0.08 mg/L；生化检验示钾4.18 mmol/L，尿酸303μmol/L，肌酐68μmol/L；动态心电图示窦性心律，I度房室传导阻滞，阵发窦性心动过速，伴T波改变，偶发房性期前收缩伴短暂性的阵发性房性心动过速；超声心动图示主动脉瓣反流（轻度），二尖瓣反流（轻度），三尖瓣反流（轻度）（2021年7月31日）。

西医诊断：①阵发性房颤；②高血压2级（很高危）。

中医诊断：心悸。

辨证：痰火扰心证。

治法：化痰清火止悸。

处方：半夏白术天麻汤加减。

药用：黄连 6g，法半夏 9g，炒白术 12g，桑白皮 30g，地骨皮 30g，茯苓 30g，泽泻 15g，地龙 12g，天麻 12g，珍珠母 15g（先煎），延胡索 12g，甘松 12g，蝉蜕 12g。7 剂，水煎服，日 1 剂，早晚分服。

二诊（2022 年 3 月 20 日）：患者心慌发作频率减少，咳痰减少，大便仍偏干，眠差。上方加生龙骨 30g（先煎），生牡蛎 30g（先煎），大黄 6g 以镇静安神、泄热通便。继服 14 剂。

三诊（2022 年 4 月 3 日）：患者偶有心慌，干咳，便秘、失眠、多梦均较前改善，上方去大黄，加太子参 15g，枇杷叶 12g，养阴润肺。继服 14 剂。

按语：患者为中老年男性，嗜好烟酒。烟酒乃辛温燥热之品，长期过量使用，燔灼于里，炼液为痰，上扰心窍，心神扰动，发作心悸。半夏白术天麻汤出自《医学心悟》，治以燥湿化痰、平肝息风。方中半夏燥湿降逆化痰；天麻升清降浊息风，加黄连清热燥湿，三者合用，为清热化痰之要药。白术、茯苓健脾祛湿，杜生痰之源；桑白皮、地骨皮、泽泻清肝火泻湿热，地龙、蝉蜕搜风涤痰，延胡索行气活血化痰；甘松、珍珠母安神定悸。诸药合用，共奏清热化痰息风之效。

20. 持续性房颤，高血压，肝胆郁热、痰火扰心案

周某，男，69 岁。2022 年 3 月 8 日初诊。

主诉：间断心慌 1 年余，加重 1 周。

病史：患者 1 年余前无明显诱因出现间断心慌，伴气短、乏力，就诊于当地社区医院，查动态心电图示心房颤动，最快心率 164 次 / 分，最慢心率 44 次 / 分，平均心率 75 次 / 分，予口服酒石酸美托洛尔片 25mg（1 次 / 日）、利伐沙班片 15mg（1 次 / 日）、参松养心胶囊，症状略有缓解。患者 1 周前因情绪波动，心慌加重。为求中医治疗来诊。来诊症见：间断心慌，活动后加剧，身困乏力，气短，咽干咽痒，咽中有痰，纳眠可，夜尿频，4 次 / 晚，时有大便不成形，黏腻，每日一行。舌暗红胖大，苔黄腻，脉弦滑促。既往史：高血压病史 30 余年，口服苯磺酸氨氯地平片、缬沙坦胶囊降压。辅助检查：动

态心电图示心房颤动，心搏总数108370次，最慢心率49次/分，最快心率196次/分，RR间期>2s：63次（2022年3月3日）；超声心动图示左房增大（LA43mm），主动脉瓣轻度反流，三尖瓣轻度反流（2021年9月18日）。

西医诊断：①持续心房颤动；②高血压3级（很高危）。

中医诊断：心悸。

辨证：肝胆郁热。

治法：清火化痰，安神定悸。

处方：柴胡加龙骨牡蛎汤加减。

药用：黄连6g，生龙骨30g（先煎），生牡蛎30g（先煎），柴胡10g，天麻12g，郁金12g，延胡索12g，甘松12g，僵蚕12g，蝉蜕12g，茯苓30g，法半夏9g，炒白术12g。14剂，水煎服，日1剂，早晚分服。

二诊（2022年3月22日）：服药后诸症皆减，劳累后出现心慌，气短、乏力、困倦较前减轻，咽干，咳嗽，多为干咳，夜间睡时有痰，偶有双目干涩，纳眠可，夜尿5次/晚，大便黏滞，日一行。舌暗红稍胖大，苔中后黄腻，脉弦滑促。上方加苍术15g，薏苡仁30g，瓜蒌15g。继服14剂。

三诊（2022年4月5日）：患者心慌明显减轻，活动后仍感乏力、气短；咳痰基本消失，偶有干咳。上方去苍术、薏苡仁，加太子参15g，五味子12g，益气养阴。继服14剂。

按语：持续性房颤合并高血压的患者，多因五志化火，燔灼于里，炼液为痰，上扰心神和清窍，发为心悸和眩晕。痰热互结，故见咽干、痰多。热邪耗气伤阴，故见倦怠、乏力。痰火扰心，痰、火之邪化生内风，煽动心神，均可发为心悸，心颤不止；病机要点为痰火扰心，动风而悸。柴胡加龙骨牡蛎汤乃和解清热、镇惊安神之良方，笔者在原方清热安神的基础上，加用大量祛湿化痰之品，黄连清热燥湿，白术健脾祛湿，僵蚕、蝉蜕、天麻活络通经、祛风化痰；郁金、延胡索、甘松理气醒脾、活血化瘀。诸药合用，共奏清火化痰、安神定悸之功。

21. 永久性房颤，高血压，痰瘀互结、阻滞心络案

刘某，男，62岁。2022年2月15日初诊。

主诉：阵发胸闷心慌3年余。

病史：患者3年余前体检查24小时动态心电图示持续性房颤，分别就诊于北医三院、安贞医院，均建议行射频消融术治疗，患者拒绝，遂予达比加群

酯胶囊 110mg（2 次 / 日）抗凝。患者于 2019 年 3 月因胸闷不适就诊于阜外医院，再次建议患者行射频消融术治疗，患者仍然拒绝，予富马酸比索洛尔片、达比加群酯胶囊、阿托伐他汀钙片、厄贝沙坦片、硫酸氢氯吡格雷片联合治疗，后复查 24 小时动态心电图仍为持续性房颤，患者遂放弃转窦意愿。目前口服富马酸比索洛尔片 7.5mg（1 次 / 日）控制心室率，达比加群酯胶囊 110mg（2 次 / 日）抗凝。为求中医治疗来诊。来诊症见：时有心慌胸闷，偶有肩背疼痛，无胸痛、头晕、黑蒙，纳可，眠浅易醒，二便调。既往史：高血压病史 10 年余，最高血压 150/100mmHg，现口服沙库巴曲缬沙坦钠片 50mg（1 次 / 日），螺内酯片 20mg（1 次 / 日）降压；高脂血病史 1 年余，现服用阿托伐他汀钙片 20mg（1 次 / 晚）降脂。辅助检查：心电图示心房颤动，肢体导联低电压。（2021 年 12 月 5 日）

西医诊断：①永久性心房颤动；②高血压 2 级（很高危）；③高脂血症。

中医诊断：心悸。

辨证：痰瘀互结，阻滞心络。

治法：化痰祛瘀通络。

处方：清火化痰方合延丹理脉汤加减。

药用：醋北柴胡 9g，郁金 18g，延胡索 15g，蝉蜕 9g，炒僵蚕 9g，姜半夏 9g，黄连 15g，干姜 9g，珍珠母 30g（先煎），丹参 15g，瓜蒌 15g，远志 10g，茯苓 30g，炒白术 30g。14 剂，水煎服，日 1 剂，早晚分服。

二诊（2022 年 3 月 1 日）：患者诉胸闷、肩背疼痛减轻，睡眠欠佳，眠浅易醒。上方加生龙骨、生牡蛎 30g（先煎）重镇安神。继服 14 剂。

三诊（2022 年 3 月 15 日）：患者诉胸闷明显减轻，偶有活动后胸闷，服药期间未发生肩背疼痛，失眠改善。上方去干姜，继服 14 剂。

按语：永久性房颤的病机为本虚标实，其中本虚多为气阴两虚，标实多为痰瘀阻络。本案患者为中老年男性，平素身体素质尚可，故目前证候仍以痰瘀阻络之标实为主。若不既病防变，任其持续发展，随着年龄渐长，阴气逐渐衰退，将兼见气阴两虚之证，并进一步加重痰瘀互结之势，日久阴损及阳，最终阴阳两衰甚至阴阳离决。因此治疗上以清火化痰方合延丹理脉汤加减化痰祛瘀，清除病理产物、延缓疾病进展、预防并发症为主。待痰浊、瘀血明显减轻，可适时酌加益气养阴之品，以巩固本虚，而不宜在痰、瘀之标实征象突出时妄用补益之品。

22. 阵发性房颤，高血压，痰热扰心案

姚某，男，58岁。2019年12月5日初诊。

主诉：间断心慌6余年，加重10天。

病史：患者6年前无明显诱因出现间断心慌，休息后自行好转。单位体检时心电图示心房颤动。后就诊于北京大学人民医院，诊断为阵发性房颤，予胺碘酮治疗后出院，此后患者仍偶有心慌，后间断于我院门诊中医调理，房颤未曾发作。10天前无明显诱因自觉心慌加重，为求进一步治疗来诊。来诊症见：间断心慌，夜间明显，持续3～5分钟不等，自汗，口干口苦，间断胸闷乏力，纳可，眠差易醒，噩梦频繁，大便黏腻（2次/日），排便费力。舌暗红，苔黄，脉弦滑结代。既往史：高血压病史6年。

西医诊断：①阵发性房颤；②高血压。

中医诊断：心悸。

辨证：痰热扰心。

治法：清热化痰、安神定悸。

处方：疏肝柔脉汤合黄连温胆汤加减。药用：生龙骨、生牡蛎各30g（先煎），白芍15g，柴胡10g，法半夏9g，炒白术12g，僵蚕12g，蝉蜕12g，甘松12g，茯苓30g，延胡索12g，黄连6g，浙贝母12g，桑白皮30g。14剂，水煎服，日1剂，早晚分服。

二诊（2019年12月19日）：服药后诸症减轻，诉心慌、气短仍有发作，晨起咽部有痰，难咳，四肢发凉，纳可，眠差易醒，大便黏腻。上方加莱菔子12g，丹参15g。14剂，水煎服，日1剂，早晚分服。

三诊（2020年1月3日）：患者睡眠改善，心慌、胸闷较前减轻，夜间明显，其余症状大致同前。考虑患者痰热较前好转，去白芍、僵蚕、蝉蜕、甘松、延胡索、浙贝母、桑白皮，久病成瘀加地骨皮30g，莪术12g，地龙12g，藤梨根15g，丹参15g，继服14剂。

按语：心悸乃虚实夹杂之证，患者病程6年有余，久病易耗心脾气血，脾胃为气血生化之源，脾主升运清阳，喜燥恶湿，脾胃运化失职，易内生痰湿，郁而化热，痰热内扰心神而发心悸。治疗上以补虚泄实为总则，方中柴胡、白芍、茯苓、白术健脾益气养心血，黄连、法半夏、浙贝母、桑白皮清热化痰燥湿，以龙骨、牡蛎重镇定悸，蝉蜕、僵蚕清热定惊，甘松健脾益胃、理气止

痛，现代药理研究表明甘松具有镇静、抗心律失常、降血压的作用。诸药合用共奏清热化痰、安神定悸之功。

23. 阵发性房颤，高血压，湿邪困阻案

苗某，女，68岁。2021年5月11日初诊。

主诉：心慌喘憋1年余。

病史：患者于2019年出现心慌症状，就诊于阜外医院，诊断为房颤，服用盐酸索他洛尔片80mg（2次/日），症状好转，后规律服用。2020年以来自觉心慌症状加重，予中药调理，症状好转，为求进一步中西医结合治疗来诊。来诊症见：心慌，气短，偶有头晕、易怒、口干，饮食可，眠浅易醒，二便调。舌红暗稍胖大，苔黄腻，脉弦滑代促。既往史：高血压病史2年，服用氯沙坦钾片100mg（1次/日）。辅助检查：心电图示窦性心律、房性期前收缩；超声心动图示左房轻微增大（LA39mm），二尖瓣反流（轻度）。

西医诊断：①阵发性房颤；②高血压2级（极高危）；③高脂血症。

中医诊断：心悸。

辨证：湿邪困阻。

治法：祛湿化浊。

处方：元苓四妙定悸汤加减（经验方）。

药用：生薏苡仁30g，僵蚕12g，蝉蜕12g，柴胡10g，白芍12g，法半夏9g，炒白术12g，苍术15g，丹参15g，黄连6g，地骨皮30g，生龙骨、生牡蛎各30g（先煎），茯苓15g。14剂，水煎服，日1剂，早晚分服。

二诊（2021年5月24日）：服药后未见明显缓解，仍心慌气短，头晕，口干口苦缓解，胸骨后憋闷，咳嗽有痰，服用苏黄止咳片后缓解，难入眠，纳可，二便调。舌红暗，苔黄腻，脉弦滑代促。前方去柴胡、炒白术、丹参，加地龙12g，茯苓30g，桑白皮30g清泻肺中痰湿瘀血，甘松12g醒脾祛湿。继服14剂。

三诊（2021年6月7日）：服药后症状好转，心慌、气短症状减轻，口干口苦，胸部发紧，咳嗽有痰，纳眠可，排便困难。舌红暗胖大边有齿痕，苔黄稍腻，脉弦滑代促。辅助检查：心电图示心房颤动、ST-T改变。原方去白芍、生薏苡仁、苍术、地骨皮，加全蝎6g，延胡索12g增强活血祛瘀通络之功。继服14剂。

按语：此患者为老年女性，平素情志不畅，易怒，木旺克土，脾胃受损，水谷受纳运化失司，水湿内生，湿邪阻于心胸，故见心悸、胸闷、气短。湿邪阻碍气机，清阳不升，故见头晕。肝火旺盛，循经上扰，故见口干口苦。病机要点为木旺克土，湿邪困阻。故方用生薏苡仁、半夏、苍术、白术健脾祛湿。重用龙骨、牡蛎平肝潜阳，配柴胡、白芍疏肝柔肝，以解木旺之苦；内痰常随气而行，引动内风，发为房颤，故配伍僵蚕、蝉蜕祛风除湿化痰；湿阻易致瘀，故用丹参活血化瘀。湿郁日久易化热，故苔黄腻，以黄连、地骨皮清湿中伏热。诸药合用，使中焦运化有权，湿邪化解，肝气得疏，诸症大减。

心力衰竭合并房颤

1. 持续性房颤，心力衰竭，陈旧心梗，二尖瓣关闭不全，肝脾不调案

满某，女，84岁。2021年11月25日初诊。

主诉：胸闷、喘憋反复发作5年，加重伴心慌20天。

病史：患者2016年无明显诱因出现胸闷、憋气，活动后加重，休息30分钟后可缓解，就诊于北京回民医院，诊断为冠心病，口服药物治疗，冠脉未评价，病情平稳。2020年11月出现心慌伴胸闷、喘憋，诊断为急性非ST段抬高心肌梗死、持续性房颤，住院治疗予抗栓、利尿、控制心率、降脂、改善心功能等对症治疗，症状缓解后出院。此后多次因胸闷喘憋加重于我院住院治疗，家属拒绝行冠脉造影检查。20天前患者受凉后出现胸闷、喘憋、心慌症状加重，自测心率120次/分，遂求中医治疗。来诊症见：胸闷憋气，时有气喘，心慌，自汗，咳嗽，咳白黏痰，食欲不振，烧心反酸，颈项僵硬，双侧肩背疼痛，恶风，怕冷，口干口苦，双足发麻，眠差易醒，尿频，尿急，尿灼热感，大便干。舌质紫暗，有瘀斑，舌尖红，少苔，脉细促。既往史：室性期前收缩，高脂血症，下肢动脉斑块，右侧胫前动脉弥漫性狭窄病史。查体：血压132/78mmHg。双侧颈静脉怒张，双肺可闻及散在湿啰音，心率119次/分，心律不齐，第一心音强弱不等，二尖瓣听诊区可闻及4/6级收缩期杂音，主动脉瓣听诊区可闻及2/6级双向杂音。双下肢轻度水肿。辅助检查：N端B型脑钠肽前体14654pg/mL；生化检验示总胆固醇5.00mmol/L，低密度脂蛋白2.90mmol/L，尿酸434μmol/L；心电图示房颤，心室率103次/分，完全性左束支传导阻滞；超声心动图示LA45mm，LV43mm，LVEF44%，室间隔14mm，主动脉瓣反流（轻度），二尖瓣瓣上流速增快，二尖瓣反流（重度），三尖瓣反流（轻–中度），肺动脉高压（中度），室间隔及左室前壁运动幅度减低、欠协调；下肢血管超声示双下肢动脉硬化伴多发斑块形成，右侧胫后动脉中段闭塞可能，双侧小腿肌间静脉血栓形成。

西医诊断：①冠心病，陈旧心梗；②持续性房颤，完全性左束支传导阻

滞；③心力衰竭，心功能Ⅲ级（NYHA 分级）；④老年退行性瓣膜病，二尖瓣重度关闭不全，主动脉瓣轻度狭窄，三尖瓣轻度关闭不全。

中医诊断：心悸、喘证。

辨证：肝脾不调。

治法：疏肝清热，健脾助阳，泻肺利水。

处方：柴胡桂枝汤合黄芪泻肺饮加减。药用：柴胡 12g，黄芩 9g，法半夏 9g，人参 9g（另煎），生姜 9g，大枣 15g，炙甘草 9g，麸炒白术 15g，桂枝 9g，白芍 12g，葛根 30g，生黄芪 15g，桑白皮 15g，防己 10g，葶苈子 15g，茯苓 15g，泽泻 12g，猪苓 12g。7 剂，水煎服，日 1 剂，早晚分服。

二诊（2021 年 12 月 2 日）：患者服药后食欲大增，周身顿觉轻松，胸闷憋气及尿频均缓解，大便调畅，睡眠好转。诉咳嗽、咳痰明显，上方加细辛 3g，五味子 9g，生姜改为干姜 9g 以温肺化饮。继服 7 剂。

三诊（2021 年 12 月 9 日）：患者服药后咳嗽、咳痰明显减轻，诉大便略干，上方去干姜、细辛，加麦冬 12g，火麻仁 15g 以润肠通腑。继服 14 剂。

按语：患者为老年女性，长期情怀不遂，肝气郁结日久，肝火鸱张于上，则见口干口苦。木郁克土，脾常不及，又逢高龄脏腑功能衰退，久病亦损伤正气，气虚日久，阳气渐损，脾阳亏虚，营阴化源不足，卫气功能下降，营卫失调，外邪乘虚而入导致反复外感。本次发病因外感寒邪，营卫不利，肌表不和，故见怕风、怕冷、颈项僵硬、自汗的太阳表虚证。正气亏虚，寒邪循经内传由足太阳经至足太阳之府，使膀胱气化失司，水液排泄受阻，水饮内停，水气循经上凌心肺，故见胸闷、喘憋、心悸之危象。正虚无力祛邪外出，邪气滞留少阳，少阳经气不利，故见口干、口苦、咳嗽、尿赤、大便干之象。治疗当以解表和里、温阳利水为法。故用桂枝加葛根汤以疏风解表散外寒，小柴胡汤清解里热、补益中气，力克内陷之余邪，黄芪泻肺饮为五苓散、防己黄芪汤与葶苈大枣泻肺汤的合方，具有大补心肺之气、温阳利水消肿之功，是笔者治疗心衰的经验方。全方共奏疏风解表、疏肝清热、健脾助阳、泻肺利水之功。

2. 持续性房颤，心力衰竭，气陷血瘀水泛案

韩某，女，77 岁。2022 年 8 月 3 日初诊。

主诉：间断心慌 10 年，加重 1 个月。

病史：患者 2012 年无明显诱因出现心慌，间断发作，每次持续数分钟至

数天不等，未予重视。2020年因心慌发作频繁就诊于社区医院，查心电图示房颤，心室率122次/分。予对症处理后症状缓解。2021年因心慌发作持续不解，就诊于右安门医院，诊断为持续性房颤，后规律服用酒石酸美托洛尔片12.5mg（2次/日），利伐沙班片10mg（1次/日），临床症状改善。1个月前患者无明显诱因心慌加重，伴双下肢水肿，现患者为求中西医结合治疗就诊于我院。来诊症见：心慌，晨起尤甚，胸闷，憋气，动则喘甚，乏力，夜间阵发性呼吸困难，双下肢水肿，偶有头痛，纳眠一般，小便调，大便干。舌暗，苔白腻，脉沉迟细涩。既往史：高血压病史20年，血压最高160/80mmHg，目前未服药，近期血压105/60mmHg左右；心力衰竭病史2年；高脂血症病史30余年。辅助检查：凝血七项未见明显异常；生化检验示总胆固醇5.22mmol/L，高密度脂蛋白1.00mmol/L，低密度脂蛋白3.61mmol/L，甘油三酯1.19mmol/L；心电图示心房颤动，心室起搏心律；动态心电图示心房颤动（总心搏87750次/24小时，最慢心率59次/分，平均心率65次/分，最快心率78次/分）；心率变异性分析SDNN>100ms；超声心动图示各房室内径正常，LVEF62%，主动脉瓣退变并反流（轻度），三尖瓣反流（轻度），左室舒张功能减低。

西医诊断：①心律失常，持续性房颤；②心力衰竭；③高血压2级（高危）；④高脂血症。

中医诊断：心悸。

辨证：气虚血瘀水泛。

治法：益气升提，化瘀行水，息风定悸。

处方：升陷通瘀汤加减。

药用：生黄芪30g，法半夏9g，西洋参9g（另煎兑服），茯苓30g，柴胡6g，升麻6g，玉米须30g，醋乳香12g，醋没药12g，桑白皮15g，葶苈子15g，玄参20，红花10g，桂枝10g，丹参15g，鸡血藤20g。7剂，水煎服，日1剂，早晚分服。

二诊（2022年8月10日）：患者服药后心慌、胸闷、憋气、乏力明显改善，双下肢水肿减轻，予上方加鬼箭羽12g，泽兰15g，去玄参、醋乳香。继服7剂。

三诊（2022年8月17日）：诸症改善。继续上方加减调理巩固，2个月后诸症减，停药。

按语：本证为心力衰竭合并房颤最为常见的类型，心病阳微阴弦，清阳不升，浊阴上泛，日久耗气，气虚合下陷之清阳，形成气陷，故见心慌、乏力。气虚无力运血，渐成血瘀，故见舌暗脉涩。气虚运化失司，津液留结为水饮，故见双下肢浮肿、舌苔白腻。水饮上凌心肺，故见胸闷、憋气、不能平卧、夜间阵发性呼吸困难。病机要点为气陷血瘀水泛。治以益气升提、化瘀行水、息风定悸。患者服药后心慌、胸闷、憋气缓解，仍有双下肢水肿。考虑气虚水停，予鬼箭羽、泽兰利水消肿。全方共奏益气升提、化瘀行水、息风定悸之功。

3. 阵发性房颤，心力衰竭，心肾阳虚、瘀毒内阻案

马某，男，67岁。2022年4月21日初诊。

主诉：间断胸闷心慌2个月余，加重2天。

病史：患者2个月前受凉后开始出现胸闷喘憋，心慌，难以平卧，伴咳嗽咳痰，咳少量白痰，未重视及系统治疗。2周前患者无明显诱因出现上诉症状加重，就诊于北京大学人民医院，查N端B型脑钠肽前体1771pg/mL，肌钙蛋白Ⅰ27.6pg/mL；超声心动图示节段性室壁运动异常，左心扩大，二尖瓣轻度反流，左心功能减低，起搏器植入术后。诊断为心力衰竭、阵发性房颤、阵发心房扑动、阵发性室性心动过速、Ⅱ型呼吸衰竭、支气管扩张合并感染，予扩冠、抗感染、利尿等对症治疗，症状好转后出院，出院后仍间断出现胸闷憋气。2天前患者自觉胸闷喘憋加重，现为求进一步系统诊治来就诊。来诊症见：胸闷憋气，伴心前区疼痛，后背疼痛，持续约3～5分钟，休息后可缓解，活动后加重，心慌、气短、乏力，尚可平卧，无头晕头痛，下肢无力，无双下肢水肿，偶有恶心欲呕，无反酸烧心，纳可，眠差，夜尿4次，大便2～3次/日。舌暗红，苔白厚，脉弦滑。既往史：高血压病史30年，血压最高达210/120mmHg；2型糖尿病病史30年，糖尿病肾病病史27年；肾功能不全病史3年。2020年12月于北京大学人民医院因Ⅲ度房室传导阻滞安装CRT–D心脏起搏器；2003年于宣武医院诊断为腔隙性脑梗死。2022年4月北京大学人民医院住院期间诊断糖尿病肾病Ⅴ期、糖尿病肾性贫血、蛛网膜下腔出血恢复期。辅助检查：生化检验示肌酐375μmol/L，葡萄糖12.90mmol/L，钾6.00mmol/L；凝血四项示D–二聚体定量1.03mg/L；肌钙蛋白Ⅰ 0.242μg/L；N端B型脑钠肽前体6118pg/mL；超声心动图示节段性室壁运动异常，左心扩

大，二尖瓣轻度反流，左心功能减低，起搏器植入术后。

西医诊断：①心律失常，阵发性房颤，阵发性心房扑动，阵发室性心动过速，Ⅲ度房室传导阻滞，起搏器植入术后；②慢性心力衰竭，心功能Ⅲ级（NYHA 分级）；③高血压 3 级（很高危）；④ 2 型糖尿病，糖尿病肾病Ⅴ期，肾性贫血；⑤蛛网膜下腔出血恢复期；⑥支气管扩张症合并感染，Ⅱ型呼吸衰竭。

中医诊断：心悸。

辨证：心肾阳虚，瘀毒内阻。

治法：温补心肾，通脉祛瘀。

处方：温肾通脉汤合黄芪泻肺饮加减。

药用：制附子 10g（先煎），桂枝 9g，茯苓 30g，赤芍 15g，三七粉 3g（冲服），血竭粉 3g（冲服），郁金 12g，僵蚕 12g，夜交藤 15g，干姜 6g，炒白术 12g，桑白皮 30g，茯苓 30g，葶苈子 15g，生黄芪 30g，丹参 15g。14 剂，水煎服，日 1 剂，早晚分服。

二诊（2022 年 5 月 6 日）：上方服 2 周后患者心慌好转明显，胸闷憋气减轻，未发作心前区疼痛及后背疼痛，尚可平卧，无头晕头痛，下肢无力改善，无反酸烧心，纳可，眠差难以入睡，睡易醒，夜尿 3 次，大便 2 ～ 3 次 / 日。舌暗红，苔白厚，脉弦滑。考虑证候为心肾不交，瘀水内停。治法：交通心肾，化瘀利水。方药：僵蝉交泰丸合黄芪泻肺饮加减。药用：黄连 6g，肉桂 3g，炒酸枣仁 30g，僵蚕 12g，蝉蜕 12g，延胡索 12g，茯苓 30g，泽泻 12g，生黄芪 30g，桑白皮 15g，葶苈子 15g，丹参 15g，白术 15g，玄参 15g，玉米须 30g，山药 15g。14 剂，水煎服，日 1 剂，早晚分服。

三诊（2022 年 5 月 21 日）：此方服用 2 周后，患者心慌基本缓解，活动后仍有胸憋，继服 2 周后睡眠好转，乏力气短好转，胸憋胸痛发作明显改善。

按语：患者为老年男性，起居无常，劳力劳神失度，日久气虚，“气为血之帅，血为气之母”，气虚无以运血，阴虚络脉不利，久则血行不畅，气血瘀滞，心脉痹阻则有胸闷；瘀血阻滞气机，气机不畅，影响脾的运化功能，脾失健运，聚湿生痰，脾为生痰之源，肺为贮痰之器，痰浊壅肺，肾不纳气，肺气不降，则上发为憋气；痰瘀扰动心神，则见眠差；患者阵发性房颤合并快速心律失常（短阵室速）、缓慢性心律失常（Ⅲ度房室传导阻滞）、糖尿病肾病Ⅴ期。此类患者治疗上当阴阳并补、虚实兼顾、以和为贵。治疗予以温肾通脉汤合黄芪泻肺饮，温补心肾、泻肺祛瘀化痰利水，后期则合以僵蝉交泰丸引火归原、交通心肾达水火相济。

4. 持续性房颤，心力衰竭合并室速，大气下陷、痰瘀互结案

张某，男，84岁。2022年5月2日初诊。

主诉：间断胸闷心慌18年余，加重1天。

病史：患者18年余前劳累后开始出现胸闷憋气，心慌，伴意识丧失，由120送至急救中心，家属诉约24小时后患者意识转清，经完善检查诊断为冠心病，心房颤动，具体治疗不详，病情平稳后出院。后规律服用稳心颗粒、通心络等药物，间断服用降压、抗凝、扩血管等药物，病情控制尚好。2013年7月29日行冠状动脉造影示前降支中段肌桥，收缩期血管受压80%～90%，前向血流TIMI3级，结论为前降支肌桥。经治疗后患者症状缓解出院。2014年10月20日患者无明显诱因出现胸憋发作于我科住院治疗，诊断为心律失常、持续性房颤、室性逸搏、室性期前收缩、室性心动过速，予稳定心率、降血压、扩血管、利尿等治疗诸症好转后出院。1天前患者无明显诱因再次出现胸闷憋气加重伴有心慌，稍气短乏力，平卧位，无胸痛及肩背放射痛，至我院急诊就诊，为求进一步系统诊治就诊。来诊症见：心慌，间断胸闷憋气，稍气短乏力，平卧位，怕冷，无胸痛及肩背放射痛，咳嗽咳白黏痰，无头晕头痛，无恶心呕吐，偶有少许反酸、烧心，纳差，眠一般，小便量可，大便调。舌暗红，苔白腻，双寸脉沉微，关尺弦滑。既往史：高血压病史25年，血压最高达180/110mmHg；慢性肾病病史8年；1994年于友谊医院诊断为急性脑出血；2004年于北京急救中心诊断为急性脑梗死；2016年诊断为慢性肾脏病3期、乙状结肠恶性肿瘤。查体：心率83次/分，第一心音强弱不等，心律不齐，各瓣膜未闻及病理性杂音。辅助检查：白细胞6.43×10^9/L，血小板213×10^9/L，血红蛋白93g/L，C反应蛋白＜70mg/L；胸部CT示左侧胸腔积液较前增多，新见局限性肺不张，双肺慢性支气管炎，肺气肿，局部间质性病变，心包少量积液；超声心动图示左室舒张功能减低；动态心电图检查示持续心房颤动，室性逸搏，频发室性期前收缩，短阵室速。

西医诊断：①心律失常，持续心房颤动，室性逸搏，频发室性期前收缩，短阵室速；②冠状动脉肌桥；③高血压3级（很高危）；④脑出血后遗症；⑤陈旧性脑梗死；⑥乙状结肠恶性肿瘤。

中医诊断：心悸。

辨证：大气下陷，痰瘀互结。

治法：益气升陷，化痰通络。

处方：升陷通瘀汤合瓜蒌薤白半夏汤加减。

药用：生黄芪 30g，党参 12g，炒白术 12g，桔梗 12g，升麻 6g，法半夏 9g，茯苓 15g，制乳香 12g，制没药 12g，夜交藤 15g，甘松 12g，瓜蒌 12g，薤白 12g，当归 15g，柴胡 9g。14 剂，水煎服，日 1 剂，早晚分服。

二诊（2022 年 5 月 16 日）：上方服用 2 周后患者心慌好转，胸闷憋气改善，稍气短乏力，平卧位，怕冷，无胸痛及肩背放射痛，口唇紫暗，无头晕头痛，无恶心呕吐，偶有少许反酸、烧心，纳差，眠一般，二便调。舌紫暗，苔白腻，双寸脉沉微，关尺弦滑。四诊合参考虑证属气虚下陷，心脉瘀阻。治法：益气升陷，活血通脉。方药：升陷通瘀汤合芪丹通心汤加减。药用：生黄芪 30g，党参 12g，炒白术 12g，桔梗 12g，升麻 6g，法半夏 9g，茯苓 15g，制乳香 12g，制没药 12g，夜交藤 15g，甘松 12 g，丹参 15g，三七粉 3g（冲服），僵蚕 12g，炒酸枣仁 30g，葎草 12g。14 剂，水煎服，日 1 剂，早晚分服。

三诊（2022 年 5 月 30 日）：经此方服用 2 周后，患者心慌、胸憋闷基本缓解，纳可，继服 2 周后睡眠好转，乏力气短均有好转。

按语：患者耄耋之年，脏腑功能衰退，元气不得充养，加上久病耗伤，正气日渐亏耗，气化减少与过度耗伤并存，形成恶性循环，终致大气下陷。脾气虚衰，水液代谢功能失常，聚而生痰，痰瘀同源，阻滞气血运行，气虚推动无力，久而痰瘀互结。痰瘀互结阻于心脉，故见胸闷憋气；痰浊壅阻日久，痰热内生，故见咳嗽咳痰；病机要点为本虚标实，以大气下陷为本，痰瘀互结为标。治疗以升陷通瘀汤益气化瘀通脉，合以瓜蒌薤白半夏汤行气解郁、通阳散结、祛痰宽胸的功效。后期则选用芪丹通心汤活血通脉，乳香能活血行气止痛，其辛散走窜，味苦通泄，既入血分又入气分，能行血中之气滞，内能宣通脏腑气血，外能透达经络，可用于一切气滞血瘀之症。没药常与乳香相须使用，偏于散血化瘀。与三七组成角药，三药合用，使气血通达，祛瘀而不伤正。

5. 阵发性房颤，心力衰竭，气虚血瘀案

张某，女，55 岁。2022 年 7 月 11 日初诊。

主诉：间断心慌3年余，加重伴双下肢水肿3个月余。

病史：患者3年前因惊吓后开始出现心慌，偶有胸闷，患者未予重视及系统诊治。2021年患者自觉心慌症状加重，就诊于丰台医院，查心电图示心房颤动，诊断为房颤，予中成药对症处理，症状反复，患者未予重视。2022年4月患者自觉心慌较前加重，自行含服速效救心丸后缓解，乏力气短，行走500m即出现气短，双下肢水肿，5月就诊于丰台中西医结合医院，予螺内酯、呋塞米、氯化钾等治疗，患者未规律服药，症状未见明显缓解，现患者为求进一步诊治就诊。来院症见：心慌，胸闷，无胸痛，乏力气短，夜间尚可平卧，行走500m即出现气短、头晕，劳累后视力模糊，视力下降，双耳轰鸣声，双下肢轻度水肿，左侧偏身活动不利，双手皮肤色素沉着，纳眠差，尿量少，大便3～4次/天，不成形。舌淡暗，苔薄白，脉细弱。辅助检查：白细胞4.04×10^9/L，红细胞4.05×10^{12}/L，血红蛋白121.0g/L，血小板173.0×10^9/L，C反应蛋白4.82mg/L；凝血七项示INR0.92，D-二聚体0.4mg/L；生化检验示肌酐48μmol/L，葡萄糖4.16mmol/L，钾4.14mmol/L，尿酸313μmol/L；N端B型脑钠肽前体1203pg/mL；心电图示房颤，ST-T改变。

西医诊断：①心律失常，阵发性房颤，心功能Ⅲ级（NYHA分级）；②高血压2级（很高危）；③慢性阻塞性肺疾病。

中医诊断：心悸。

辨证：气虚血瘀。

治法：益气活血，化瘀利水。

处方：升陷通瘀汤合猪苓汤加减。药用：黄芪30g，党参12g，炒白术15g，升麻6g，桂枝12g，当归12g，桔梗6g，柴胡6g，玉米须30g，桑白皮15g，百部12g，猪苓12g，茯苓30g，干姜6g，陈皮12g。14剂，水煎服，日1剂，早晚分服。

二诊（2022年7月25日）：上方服用2周后患者心慌发作较前减少，胸闷减轻，无胸痛，乏力气短好转，可平地行走1000～2000m无气短、头晕，视力模糊及双耳轰鸣改善，双下肢水肿消退，纳眠差，尿量增加，大便3～4次/天，不成形。舌淡暗，苔薄白，脉细弱。证属心肾不足，气虚血瘀。治法：益气养阴，温补心肾。处方：芪珀生脉汤合补肾通脉汤加减。药用：生黄芪30g，炒酸枣仁30g，生龙骨、生牡蛎各30g（先煎），僵蚕12g，蝉蜕12g，丹参20g，甘松12g，琥珀粉3g（冲服），山茱萸12g，炒白术15g，柴胡9g，熟地黄15g，茯苓15g，三七粉3g（冲服）。14剂，水煎服，日1剂，早晚分服。

三诊（2022年8月8日）：经此方服用2周后，患者无心慌，胸闷好转，无胸痛，纳可，继服2周后乏力气短好转，睡眠好转，可平地行走5000m无心慌和胸闷、气短发作。

按语：患者为中老年女性，久病耗伤正气，加之年老中气已亏，气虚不能运血，瘀血内阻，胸中气机不畅，心脉失养，故见胸闷心慌气短；气血两虚，目无所养，耳窍不荣，故见视力模糊、下降，双耳轰鸣；中气不足，水液输布不利，水湿不化，积而为饮，饮溢四肢可见下肢浮肿；气虚络瘀，经脉不利，故见左侧偏身活动不利；气虚血瘀，心失所养，心神不安，故见眠差。本案以气虚血瘀、血瘀水停为病机根本，治疗以升陷通瘀汤益气升提通脉，猪苓汤利水除湿行窍而不伤阴。后期以芪珀生脉汤和补肾通脉汤益气养阴、阴阳并补、培本固元、活血通脉，方中僵蚕、蝉蜕为息风化痰、定惊安神之常用药对。

6. 持续性房颤，心力衰竭，冠心病PCI术后，气虚血瘀水停案

王某，男，89岁。2022年6月24日初诊。

主诉：间断喘憋伴心慌6年余，加重1周。

病史：患者6年前无明显诱因开始出现胸闷喘憋，伴双下肢轻度水肿，就诊于北京健宫医院，完善相关检查诊断为冠心病、房颤、心力衰竭，植入心脏支架5枚（具体不详），予口服螺内酯片20mg（1次/日）、氢氯噻嗪片12.5mg（1次/日）、酒石酸美托洛尔片25mg（1次/日）控制心率等治疗，胸闷喘憋症状较前好转，出院后患者规律服药；1周前患者自觉胸闷喘憋症状较前加重，为求进一步系统诊治就诊。来诊症见：胸闷喘憋，乏力，心慌气短，活动后加重，夜间尚能平卧，无胸痛及肩背放射痛，无头晕头痛，无咳嗽咳痰，无腹痛腹泻，偶有口干口苦、反酸烧心，双下肢轻度水肿，纳可，眠一般，二便正常。舌淡暗，苔白腻，脉弦细。既往史：高血压50余年，收缩压最高180mmHg，现服用沙库巴曲缬沙坦钠片50mg（2次/日）降压，未规律监测血压；1999年及2000年分别脑出血2次，现遗留言语欠清；高脂血症，高同型半胱氨酸血症。查体：第一心音强弱不等，心率82次/分，心律不齐，未闻及病理性杂音。辅助检查：凝血七项示D-二聚体定量0.4mg/L；肌钙蛋白Ⅰ 0.055μg/L；生化检验示肌酐92μmol/L，钾4.22mmol/L，尿酸510μmol/L；

N 端 B 型脑钠肽前体 1396pg/mL，肌酸激酶同工酶（CK-MB）4.70ng/mL。胸部 CT：双肺多发陈旧病变，双肺肺气囊肿，双肺下叶少许间质性病变不除外，心影饱满，左房为著；心电图示心房颤动，心室率 86 次 / 分。床旁超声：左房增大（LA40mm），主动脉瓣退变，二尖瓣反流（轻度），三尖瓣反流（轻度）。

西医诊断：①心律失常，持续性房颤动；②慢性心力衰竭，心功能Ⅲ级（NYHA 分级）；③冠心病，经皮冠状动脉介入术后，稳定性心绞痛；④高血压 3 级（很高危）；⑤脑出血后遗症。

中医诊断：心悸。

辨证：气虚血瘀水停。

治法：益气活血，逐瘀利水。

处方：升陷通瘀汤合黄芪泻肺饮加减。

药用：生黄芪 30g，半夏 9g，党参 15g，茯苓 30g，柴胡 6g，升麻 6g，玉米须 30g，制乳香 12g，制没药 12g，桑白皮 15g，葶苈子 15g，猪苓 12g，陈皮 12g，香加皮 5g，僵蚕 12g，琥珀粉 3g（冲服）。14 剂，水煎服，日 1 剂，早晚分服。

二诊（2022 年 7 月 9 日）：上方服用 2 周后患者心慌气短较前好转，偶有喘憋，间断乏力，活动后加重，夜间可平卧，无胸痛及肩背放射痛，无头晕头痛，偶有口干口苦、反酸烧心，双下肢轻度水肿，纳可，眠可，二便尚调。舌淡暗，苔白腻，脉弦滑。四诊合参考虑证属气阴两虚，心脉痹阻。治法：益气养阴，活血通脉。处方：芪丹通心汤合黄芪泻肺饮加减。药用：生黄芪 30g，丹参 15g，桂枝 12g，党参 15g，炒白术 12g，茯苓 30g，桔梗 12g，三七粉 3g（冲服），炒酸枣仁 30g，生龙骨、生牡蛎各 30g（先煎），桑白皮 12g，葶苈子 10g，泽兰 10g，地龙 12g，香加皮 6g。14 剂，水煎服，日 1 剂，早晚分服。

三诊（2022 年 7 月 24 日）：上方服用 2 周后，患者无心慌，喘憋、乏力均改善明显，纳可，继服 2 周后睡眠好转，乏力气短好转，双下肢轻度水肿消失，日常体力活动可耐受。

按语：患者为老年男性，久病耗伤正气，加之年老中气已亏，气虚不能运血，瘀血内生，中气不足，水液输布不利，水湿不化，积而为饮，瘀血水饮阻滞，胸中阳气不畅，肺失宣降，发为气短，动则耗气，故活动后加重。瘀血水饮阻于心胸部，则可见胸闷喘憋、心慌；水液停聚于四肢，可见双下肢水肿；阴津不能上乘，则口干；舌淡暗、苔白腻、脉弦细均为气虚血瘀、血瘀水停之象。此患者为心衰合并持续性房颤、冠脉支架植入后，疾病日久，心气受损，大气下陷，而血瘀水饮二邪存于心、肺，当先以升陷通瘀汤提升下陷之气、通利血脉，合以黄芪泻肺饮逐泄心、肺之水饮；复诊以芪丹通心汤升清阳、通心脉，治疗重在补益心气、祛除血瘀水饮与心风，培本祛邪、息风安神，心悸自止。

7. 阵发性房颤，射频消融术后，心力衰竭，阳虚血瘀证

姜某，男，69岁。2022年6月24日初诊。

主诉：间断胸闷心慌1年余，加重1周。

病史：患者1年前无明显诱因开始出现胸闷喘憋，活动后加重，夜间难以平卧，无双下肢水肿，就诊于北京宣武医院，查心电图诊断为房颤，患者未予重视及系统诊治。1周前患者自觉胸闷喘憋较前加重，就诊于我院门诊，考虑房颤、心力衰竭，为求中医治疗来诊。来诊症见：胸闷喘憋，怕冷乏力，偶有心慌气短，无咳嗽咳痰，偶有头晕，无头痛，无胸痛及肩背放射痛，无口干口苦，无腹痛腹泻，纳眠一般，二便尚调。舌淡暗，苔薄白，脉沉细。既往史：2014年于北京安贞医院行房颤射频消融术。高血压50余年，最高160/100mmHg，现规律口服马来酸左旋氨氯地平片2.5mg（1次/日），血压控制在140/90mmHg以下；2020年外院行冠脉CTA提示冠心病，具体报告未见；2016年于北京天坛医院行锁骨下动脉支架置入术。查体：双侧呼吸粗，未及干湿性啰音及哮鸣音。第一心音强弱不等，心率93次/分，律不齐，未及病理性杂音。辅助检查：血常规示白细胞8.93×10^9/L，血小板190×10^9/L，血红蛋白177g/L；凝血七项示D-二聚体0.22mg/L；血气分析示$PCO_2$43.1mmHg，$PO_2$72.2mmHg，pH值7.377；胸部CT示上肺多发微、小结节，双肺上叶肺气肿，左肺上叶慢性炎性病变或陈旧病变；双肺陈旧病变；心电图示心房颤动，心室率83次/分；超声心动图示主动脉窦部增宽，双房增大（LA41mm，RA43mm），主动脉瓣退变并反流（轻度），二尖瓣反流（轻度），三尖瓣反流（轻度），肺动脉高压（轻度）。

西医诊断：①心律失常，阵发性房颤，射频消融术后；②慢性心力衰竭，心功能Ⅲ级（NYHA分级）；③冠心病，稳定性心绞痛；④高血压2级（很高危）；⑤血管支架植入术后状态（锁骨下动脉）。

中医诊断：心悸。

辨证：阳虚血瘀。

治法：益气温阳，活血安神。

处方：温肾通脉汤合芪珀生脉汤加减。

药用：淫羊藿12g，制附子9g（先煎），丹参20g，党参12g，法半夏9g，茯苓30g，白术15g，干姜9g，桂枝8g，桑白皮10g，白芍10g，生黄芪30g，北沙参12g，僵蚕12g，蝉蜕12g，琥珀粉3g(冲服)。14剂，水煎服，日1剂，早晚分服。

二诊（2022年7月9日）：上方服2周后患者偶有心慌气短，胸闷喘憋减轻，怕冷乏力改善，无咳嗽咳痰，偶有头晕，无胸痛及肩背放射痛，纳眠一般，二便尚调。舌淡暗，苔薄白，脉沉细。四诊合参考虑证属心肾阳虚，寒凝心脉。治法：温肾通阳，益气复脉。方药：芪珀生脉汤合温肾舒心汤加减。药用：生黄芪30g，麦冬9g，炒酸枣仁30g，丹参20g，薤白12g，琥珀粉3g(冲服)，山茱萸12，柴胡9g，附子9g（先煎），淫羊藿12g，细辛3g，当归12g，白芍12g，炒酸枣仁30g，僵蚕12g，蝉蜕12g。14剂，水煎服，日1剂，早晚分服。

三诊（2022年7月23日）：经此方服用2周后，患者心慌、气短基本缓解，纳可，继服2周后睡眠好转，乏力、头晕好转。随访1个月房颤未发作。

按语：患者老年素体阳虚，正气虚损，感受外寒之气，水寒湿气内侵，邪害心阳。风寒湿三气合而为痹，脉痹不已，内舍于心，血液运行迟缓，瘀血内阻，阻滞经络则胸闷喘憋、心慌；阳虚则可见乏力怕冷。本案以阳虚血瘀为病机要点，病位在心、肺、肾，病性属虚实夹杂。此患者合并老年支气管哮喘和冠心病，且发病因外感寒邪，内有阳虚，阳微阴弦，虽病在心脉，但与肺、肾关系密切，治疗重在温补肾阳、充实心肺之气，故治疗在芪珀生脉益气养阴基础上，合温肾通脉汤方中制附子、淫羊藿温补肾阳、提振心阳，干姜、桂枝行助阳、通阳发散之力。后期以芪珀生脉合温肾舒心汤加减，方中细辛祛风散寒、温肺通窍，山茱萸具有滋补肝肾、收敛正气作用，同时张锡纯称其敛正气不敛邪气，且具有通利九窍、流通血脉的效果。

8. 阵发性房颤，心力衰竭，尖端扭转室速，心阳不振、水饮凌心案

彭某，女，65岁。2017年6月18日初诊。

主诉：发作性心慌伴有喘憋1周。

病史：患者1周前无明显诱因出现心慌、胸闷，活动后加重，偶有胸痛，

就诊于我院呼吸科，诊断为支气管哮喘，后对症治疗效果不明显，心慌、胸闷加重，伴有喘憋，不能平卧，下肢水肿，在我院 CCU 住院查心电图提示心房颤动，肌钙蛋白 I 0.006μg/L，心室率 181 次 / 分，给予胺碘酮静脉滴注，出现尖端扭转室速，给予床边双相非同步电复律 150J，复查心电图示房颤，心率 66 次 / 分，QTc 间期 486ms，并行冠状动脉造影示前降支中段 30% ～ 40% 局限性狭窄，诊断为阵发性房颤，冠状动脉粥样硬化，长 QT 综合征，并行房颤射频消融术，术后第二天房颤复发，心室率 110 次 / 分，给予地高辛 0.125mg 后出现恶心呕吐，考虑地高辛药物不耐受予停用，为求中西医结合治疗来诊。来诊症见：心悸、胸闷，气短喘憋，言语无力，平躺时加重，口黏，纳差，恶心，睡眠差，大便干。舌质淡暗，舌体胖大，边有齿痕，苔白腻，脉沉细。既往史：2003 年诊断为高血压，最高血压 160/90mmHg，目前血压维持在 120 ～ 130/70mmHg，暂未服用降压药；反流性食管炎病史 2 年，现服用泮托拉唑肠溶胶囊 40mg（1 次 / 日）抑酸保护胃黏膜。辅助检查：生化检验示总胆固醇 3.56mmol/L，低密度脂蛋白 2.2mmol/L，甘油三酯 1.06mmol/L；N 端 B 型脑钠肽前体 3526pg/mL；动态心电图示总心搏 163101 次 /24 小时，最慢心率 69 次 / 分，平均心率 114 次 / 分，最快心率 152 次 / 分。心房颤动，最长 R–R 间歇 2.2s。超声心动图示 LA41mm，LV43mm，左室壁运动弥漫减低，LVEF38%，主动脉瓣轻度反流，二尖瓣、三尖瓣轻度反流，左室收缩功能减低。（2017 年 6 月 20 日）

西医诊断：①心律失常，阵发性房颤，心脏射频消融术后，Q–T 间期延长，尖端扭转性室性心动过速，电复律术后；②慢性心力衰竭，心功能Ⅳ级（NYHA 分级）；③冠状动脉粥样硬化症；④高血压 2 级（很高危）。

中医诊断：心悸。

辨证：心阳不振，水饮凌心。

治法：益气温阳，化饮利湿。

处方：保元汤、桂枝甘草龙骨牡蛎汤合苓桂术甘汤加减。

药用：生黄芪 30g，党参 15g，茯苓 30g，桂枝 12g，生白术 12g，肉桂 3g，炒白芍 9g，仙鹤草 12g，生龙骨、生牡蛎各 30g（先煎），生姜 6g，大枣 15g，柏子仁 12g，陈皮 12g，五味子 9g，炙甘草 6g。14 剂，水煎服，日 1 剂，早晚分服。

二诊（2017 年 7 月 3 日）：服上方 2 周后患者喘憋、乏力较前明显减轻，肺部啰音较前减少，下肢水肿减轻，但诉突然坐起后仍有心慌伴有恶心、干呕、口吐，面色晦暗。舌苔白腻。上方去炒白芍和五味子，加瓜蒌12g，薤白12g成瓜蒌薤白桂枝汤之意增通阳化湿之效。继服14剂。

三诊（2017年7月17日）：患者胸闷气短乏力基本好转、面色晦暗及苔白腻较前减轻，唇口及舌下脉络紫暗，活动后略有心慌。上方去仙鹤草和生姜，加丹参15g，三七粉3g（冲服）以活血通脉。继服28剂。复查心电图：窦性心律、QT间期延长。超声心动图示LA40mm，RA33mm，LV41mm，LVEF52%，主动脉瓣钙化并反流（轻度），三尖瓣轻度反流。N端B型脑钠肽前体338pg/mL。

按语：此患者为女性突发心慌、喘憋，检查后考虑心功能不全，阵发性房颤，但因长QT综合征使用抗心律失常药物治疗过程中出现了恶性心律失常，冠脉造影除外严重冠脉狭窄，遂行射频消融手术，但术后房颤复发；患者心动过速，心风内动，心中惕惕不安，使得心气不足，心阳受损，气为水母，津液的生成、输布、排泄均赖气之升降出入，气虚则气不化水，水饮内停，水饮停于心下，微者短气，甚者心悸，水饮内生者主因为阳虚不能化气行水，动则气喘、心悸，下肢水肿，正如张锡纯《医学衷中参西录》“清升浊降，痰饮何由而生？唯心肺阳虚，不能如离照当空，脾胃即不能借其宣通之力，以运化传送，于是饮食停滞胃口，若大雨之后，阴雾连旬遍地污淖，不能干渗，则痰饮生矣”。故保元汤重用黄芪、党参补益心阳之气，胆附于肝，其脉循于胁，主疏泄，肝胆之疏泄，阳气虚则疏泄失调，脾胃运化失司，痰湿内生，苔白厚腻，故予龙骨、牡蛎、肉桂温阳健脾，薤白辛温通阳，五味子敛阴生津固涩，与温药并用，温涩相助，甘温固本，标本同治，瓜蒌化痰祛湿，陈皮疏肝理气，心中阳气振奋，肝胆疏泄条达，脾气健旺，运化有权，阴阳和调，气机通顺，诸症自除。

9. 持续性房颤，心力衰竭，气阴两虚、血瘀水停案

王某，女，80岁。2022年6月6日初诊。

主诉：间断胸闷10余年，加重伴胸痛、心慌1个月。

病史：患者10余年前无明显诱因出现胸闷、憋气，伴双下肢水肿、乏力，未予重视，未系统诊疗。2015年至2018年患者胸闷、憋气时有反复，并因血

糖控制不佳于我院内分泌科住院治疗，诊断为冠心病、不稳定性心绞痛、心功能Ⅲ级、心房颤动，先后予抗血小板、扩冠、利尿、强心、抗凝等对症治疗，症状有所缓解，出院后未规律服药。2020 年 5 月患者无明显诱因再次出现胸闷、憋气，伴双下肢水肿、乏力，就诊于阜外医院，予以对症治疗后，胸闷、憋气稍改善，但仍有双下肢水肿。2021 年患者无明显诱因胸闷、憋气再次加重，伴双下肢水肿，左侧为甚，乏力、气短，收入我院 CCU，予以抗血小板、控制心室率、降脂稳斑、控制血糖、扩冠、利尿等对症治疗后症状缓解。1 个月前患者胸闷、憋气加重伴胸痛，现为求进一步诊治就诊收入院。入院症见：阵发胸闷、憋气，夜间心前区伴背部疼痛，双下肢水肿，乏力，心慌，咳嗽咳痰，色白质黏，口干口苦，性情急躁，偶头晕，偶胃胀胃痛，反酸、烧心，纳可，入睡困难，易醒，小便频，夜尿 4 ～ 5 次 / 晚，量少，淋沥不尽，大便（2 次 / 日），有便不尽感，时干时稀。舌暗红，苔白腻，脉弦结代。既往史：2 型糖尿病史 31 年；2002 年在复兴医院诊断为脑梗死；2013 年诊断为高血压，血压最高 160/80mmHg，未规律服药，未监测血压。查体：血压 140/75mmHg。双侧颈静脉充盈，右侧为甚，桶状胸，双侧呼吸音粗，双下肺呼吸音低。心音弱，第一心音强弱不等，心率 78 次 / 分，心律绝对不齐，二尖瓣可闻及收缩期吹风样杂音 3/6 级。辅助检查：心梗六项示乳酸脱氢酶 250U/L，肌钙蛋白Ⅰ0.081μg/L；血气分析示 $PO_2$73.5mmHg，血常规示血红蛋白 109g/L；生化检验示白蛋白 38.6g/L；胸 CT 示心包大量积液，心脏增大，双肺马赛克样改变，小气道阻塞性改变可能，左肺上叶尖段索条影，左肺上叶舌段条片、索条影，考虑慢性炎症可能，主动脉、冠状动脉壁钙化；心电图示心房颤动，Ⅰ度房室传导阻滞，完全性右束支传导阻滞。

西医诊断：①心律失常，持续心房颤动；②慢性心力衰竭，心包积液，心功能Ⅲ级（NYHA 分级）；③冠心病，稳定性心绞痛；④ 2 型糖尿病；⑤高血压 2 级（很高危）；⑥陈旧脑梗死；⑦慢性阻塞性肺病。

中医诊断：心悸。

辨证：气阴两虚、血瘀水停。

治法：补气养阴，交通心肾，化瘀利水。

处方：僵蝉交泰丸合黄芪泻肺饮加减。

药用：黄连 6g，肉桂 3g，炒酸枣仁 30g，僵蚕 12g，蝉蜕 12g，延胡索

12，茯苓 30g，泽泻 12g，生黄芪 30g，桑白皮 15g，葶苈子 15g，丹参 15g，党参 15g，陈皮 12g，玉米须 30g，制远志 12g。14 剂，水煎服，日 1 剂，早晚分服。

二诊（2022 年 6 月 21 日）：上方服用 2 周后患者诉心慌、胸闷、憋气好转，夜间心前区伴背部疼痛改善，双下肢水肿减轻，夜间仍有憋醒，咳嗽咳痰、口干口苦好转。舌暗红，苔白腻，脉弦结代。四诊合参考虑证属心、肺、肾气虚不足，阳气不升，浊气不降，治法：益气通阳，化瘀祛浊。方药：黄芪桂枝五物汤合血府逐瘀汤加减。药用：黄芪 30g，红花 12g，桃仁 12g，熟地黄 20g，制远志 12g，白术 12g，玉米须 30g，赤芍 18g，桂枝 15g，化橘红 30g，肉桂 3g，茯苓 12g，党参 15，橘核 9g，麸炒枳实 9g，细辛 3g。14 剂，水煎服，日 1 剂，早晚分服。

三诊（2022 年 7 月 6 日）：服上方 2 周后，患者无心慌，乏力减轻，无头晕，纳可，眠可，二便调。继服 2 周后睡眠好转，心慌、气短好转，下肢浮肿消失，可平地连续行走 3000m。

按语：患者为老年女性，病程日久，脏腑衰败，脾气亏虚，一则运化失司，水液停于中焦；二则气虚无力运血，血行瘀阻，血瘀水停阻于心脉，故见间断胸闷、憋气，心前区伴背部疼痛；气阴两虚故见乏力。本案以气虚、阴虚、血瘀、水停为主要证候要素。治疗当先以僵蝉交泰丸治疗心病，以心悸心烦失眠为主症，以清心降火、引火归原为主要治法。方中黄连擅泻心火、清心除烦。凡火热炽盛或心火炽盛，或心烦不寐等，皆可选用。黄连与肉桂相伍，一清一温，重在清心降火，一主入心，一主归肾，相反相成，使心肾相交，水火既济，则心神得安，心悸自除，在此方中共为君药。僵蚕、蝉蜕为升降散中的双升，二者同用能宣畅卫、气、营、血，共为臣药，可加强君药黄连之力。黄芪泻肺饮以黄芪、党参补益肺、肾之气，桑白皮、泽泻、玉米须泻心肺之水饮，再配以丹参、远志通血脉安神之品。此患者后期治疗以提振心阳、益气活血为主，黄芪桂枝五物合血府逐瘀汤主之，《金匮要略方论本义》："黄芪桂枝五物汤，在风痹可治，在血痹亦可治也。"气有一息之不行，则血有一息之不行。肝气郁结，气机阻滞，则血行不畅，必然导致心血瘀阻，表现为胸痛。故以血府逐瘀汤通达血脉、理气活血，心气乃足、心脉乃通，则心神自安，心悸自平。

10. 阵发性房颤，心力衰竭，心肾不交、瘀水内停案

罗某，男，78岁。2022年6月20日初诊。

主诉：间断心慌胸闷40年，加重1周。

病史；患者40年前无明显诱因出现心慌胸闷，每次持续数分钟，可自行缓解，每年发作1～2次，未予重视。1周前无明显诱因心慌胸闷发作，就诊于建宫医院查心电图示心房颤动，心室率130次/分，诊断为心房颤动，予酒石酸美托洛尔片口服，后症状缓解，现为求进一步诊治就诊于我科。来诊症见：间断心慌、胸闷，喘憋，行走300m可发作，夜间可平卧，心烦，耳鸣，眠差，口干，腰膝酸软，纳差，乏力，小便淋沥不畅，大便干结。舌暗红，苔薄白，右脉弱，左脉沉弦细。既往史：慢性心力衰竭病史2个月；睡眠呼吸暂停低通气综合征病史30年；慢性支气管炎病史20余年；高血压病史20余年，血压最高145/80mmHg，未规律服用降压药；下肢静脉血栓、颈动脉硬化伴斑块病史10余年；冠心病病史5年，于2017年植入支架4枚，2018年于北京大学第三医院行小切口冠状动脉搭桥术。辅助检查：凝血七项示D-二聚体0.65mg/L，活化部分凝血活酶时间34s；生化检验示肌酐90μmol/L，总胆固醇3mmol/L，高密度脂蛋白0.63mmol/L，低密度脂蛋白1.91mmol/L，甘油三酯0.90mmol/L。心电图示心房颤动，ST-T改变；超声心动图示LA49mm，LV44mm，RA48mm，LVEF57%，双房增大，主动脉瓣退变并反流（轻度），二尖瓣反流（轻度），三尖瓣反流（轻度），肺动脉高压（轻度）。

西医诊断：①心律失常，阵发性房颤；②冠心病，稳定性心绞痛，经皮冠状动脉介入术后，冠状动脉搭桥手术术后，心功能Ⅱ级（NYHA分级）；③睡眠呼吸暂停低通气综合征；④高血压1级（高危）；⑤慢性支气管炎；⑥下肢静脉血栓。

中医诊断：心悸。

辨证：心肾不交，瘀水内停。

治法：交通心肾，化瘀利水，息风止悸。

处方：僵蝉交泰丸合黄芪泻肺饮加减。

药用：黄连6g，肉桂3g，炒酸枣仁30g，僵蚕12g，蝉蜕12g，延胡索12g，茯苓30g，泽泻12g，生黄芪15g，桑白皮15g，葶苈子15g，丹参15g。

7剂，水煎服，日1剂，早晚分服。

二诊（2022年6月27日）：患者服药后诸症减轻，唯心烦、眠差不减，予上方加灯心草3g，淡竹叶12g，减僵蚕、葶苈子、延胡索。守方1个月。

三诊（2022年7月27日）：偶有心慌、胸闷，喘憋，可持续行走1000m，纳眠可，仍腰膝酸软，乏力。予上方加狗脊10g，盐杜仲12g。守方1个月后诸症缓解，停药。

按语：患者为老年男性，肾阴不足，心肾不交，心火独亢于上，不能下煦肾水，肾水清寒在下，不能上济心火。心火上炎，热扰心神，故见心烦不寐、心慌胸闷；热极生风，发为房颤；耗伤心阴，故见口干；肾水不温，故见眩晕耳鸣、腰膝酸软；水液停留，上凌心肺，故见胸闷喘憋。久病血瘀，本病案以肾阴不足，心肾不交，心火独亢为本，瘀水内停为标，故治以交通心肾、化瘀利水、息风止悸。患者服药后唯心烦、眠差不减，考虑心火上炎，加灯心草3g，淡竹叶12g清心除烦；仍腰膝酸软，乏力，考虑老年肾精亏虚，加狗脊10g，盐杜仲12g补肾强筋。全方共奏交通心肾、化瘀利水、息风止悸之功。

扩张型心肌病合并房颤

1. 阵发性房颤，扩张型心肌病，脾肾阳虚、痰湿闭阻案

杜某，男，29岁。2022年1月29日初诊。

主诉：阵发心慌1个月。

病史：患者2022年1月出现头晕，心慌，心率最快160～170次/分，大约1小时可自行转复，先后发作3次，2022年1月24日于阜外医院住院治疗。查动态心电图检查示窦性心律（平均57次/分，最慢32次/分，最快179次/分），房性期前收缩，部分成对，短暂性的阵发性房性心动过速，部分伴室内差异性传导，阵发性房颤、心房扑动，室性期前收缩，部分成对，短阵室速。心脏核磁：左室轻大（左室内径58mm）、左房不大，左心功能正常，心肌未见明确纤维化改变。予沙库巴曲缬沙坦钠片50mg（2次/日）口服，血压偏低，波动在90/60mmHg左右。为求中医治疗来诊。来诊症见：阵发头晕、心慌，胸闷、气短，怕冷，口中和，睡眠饮食及大小便正常。舌淡暗，舌体胖大，脉沉细。辅助检查：超声心动图示LV58mm，LA34mm，室间隔7mm，左室后壁8mm，LVEF49%，左室增大。2022年1月26日于阜外医院查动态心电图示窦性心律，阵发窦性心动过缓伴不齐，频发室性期前收缩（2万余次），平均心率48次/分，最慢心率33次/分，最快心率147次/分，大于2s长间歇239次，最长2.41s。总心搏64425次（记录2134分钟）。（2022年1月26日）

西医诊断：①扩张型心肌病；②心律失常，窦性心动过缓，阵发性房颤，R–R长间歇，频发房性期前收缩，室性期前收缩。

中医诊断：心悸。

辨证：脾肾阳虚，痰湿闭阻。

治法：温补心肾，化痰通阳。

处方：麻黄附子细辛汤、瓜蒌薤白半夏汤合桂枝甘草龙骨牡蛎汤加减。

药用：麻黄8g，附子9g（先煎），细辛3g，瓜蒌15g，薤白12g，半夏

9g，桂枝 12g，炙甘草 12g，生龙骨、生牡蛎（先煎）各 15g，茯苓 15g，炒白术 12g，生黄芪 20g，党参 15g，当归 10g，川芎 9g。14 剂，水煎服，日 1 剂，早晚分服。

二诊（2022 年 2 月 12 日）：服药后头晕心慌减轻，睡前偶尔心慌 20 ～ 30s，深呼吸后减轻。上方减龙骨、牡蛎，加龙眼肉 15g，黄精 15g。28 剂，水煎服，日 1 剂，早晚分服。

三诊（2022 年 3 月 10 日）：服药后睡前心慌好转，诉腰膝酸软，疲乏无力，上方加枸杞子 10g，菟丝子 10g，补骨脂 10g，淫羊藿 10g 温补脾肾。28 剂，水煎服，日 1 剂，早晚分服。复查超声心动图示 LV51mm。动态心电图示室性期前收缩从 2 万余次，降到 200 余次，平均心率提高至 55 次 / 分。

按语：患者为青年男性，禀赋不足，脾肾阳虚，水湿内停，痰湿痹阻，心阳不振，心脉不通发作心悸，治疗上当以温补心肾阳气、化痰宣痹通阳为法，胸阳振奋则痰湿瘀血等阴霾之邪自能消散。药用麻黄附子细辛汤鼓舞肾阳、桂枝甘草龙骨牡蛎汤振奋心阳，生黄芪、党参、炒白术、茯苓健脾益气祛湿，当归、川芎养血活血。诸药合用，心脾肾阳气同补，痰湿瘀血消散，心脉通利，心神得养，心悸自消。

2. 永久性房颤，扩张型心肌病，脾肾阳虚、少阳郁热案

钱某，男，52 岁。2019 年 11 月 18 日初诊。

主诉：间断心慌气短 1 年，加重 4 天。

病史：患者 1 年前出现心慌气短，未予重视，未就医。4 天前心慌气短加重，于外院查心电图：房颤，心率 108 次 / 分，心脏彩超示 LV58mm，LVEF36%，左室壁运动弥漫性减低。N 端 B 型脑钠肽前体 1282pg/mL，予阿司匹林、盐酸曲美他嗪片、酒石酸美托洛尔片、呋塞米、螺内酯治疗，为求中医治疗来诊。来诊症见：活动后胸闷气短，鼻塞、口干不喜饮，骶尾部及腰部怕冷，自觉冒凉风，阴囊部潮湿出冷汗，心烦气急，胃脘嘈杂感，大便不成形，日 2 ～ 3 次。舌紫暗，苔白腻，脉沉细。既往史：1 年来癫痫发作 4 次，每次发作前口吐白沫，四肢轻微抽搐，伴晕倒，约半小时自行苏醒。过敏性鼻炎。

西医诊断：①心律失常，永久性房颤；②扩张型心肌病。

中医诊断：心悸。

辨证：脾肾阳虚，少阳郁热，水瘀互结。

治法：清上温下，养血活血利水。

处方：乌梅丸合当归芍药散加减。

药用：乌梅15g，细辛3g，桂枝9g，黄连6g，黄芩9g，当归9g，党参15g，干姜6g，益智仁10g，白芍9g，川芎9g，炒白术15g，茯苓15g，泽泻9g，怀牛膝15g，炙甘草6g。7剂，水煎服，日1剂，早晚分服。

二诊（2019年11月24日）：服药后气力增，胸闷气短消失，大便成形，腰腹怕冷，胃脘不适均好转，未发作癫痫，但诉鼻塞、口干、干咳，遇风冷加重。上方加麻黄6g，五味子12g，生龙骨、生牡蛎各15g（先煎），继服7剂。

三诊（2019年12月1日）：诸症进一步好转，鼻塞、口干减轻，汗出较多，上方去麻黄，加山茱萸30g，服用14剂。

四诊（2019年12月15日）：患者服药1个月后胸闷憋气均消失，气力增，汗出止，每天能坚持走一万步。继续按上方加减调理2个月，复查心脏彩超示LV54mm，LVEF48%，较前明显好转，癫痫未发作。病情稳定。

按语：临床上房颤病久，以虚实夹杂，寒热错杂的证候为多见，患者时值中年，长期情怀不遂，病起肝郁，气郁化火，热扰心神，则作心悸，热扰清窍，则病癫痫。又过于操持烦劳，贪凉露风，恰逢半百之年，脾肾阳虚，则出现一系列下焦虚寒之象。气机不畅、阳虚寒凝均可导致水湿、瘀血有形产物停聚，进一步损伤阳气。故选方乌梅丸清泄肝经郁热、温补脾肾之阳。当归芍药散养血活血利水，取怀牛膝引热下行，制约肝气亢逆。全方清热而不伤阳，温阳而不伤阴，使郁热得清、阳气充足则气机调畅，血脉通利，水湿得运，诸症向愈。二诊患者鼻塞咳嗽，遇风冷加重，考虑外寒内饮之象，取麻黄、细辛、五味子解表寒、化内饮、敛肺气。加生龙骨、牡蛎质重潜阳，使所扶之阳气得以敛藏，防止阳亢于上。三诊患者咳嗽缓解，汗出较多，去发汗之麻黄，加山茱萸补益肝肾、敛汗固脱。诸药合用，切合病机，丝丝入扣，故有桴鼓之效。

3. 阵发性房颤，扩张型心肌病，心气不足、瘀水内蕴案

刘某，男，61岁，退休人员。2015年5月17日初诊。

主诉：阵发心慌5个月，加重1周。

病史：患者于2015年1月初突发阵发心悸，气短，胸闷，于当地医院就诊。心电图提示房颤。经静脉使用胺碘酮等药物纠正为窦性心律，并口服药

物治疗，但房颤时有发生，辗转就诊多家医院。1 周前患者房颤再次发作，并较前症状加重，遂就诊于我院。来诊症见：阵发心悸，胸闷，气喘，动则加重，咳嗽，咳白痰，头晕，神疲乏力，气短懒言，语声低微，纳差，腹胀，失眠，小便清长，大便溏，双下肢水肿。舌淡暗胖大，边有齿痕，舌面瘀点，苔白腻，脉细涩代促。既往史：扩张型心肌病 22 年。查体：血压 134/86mmHg，神清，半卧位，双肺呼吸音清，双肺中下散在少许细小湿啰音，无干啰音。心率 116 次 / 分，心律绝对不齐，心音强弱不等，心尖区可闻及Ⅱ级收缩期杂音，肝脾不大，双下肢水肿（++）。实验室检查：心电图示房颤，频发室性期前收缩，ST–T 改变。动态心电图检查示窦性心律，阵发性房颤，频发室性期前收缩，呈二联律，频发房性期前收缩，ST–T 改变。心脏彩超：LA42mm，LV69mm，RA31mm，RV38mm，LVEF36%，FS24%，二尖瓣关闭不全，中量反流。冠脉 CT（–），甲状腺功能（–）。

西医诊断：①阵发性房颤，频发室性期前收缩，频发房性期前收缩；②扩张型心肌病，心功能Ⅱ级（NYHA 分级）。

中医诊断：心悸。

辨证：心气不足，瘀水内蕴。

治法：益气活血，利水宁心。

处方：生黄芪 30g，西洋参 9g，丹参 15g，桑白皮 30g，葶苈子 15g，桂枝 9g，炒白术 12g，茯苓 30g，桔梗 12g，三七粉 3g（冲服），泽泻 15g，冬瓜皮 15g，甘松 12g。14 剂，水煎服，日 1 剂，早晚分服。

二诊（2015 年 5 月 31 日）：患者服药后，气喘、双下肢水肿、不能平卧、咳嗽、咳痰症状消失，心悸、气短、胸闷、头晕、神疲乏力、懒言、腹胀、纳差、失眠较前改善。舌淡暗稍胖大，边有齿痕，舌面瘀点，苔薄白，脉细涩代促。查体：血压 136/82mmHg，双肺呼吸音清，两肺下野偶可闻及少许细小湿啰音，无干啰音。心率 108 次 / 分，心律绝对不齐，心音强弱不等，心尖区Ⅱ级收缩期杂音，肝脾不大，双下肢水肿（–）。上方去桂枝、冬瓜皮、桔梗，加仙鹤草 30g，葎草 12g。14 剂，水煎服，日 1 剂，早晚分服。

三诊（2015 年 6 月 13 日）：患者服药后，腹胀、纳差、懒言症状消失，气短、胸闷、头晕、失眠、神疲乏力较前改善，二便调。舌淡暗稍胖大，舌面瘀点，苔薄白，脉细涩。查体：血压 128/80mmHg，双肺（–），心率 88 次 / 分，律齐，心尖区 S1 低钝，心尖区可闻及Ⅱ级收缩期杂音，肝脾不大，双下肢水肿（-）。上方去葶苈子、甘松，加天麻 12g，炒酸枣仁 30g。14 剂，水煎服，日 1 剂，早晚分服。

四诊（2015 年 6 月 27 日）：患者服药后，头晕、神疲症状消失，气短、胸闷、神疲乏力较前改善。舌淡暗稍胖大，苔薄白，脉细涩。动态心电图检查：窦性心律，偶发室性期前收缩，偶发房性期前收缩，ST-T 改变。上方去仙鹤草、西洋参、天麻，加当归 12g，玉竹 15g。14 剂，水煎服，日 1 剂，早晚分服。

五诊（2015 年 7 月 11 日）：患者服药后，气短、胸闷症状消失，偶感乏力，口干。舌淡暗，苔薄白。心脏彩超提示 LA41mm，LV66mm，RA32mm，RV39mm，LVEF51%，FS32%。上方继服 28 剂，水煎服，日 1 剂，早晚分服，随访 9 个月，房颤未复发。

按语：患者为中老年男性，患扩张型心肌病 22 年，病程缠绵，此次发病并发房颤、射血分数减低、心力衰竭，病情较重。中医认为扩张型心肌病初期以心气虚为最早的证候，心气不足，“气为血之帅”，气虚则血行无力，瘀血内生，表现为气虚血瘀；津血同源，瘀血内阻，津液转输不畅，发为水肿，正所谓“血不利则为水”。由此可见，水饮、瘀血为本案患者的标实之证。益气活血的治法贯穿于疾病不同阶段，并根据具体临床症状变化酌加安神定悸、平肝养阴之品。此外，在发病过程中，肺通调水道功能失职，宣发肃降失司，水液内停于肺则喘，动心则悸，停于四肢则水肿，因此在治疗上不忘祛除饮邪，在治法上宜加泻肺利水法。

4. 阵发性房颤，扩张型心肌病，心阳亏虚、瘀水内停案

曹某，男，59 岁，公司职员。2014 年 3 月 11 日初诊。

主诉：阵发心慌 5 个月，加重 5 天。

病史：患者于 2013 年 10 月初阵发心悸，气短，胸闷，就诊于当地医院。心电图示房颤。经静脉使用及口服药物纠正为窦性心律，但患者时有房颤发作，辗转就诊多家医院，但临床控制不佳；5 天前，患者房颤再次发作，并较前症状加重，遂就诊于本院。来诊症见：阵发心悸，胸闷，气喘，不能平卧，动则加重，咳嗽，咳痰，色红稀薄，畏寒肢冷，头晕，乏力，纳差，小便量少，大便溏。舌淡暗胖大，边有齿痕，苔白滑，脉沉细结代。既往史：扩张型心肌病 16 年。查体：血压 122/80mmHg，神清，半卧位，呼吸急促，双

肺呼吸音清，双肺下野可闻及少许散在细小湿啰音，无干啰音。心率122次/分，心律绝对不齐，心音强弱不等，心尖区可闻及Ⅱ级收缩期杂音，肝脾不大，双下肢水肿（++）。实验室检查：心电图：房颤，频发室性期前收缩。动态心电图检查：窦性心律，阵发性房颤，频发室性期前收缩，Ⅱ度房室传导阻滞，频发房性期前收缩，ST–T改变。超声心动图检查示LA43mm，LV71mm，RA30mm，RV 39mm，LVEF34%，FS25%。甲状腺功能（–）。

西医诊断：①阵发性房颤；②频发室性期前收缩；③频发房性期前收缩；④Ⅱ度房室传导阻滞；⑤扩张型心肌病；⑥心功能Ⅱ级（NYHA分级）。

中医诊断：心悸。

辨证：心阳亏虚，水瘀内停。

治法：温阳益气，活血利水。

处方：生黄芪30g，炒白术12g，桂枝9g，淫羊藿12g，茯苓30g，桑白皮30g，葶苈子15g，泽泻15g，三七粉3g（冲服），地龙12g，冬瓜皮15g，丹参15g，葎草12g。14剂，水煎服，日1剂，早晚分服。

二诊（2014年3月25日）：患者服药后，不能平卧、气喘、双下肢水肿、大便溏症状消失，心悸、气短、胸闷、咳嗽、咳痰、头晕、乏力、纳差、腹胀症状较前减轻，小便调，舌淡暗胖大，边有齿痕，苔白滑，脉沉细结代。查体：血压126/78mmHg，神清，主动体位，呼吸平稳，双肺呼吸音清，两肺下野偶可闻及少许散在细小湿啰音，无干啰音。心率106次/分，心律绝对不齐，心音强弱不等，心尖区Ⅱ级收缩期杂音，肝脾不大，双下肢水肿（–）。上方去冬瓜皮，加天麻12g，甘松12g，14剂，水煎服，日1剂，早晚分服。

三诊（2014年4月12日）：患者服药后，咳嗽、咳痰、腹胀、头晕、纳差症状消失，心悸、气短、胸闷、乏力等症状较前减轻，现偶有口干，二便调。舌淡暗胖大，苔薄白，脉细涩。上方去淫羊藿、葶苈子、天麻，加炒酸枣仁30g，玉竹15g。14剂，水煎服，日1剂，早晚分服。

四诊（2014年4月26日）：患者服药后，心悸、胸闷症状消失，气短、乏力较前减轻，偶口干，舌淡暗，苔薄白，脉细涩。上方去桂枝、甘松，加郁金12g。14剂，水煎服，日1剂，早晚分服。

五诊（2014年5月10日）：患者服药后，口干、气短症状消失，偶感乏力。舌淡暗，苔薄白，脉细涩。超声心动图检查示LA41mm，LV67mm，RA31mm，RV 38mm，LVEF52%，FS29%。动态心电图检查：窦性心律，偶发室性期前收缩，偶发房性期前收缩。上方去地龙，加生地黄10g。14剂，水煎服，日1剂，早晚分服。

上方患者随症变化加减服用1个月余，随访1年，房颤未发作。

按语：扩张型心肌病房颤，病初多以气阴两虚为主，而阴阳互根，阴损及阳，日久出现阳虚之证。本患者为病久阳虚，累及心肾，出现心肾阳虚之象，阳气虚衰，胸阳不振，心脏鼓动无力，心阳受损，寒自内生，血行瘀滞于心，发为心悸。本案治法以温阳益气为主。心气充足，心阳旺盛，气血得以周流全身顺畅自如，方中黄芪补气以卫外，桂枝助阳以通脉，丹参补心血兼活血，三药相得益彰。气得补而能通，血得补而能活，病在心，桂枝可引诸药归心经，病在气，黄芪可补其气以卫外，病在血，丹参可活血而充盈。治法中更兼顾标实（瘀水内停）之特点，治疗也当泻其有余。故辅以活血利水，尤重活血通络，血行则水行。诸法同施，据症加减，诸症得愈。

5. 持续性房颤，扩张型心肌病，气阴两虚、瘀水内停案

贾某，男，61岁。2022年3月24日初诊。

主诉：间断憋喘6年，加重1周。

病史：患者6年前无明显诱因出现喘憋，活动受限，无胸闷、胸痛，无水肿，遂至北京丰台医院住院治疗，心电图示心房颤动，自诉查冠脉CT造影未见明显异常，其他检查不详，诊断为慢性心力衰竭、扩张型心肌病、心房颤动，予控制心室率、抗凝、调脂稳斑等对症治疗，患者症状缓解后出院；后患者于2016年5月至我院门诊就诊，超声心动图检查示LA41mm，LV55mm，RA43mm，RV24mm，LVEF54%，室壁运动幅度减低，左心及右房增大，二尖瓣反流（轻度），三尖瓣反流（轻度），予中药及西医对症治疗，患者喘憋症状控制尚可；2016年8月至阜外医院门诊就诊，超声心动图检查示LA42mm，LV62mm，LVEF31%，心肌受累疾患，全心增大，左心功能减低；2022年1月于我院复查超声心动图示LA48mm，LV62mm，LVEF36%，左室壁运动弥漫性减低，左心及右房增大，二尖瓣反流（轻度），三尖瓣反流（轻度），肺动脉高压（轻度），左室收缩功能减低，右室收缩功能减低；1周前因感冒出现喘憋加重，夜间不能平卧，咳嗽、咳黄痰，于我院门诊就诊，诊断为慢性心力衰竭、扩张型心肌病、心房颤动，患者病情较重，建议住院治疗，现为求进一步诊治，收入我科。来诊症见：间断喘憋，夜间不能平卧，步行200m后喘憋明显，休息后可缓解，乏力，无胸闷胸痛，咳嗽，咳黄痰，量多，纳可，眠差，二便调。舌暗红，苔薄黄腻，有裂纹，脉沉。辅助检查：超声心动图检查示 LA47mm，LV65mm，LVEF39%。左室壁运动弥漫性减低，左心及右房增大，二尖瓣反流（轻度），三尖瓣反流（轻度），肺动脉高压（轻度），左室收缩功能减低。

西医诊断：①急性心力衰竭，心包积液，胸腔积液，心功能Ⅲ级（NYHA 分级）；②心律失常，持续性房颤；③扩张型心肌病。

中医诊断：喘病。

辨证：气阴两虚，瘀水内停。

治法：益气养阴，化瘀利水。

处方：芪珀生脉汤合活血利水方加减。

药用：黄芪 30g，玉竹 15g，玄参 15g，法半夏 9g，麸炒白术 12g，丹参 15g，茯苓 30g，蜜桑白皮 30g，葶苈子 15g，桔梗 12g，黄连 6g，泽泻 15g。7 剂，水煎服，日 1 剂，早晚分服。

二诊（2022 年 3 月 31 日）：服药后患者服药后喘憋好转，夜间尚可平卧，偶有心慌，头晕，怕冷，守方基础上加甘草 6g，天麻 20g，葛根 30g，桂枝 9g。7 剂，水煎服，日 1 剂，早晚分服。

三诊（2022 年 4 月 7 日）：服药后诸症减轻，无自觉心慌，喘憋明显好转，诉偶嗳气、反酸，上方去天麻，加旋覆花 10g（包煎），枳壳 12g，煅瓦楞子 20g，继服 7 剂。

患者门诊坚持调理 3 个月之后，诸症消失，病情稳定。3 个月后随访患者诉无心慌发作。

按语：扩张型心肌病房颤前期多以气虚、阴虚为主，又夹瘀水内停之证，因此扩张型心肌病房颤病性为本虚标实，治疗当补其不足，泻其有余，气阴不足当益气养阴，通过滋补心肾之阴，恢复心主血脉的正常生理功能。益气药用黄芪、白术、茯苓，养阴药用玉竹、玄参。同时气阴不足影响心主血脉功能，瘀血内阻，故当活血化瘀，用丹参活血。同时血不利则为水，利水从肺、脾、肾三脏论治，故用葶苈子泻肺利水，茯苓健脾利水，泽泻入肾利水降浊。后期患者出现胃气失和，故用枳壳、旋覆花等理气化痰。以上配伍，标本兼治，是取效的关键所在。

肥厚型心肌病合并房颤

1. 永久性房颤，肥厚型心肌病，心脾阳虚、肝气郁结案

杨某，女，71 岁。2021 年 12 月 24 日初诊。

主诉：阵发心慌 1 年，加重 1 个月。

病史：患者 2020 年 9 月出现心慌，于天津当地医院诊断为房颤，给予静点胺碘酮 2 天转复，之后给予胺碘酮口服半年，患者出现皮肤色素沉着、眼干、甲减后停药。改为口服盐酸普罗帕酮片 100mg（3 次 / 日）治疗，服药期间心率最慢达 40 次 / 分，患者停药；2021 年 8 月份房颤复发，口服胺碘酮 5 天后转复，再次出现心动过缓，心率 40 ～ 50 次 / 分；患者停药后，9 月和 12 月分别发作过 1 次房颤，口服胺碘酮 2 ～ 3 天可转复，再次出现心动过缓，心率 40 次 / 分，伴有头晕乏力，汗出。患者不耐受西药治疗，遂求中医诊治。来诊症见：胸闷憋气，头晕，乏力，气短，自汗，心烦，失眠，难以入睡，早醒，口中和，不喜饮，夜尿 2 ～ 3 次 / 晚，漏尿，大便日 1 次，不成形。舌暗红，苔黄厚腻，脉沉细。既往史：肥厚型心肌病病史 5 年。辅助检查：超声心动图检查示 LA39mm，LV46mm，PW9mm，LVEF56%。诊断为肥厚型心肌病（非梗阻性），左房扩大，二尖瓣环钙化，二尖瓣反流（轻 – 中度），肺动脉瓣、三尖瓣反流（轻度），左室舒张功能减低（2021 年 11 月 22 日）。

西医诊断：①心律失常；②阵发性房颤；③肥厚型心肌病。

中医诊断：心悸。

辨证：心脾阳虚，肝气郁结，心血不足。

治法：温补心脾，疏肝解郁，养血安神。

处方：炙甘草汤合四逆散加减。

药用：生黄芪 15g，党参 12g，桂枝 9g，炙甘草 9g，生龙骨 30g（先煎），生牡蛎 30g（先煎），麦冬 9g，五味子 6g，茯苓 30g，炒白术 15g，丹参 15g，柴胡 10g，枳壳 9g，白芍 10g，炒酸枣仁 30g，生姜 9g。7 剂，水煎服，日 1 剂，早晚分服。

二诊（2022 年 1 月 5 日）：患者服药后头晕、胸闷、气短、乏力均减轻，失眠、汗出好转。仍容易紧张，出虚汗，心动过缓，未发作房颤。上方加川芎 9g，佛手 10g，淫羊藿 10g，干姜 6g，升麻 6g。14 剂，水煎服，日 1 剂，早晚分服。

三诊（2022 年 1 月 19 日）：服药后诸症进一步减轻，大便已成形，睡眠明显好转，仍诉在封闭环境中容易发作憋气，心慌，烦躁，出虚汗，恶闻声响，上方去升麻、淫羊藿，加炒栀子 6g，红景天 10g。14 剂，水煎服，日 1 剂，早晚分服。

按语：患者为老年女性，平日操持烦劳过度，长期情怀不遂，导致肝气郁结，木旺克土，脾气虚弱，气血生化乏源，阳气升发无根基，日久心脾阳虚，心脉运行受阻，心神失养，故见心慌；肝气不疏，胸中气机不畅，故见胸闷憋气、紧张。本案虚实并存，肝郁化热，热扰心脉，血流加速则脉数。心阳亏虚，心脉运行无力，则脉缓。故治疗上一方面温补心脾阳气、补益心血。另一方面疏肝解郁、宣畅气机。药用黄芪、党参补心气，桂枝、炙甘草温心阳。白芍、麦冬、五味子滋心阴。茯苓、炒白术健脾益气，柴胡、枳壳畅达气机，生龙骨、生牡蛎、酸枣仁养血安神。诸药合用虚实兼顾、疏补结合，心气心阳旺盛，心血充足，气机畅达，则疾病向愈。

2. 阵发性房颤，肥厚型心肌病，痰瘀互结、扰及心脉案

张某，男，62 岁，退休人员。2015 年 4 月 11 日初诊。

主诉：阵发心慌 5 个月，加重 1 周。

病史：患者于 2014 年 12 月突发阵发心悸、胸闷，就诊于当地医院。心电图示房颤。经静脉使用盐酸普罗帕酮注射液处理，转为窦性心律。先后口服盐酸普罗帕酮片及酒石酸美托洛尔（剂量不详）控制心率，但房颤时有发生；1 周前，患者房颤再次发作，并较前加重，遂来本院就诊。来诊症见：阵发心悸，胸闷，气短，头晕目眩，纳呆，头胀痛，两胁胀痛，多梦，二便调，舌淡暗胖大，舌面瘀斑，苔白厚腻，脉弦滑代促。既往史：肥厚型心肌病 18 年。查体：血压 118/76mmHg，双肺（–），心率 106 次 / 分，心律绝对不齐，心音强弱不等，杂音（–），肝脾不大，双下肢水肿（–）。实验室检查：心电图示房颤，频发室性期前收缩，ST–T 改变。动态心电图检查示窦性心律，阵发性房颤，频发室性期前收缩，短阵室速，频发房性期前收缩，ST–T 改变。

超声心动图检查示LA39mm，LV51mm，RA25mm，RV28mm，LVEF66%，FS33%，左室心尖局部肥厚。甲状腺功能（–）。

西医诊断：①阵发性房颤；②频发室性期前收缩；③频发房性期前收缩；④肥厚型心肌病；⑤心功能Ⅰ级（NYHA 分级）。

中医诊断：心悸。

辨证：痰瘀互结，扰及心脉。

治法：活血化痰，宁心通脉。

处方：礞石通脉汤加减。

药用：清半夏 9g，青礞石 15g（先煎），浙贝母 12g，制远志 9g，合欢皮 10g，僵蚕 12g，甘松 12g，乳香 12g，没药 12g，丹参 15g，茯苓 30g，延胡索 12g。14 剂，水煎服，日 1 剂，早晚分服。

二诊（2015 年 4 月 25 日）：患者服药后，心悸、多梦、两胁胀痛、头胀痛症状消失，胸闷、气短、头晕目眩、纳呆较前减轻，二便调，心烦。舌淡暗胖大，边有齿痕，舌面瘀点，苔白腻，脉弦滑。上方去合欢皮、制远志、青礞石，加天麻 12g，郁金 12g，淡豆豉 12g。14 剂，水煎服，日 1 剂，早晚分服。

三诊（2015 年 5 月 8 日）：患者服药后，纳呆、头晕目眩、气短症状消失，偶有胸闷，舌淡暗胖大，苔薄白，脉弦滑。上方去淡豆豉、天麻，加炒白术 12g，苍术 15g。14 剂，水煎服，日 1 剂，早晚分服。患者动态心电图检查示窦性心律，偶发室性期前收缩，阵发性室上性心动过速，偶发房性期前收缩，ST–T 改变。后依上方随症变化加减服用 1 个月。随访 7 个月，房颤未发作。

按语：患者为中老年男性，既往肥厚型心肌病 18 年，病程日久，痰浊瘀血内生，循经上扰，日久痹阻心脉，发为心悸。痰瘀痹阻，气机郁结，则阵发心悸，胸闷，气短，多梦；痰瘀郁结中焦，则纳呆；痰瘀互结，无以充养清窍，气滞血瘀，不通则痛，则头晕目眩、头胀痛；肝气郁滞，则两胁胀痛。舌淡暗胖大，舌面瘀斑，苔白厚腻，脉弦滑代促为痰瘀互结，扰及心脉之象。本病为痰瘀内阻，扰及心脉之实证，故治以活血化痰、宁心通脉。二诊患者服药后，心悸、多梦、两胁胀痛、头胀痛症状消失，胸闷、气短、头晕目眩、纳呆较前减轻，二便调，心烦，考虑心神需安，上方去合欢皮、制远志、青礞石，加天麻 12g，郁金 12g，淡豆豉 12g，以解郁除烦、平肝止眩。三诊患者服药后，纳呆、头晕目眩、气短症状消失，偶有胸闷，舌淡暗胖大，苔薄白，脉弦滑。考虑阴虚阳亢见平，仍脾虚易生痰生湿，上方去淡豆豉、天麻，加炒白术12g，苍术15g以健脾祛湿、扶正固本。全方共奏活血化痰、宁心通脉之功。

3. 持续性房颤，肥厚型心肌病，心肾阳虚、痰瘀互结案

刘某，男，59岁，公司职员。2013年3月10日初诊。

主诉：阵发心慌1年余，加重1周。

病史：患者于2012年2月劳累后出现阵发心悸，胸闷，气短，动则加重，就诊于当地医院。心电图示阵发性房颤，频发室性期前收缩，频发房性期前收缩，ST-T改变。诊断为阵发性房颤，频发室性期前收缩，频发房性期前收缩，肥厚型心肌病。经药物治疗（具体不详），心律失常转为窦性心律；但1年来患者每于劳累或精神紧张时发生房颤。曾不规律服用胺碘酮片、盐酸普罗帕酮片、酒石酸美托洛尔片等（剂量不详），中成药稳心颗粒、参松养心胶囊等，但病情控制不理想；于2012年9月转为持续性房颤，频发室性期前收缩，频发房性期前收缩。多家医院均建议射频消融治疗，但患者接受意愿低；1周前患者因工作与人发生争执，出现阵发心悸，胸闷，气短，双下肢水肿，乏力，遂来我院就诊。来诊症见：心悸，胸闷，气短，神疲乏力，双下肢水肿，腰膝酸软，畏寒肢冷，小便清长，大便溏。唇甲紫暗，舌淡暗胖大，苔薄白滑，脉沉细代。既往史：非梗阻性肥厚型心肌病病史13年。查体：血压112/74mmHg，双肺（-），心率104次/分，心律绝对不齐，心音强弱不等，杂音（-），肝脾不大，双下肢水肿（+）。辅助检查：心电图示房颤，频发室性期前收缩，频发房性期前收缩，ST-T改变。超声心动图检查示LA41mm，LV53mm，RA24mm，RV 26mm，IVSD14mm，LVEF69%，FS34%。甲状腺功能（-）。

西医诊断：①持续性房颤；②频发室性期前收缩；③频发房性期前收缩；④非梗阻性肥厚型心肌病；⑤心功能Ⅱ级（NYHA分级）。

中医诊断：心悸。

辨证：心肾阳虚，痰瘀互结。

治法：温振心肾，活血化痰，宁心定悸。

处方：制附子10g（先煎），淫羊藿30g，仙茅12g，茯苓30g，法半夏9g，桑白皮30g，丹参15g，全蝎6g，僵蚕12g，浙贝母12g，莪术12g，甘松12g。14剂，水煎服，日1剂，早晚分服。

二诊（2013 年 3 月 24 日）：患者服药后，双下肢水肿、腰膝酸软消失，阵发心悸、胸闷、气短、神疲乏力、畏寒肢冷较前减轻，二便调。唇暗紫，舌淡暗胖大，苔薄白滑，脉沉细代促。查体：血压 124/76mmHg，双肺（–），心率 106 次 / 分，心律绝对不齐，心音强弱不等，杂音（–），双下肢水肿（–）。上方去浙贝母，加土元 12g，生龙骨 30g（先煎）。14 剂，水煎服，日 1 剂，早晚分服。

三诊（2013 年 4 月 6 日）：患者服药后，胸闷症状消失，心悸、气短、神疲乏力、畏寒肢冷较前减轻，偶有口干，二便调。唇暗，舌淡暗稍胖大，苔薄白，脉沉细代促。查体：血压 120/74mmHg，双肺（–），心率 94 次 / 分，心律绝对不齐，心音强弱不等，杂音（–），双下肢水肿（–）。上方去法半夏，加延胡索 12g，蝉蜕 12g。14 剂，水煎服，日 1 剂，早晚分服。

四诊（2013 年 4 月 21 日）：患者服药后，神疲乏力、肢冷症状消失，心悸、气短、畏寒较前减轻，二便调。唇暗，舌淡暗，苔薄白，脉沉细。查体：血压 126/72mmHg，双肺（–），心率 82 次 / 分，心律不齐，期前收缩 3 ～ 4 次 / 分，心音可，杂音（–），双下肢水肿（–）。上方去桑白皮，加葎草 12g。14 剂，水煎服，日 1 剂，早晚分服。心电图示窦性心律，频发室性期前收缩，ST–T 改变。

五诊（2013 年 5 月 7 日）：患者服药后，畏寒、心悸症状消失，气短较前减轻，二便调。唇暗，舌淡暗，苔薄白，脉细。查体：血压 118/76mmHg，双肺（–），心率 74 次 / 分，律齐，心音可，杂音（–），双下肢水肿（–）。上方去全蝎、蝉蜕、生龙骨、仙茅，加仙鹤草 30g。14 剂，水煎服，日 1 剂，早晚分服。

六诊（2013 年 5 月 22 日）：患者服药后，偶有气短，二便调，纳可，唇暗。舌淡暗，苔薄白，脉细。查体：血压 128/78mmHg，双肺（–），心率 80 次 / 分，律齐，心音可，杂音（–），双下肢水肿（–）。动态心电图检查示窦性心律，偶发室性期前收缩，偶发房性期前收缩，ST–T 改变。上方加当归 12g。14 剂，水煎服，日 1 剂，早晚分服。

七诊（2013 年 6 月 5 日）：患者服药后偶有活动时气短，纳可，二便调。唇暗，舌淡暗，苔薄白，脉细。查体：血压 130/84mmHg，双肺（–），心率 70 次 / 分，律齐，心音可，杂音（–），双下肢水肿（–）。上方续服 14 剂，水煎服，日 1 剂，早晚分服。

患者上方继服1个月余，临床症状消失。随访9个月，房颤无复发。

按语：本案患者为中老年男性，基础患有肥厚型心肌病，先天不足，加之长期工作劳累，久劳伤肾，肾阳亏虚，气化无权，水气凌心，日久则至心肾阳虚。温运无力，血行不畅，而成血瘀，水湿聚而成痰，痰瘀互结于心，而致房颤日久不化。心阳虚衰，鼓动无力，故胸闷、气短；肾阳虚衰，气化失司，水湿内停，外泛肌肤，甚则凌心，故心悸、肢体浮肿、小便清长。心肾两脏阳虚，形体失于温养，脏腑功能衰退，故形寒畏冷、神疲乏力、腰膝酸软、大便溏。痰瘀互结，故见唇甲紫暗。方中制附子、淫羊藿、仙茅温振心肾之阳；痰湿多伴脾虚失运，故以茯苓、半夏健脾祛湿化痰；桑白皮利水化痰，浙贝母化痰散结消肿，僵蚕化痰祛风止颤，全蝎通络、息风、散结、止颤，丹参活血化瘀，此五味配合，化痰、活血、散结、止颤，且性或寒或平，与温药相伍，散痰瘀而不助热。此患者此次发病诱因为情绪激动，且常年存在精神紧张，故另有气滞郁结因素，故用莪术、甘松行气开郁破固结、宁心安神。现代药理研究证明甘松有效成分具有抗心律失常、抗焦虑、抗抑郁、改善心肌缺血等诸多功效。故全方诸药共奏温振心肾、活血化痰、宁心定悸之功。本案患者在肥厚型心肌病的基础上出现阵发性房颤，心肾阳虚为本，痰瘀互结为标，同时有气机郁结、后期瘀去而血虚的因素，故在治疗时强调“间者并行，甚者独行”，病情较重时抓其辨证要点，着力解决，而在疾病的缓解期，当顾护其本虚之体，前后有序，标本同治，攻补兼施，药到病除。

4. 持续性房颤，肥厚型心肌病，痰瘀痹阻、郁热扰心案

韩某，男，58岁。2021年11月28日初诊。

主诉：间断心慌伴汗出20余年。

病史：患者20年前无明显诱因出现心慌伴汗出，于北京丰台医院就诊，诊断为持续性房颤，予转复治疗后缓解出院；后房颤间断发作，今年5月就诊于安贞医院，查冠脉CT示左房增大，左心耳血栓形成；超声心动图检查示双房增大，左室下壁基底段运动僵直，室间隔增厚（16mm）；平素规律口服酒石酸美托洛尔控制心室率、利伐沙班抗凝。来诊症见：间断心慌，活动后汗出，乏力，心烦易怒，偶有咳嗽咳痰，无头晕耳鸣，纳可，眠差，难以入眠，二便调。舌红暗胖大，苔中黄，脉弦滑。既往史：高血压病史30年，高脂血症病史20年，否认冠心病、糖尿病史，吸烟50年，每天40支。辅助检查：

血肌酐 126μmol/L，血同型半胱氨酸 23.3μmol/L，肾小球滤过率 55.18mL/min。

西医诊断：①心律失常，持续性房颤，左心耳血栓；②肥厚型心肌病；③高血压。

中医诊断：心悸。

辨证：痰瘀痹阻，郁热扰心。

治法：化痰行瘀，清热宁心。

处方：连蒌胆星汤合泻白散加减。

药用：黄连 6g，法半夏 9g，生龙骨 30g（先煎），生牡蛎 30g（先煎），茯苓 30g，郁金 12g，炒白术 12g，桑白皮 30g，地骨皮 30g，延胡索 12g，丹参 15g，甘松 12g。14 剂，水煎服，日 1 剂，早晚分服。

二诊（2021 年 12 月 12 日）：电话随访患者，患者自述服药后症状明显好转，心慌持续时间缩短，汗出乏力缓解。嘱再服上方 14 剂。

三诊（2021 年 12 月 26 日）：服药后主症进一步减轻，诉口干，头晕，耳鸣，下肢发凉。上方去桑白皮、地骨皮，加熟地黄 15g，山茱萸 18g，黄精 15g，肉桂 3g。继续 14 剂。

按语：此患者持续性房颤反复发作 20 余年，出现左心耳血栓及心房结构改变，合并肥厚型心肌病，且长期大量吸烟。分析患者病情且据症舌脉，患者病程日久，房颤缠绵难愈伴心房结构改变，且心室肥厚，考虑痰浊内伏作祟。责其平素多情志不遂，且长期大量吸烟，耗伤肺津。烟气辛热，熏灼脏腑，火热壅滞于胃，伤胃损血。一方面煎灼津液，炼液成痰；且胃中浊气郁蒸，酿生痰湿。另一方面痰浊内伏日久，心房心室血脉气机不畅，血行瘀滞，痰瘀互结，郁热渐生。故治疗需清化痰浊、理气活血、清热宁心定悸。遂以连蒌胆星汤清热祛痰，破除痰浊气机痹阻，配以理气活血之品行气活血通脉，再合泻白散之桑白皮、地骨皮清肺中伏火、退血分虚热，使热去而心神得宁。该患者热扰心脉致房颤反复发作，故以生龙骨、牡蛎等质重潜镇之品，收敛浮越之心神，与半夏凑成潜阳安神之药，使神志安，惊悸止。

5. 持续性房颤，肥厚型心肌病，心衰，心肾阳虚、血瘀水停案

闫某，男，58 岁。2022 年 5 月 13 日初诊。

主诉：间断憋喘 6 个月余，加重伴心慌 3 天。

病史：患者 2021 年 11 月无明显诱因出现喘憋，不能平卧，夜间为甚，伴

咳嗽咳痰，夜间咳粉红色泡沫痰，就诊于朝阳中西医结合医院，超声心动图检查示 LVEF35%，全心增大，左室肥厚，心功能减低，二尖瓣反流，肺动脉高压，心包积液；诊断为急性左心衰竭、房颤，予利尿、扩冠、改善心功能等对症治疗；出院后未规律服药治疗，间断喘憋，2021 年 12 月 3 日就诊于阜外医院，查心脏 MRI 增强示非梗阻性肥厚型心肌病，主要累及室间隔，室间隔部分纤维化，左心功能降低，双房大伴左房耳血栓。24 小时动态心电图示心房颤动，伴部分室内差异性传导，室性异位搏动偶见成对 ST-T 改变。诊断为房颤，肥厚型心肌病，予抗凝、改善心功能、利尿、扩冠等治疗，之后患者自行停服利尿药；患者 3 天前喘憋加重伴胸闷、夜间不能平卧，偶有咳粉红色泡沫痰，现为求进一步诊治收入我科。来院症见：间断喘憋，夜间不能平卧，偶胸闷、胸痛，咳嗽咳痰，偶有粉色及灰黄色痰，胃脘胀痛，形寒肢冷，神疲乏力，腰膝酸软，纳差，眠差易醒，小便量少，大便溏结不调。舌暗红，薄白，脉沉细。既往史：2021 年 11 月于朝阳中西医结合医院诊断为心包积液、肺动脉高压。查体：血压 125/67mmHg。双肺呼吸清，未闻及干湿性啰音、哮鸣音。心音有力，心率 90 次 / 分，心律不齐，第一心音强弱不等，未闻及病理性杂音。辅助检查：胸部 CT 示两肺陈旧病灶。心包少量积液。生化检验示钾 3.86mmol/L，白蛋白 38.6g/L，N 末端 B 型钠尿肽前体 2497pg/mL。心电图示心房颤动，ST-T 改变。

西医诊断：①心律失常，心房颤动，左心耳血栓；②肥厚型心肌病，心包积液，肺动脉高压；③心功能Ⅲ级（NYHA 分级）。

中医诊断：心悸。

辨证：心肾阳虚，血瘀水停。

治法：温肾通阳，利水活血。

处方：参蟾振心汤合黄芪泻肺饮。

药用：附子 9g（先煎），人参 10g（另煎），桑白皮 15g，生龙骨 30g（先煎），生牡蛎 30g（先煎），桂枝 15g，茯苓 30g，炒白术 12g，鸡血藤 15g，生黄芪 30g，葶苈子 15g，泽泻 12g，当归 12g，赤芍 12g，川芎 10g，熟地黄 20g。14 剂，水煎服，日 1 剂，早晚分服。

二诊（2022 年 5 月 27 日）：上方服用两周后患者心慌较前明显缓解，间断喘憋缓解，夜间可平卧，偶胸闷、胸痛缓解，咳嗽咳痰较前好转。舌暗红，苔白腻，脉沉细。考虑湿邪困脾，仍有胃脘胀痛，反酸烧心，纳差，易醒，小便量少，大便溏结不调。加用苍术、薏苡仁祛湿，猪苓利水。药用：黄芪40g，玄参30g，薏苡仁30g，附子9g（先煎），人参10g（另煎），茯苓30g，猪苓12g，泽兰12g，熟地黄30g，陈皮12g，苍术12g，生牡蛎30g，净山楂15g，生龙骨30g（先煎）。14剂，水煎服，日1剂，早晚分服。

三诊（2022年6月11日）：经此方服用2周后，患者心慌、喘憋明显好转，纳可，舌苔由厚转薄。继服2周后睡眠好转，乏力气短好转，日常活动可基本维持。

按语：中年男性，久病日盛，脏气渐亏，气血生化乏源，气虚为阳虚之渐，阳虚为气虚之极，多因心阳虚衰，病久及肾，肾阳亦虚；或肾阳亏虚，气化无权，温运无力，血行不畅，水液不化，痰瘀互结所致。心阳虚衰，鼓动无力，故心悸怔忡、唇甲青紫、舌暗紫。肾阳虚衰，气化失司，水湿内停，外泛肌肤，甚则水气凌心，故肢体浮肿、小便不利常与心悸怔忡并见。心肾两脏阳虚，形体失于温养，脏腑功能衰退，故形寒肢冷，神疲乏力，腰膝酸软。舌淡，苔白滑，脉弱为阳虚常见之征。此例患者左心耳血栓，口服利伐沙班抗凝，中药切忌破血逐瘀增加出血风险，当以养血活血为任，治则温阳益气、利水活血，方以参蟾振心汤提振心阳，附子合人参是临床常用药对，如回阳救逆大补元气的人参附子汤及临床用于升压抗休克的参附注射液。二者合用温振心阳，大补元气为君药。茯苓、白术、龙骨、牡蛎皆为佐使。中焦脾为后天之本，为气血生化之源，饮食水谷之气在此化为心之气血，炒白术、茯苓健脾利湿，脾运健则阳气生；龙骨牡蛎，甘、涩，平，功能敛阳止汗、镇心安神。黄芪泻肺饮合用强调益气温阳、泻肺通阳利水，其中桑白皮为泻白散君药，葶苈子为葶苈大枣泻肺汤的君药，二者皆可入肺经，泻肺水，桂枝归肺、心、膀胱经。是通阳化气、发汗解表之要药，心阳提振、心气稳固，水饮消除则风水互搏之心风自息，心神乃安，心悸自止。

6. 阵发性房颤，肥厚型心肌病，痰瘀互结、郁而化热、热扰心神案

刘某，男，56岁。2015年6月12日初诊。

主诉：阵发心慌3个月，加重6天。

病史：患者于3个月前因连续加班工作出现阵发心悸，胸闷，气短，遂就诊于当地医院。心电图示房颤，经静脉使用胺碘酮后转为窦性心律；3个月来，房颤时有发作，口服酒石酸美托洛尔片12.5mg（2次/日）控制心率，

但临床疗效不佳；6 天前，患者房颤再次发作，并较前加重，遂来本院就诊；来诊症见：阵发心悸，胸闷，气短，口苦口干，咳吐痰涎，恶心，烦躁，纳呆，失眠，多梦，小便色黄而少，大便干燥，舌红暗胖大，边有齿痕，舌面瘀点，苔黄厚腻，脉弦滑结代。既往史：肥厚型心肌病 11 年。查体：血压 124/82mmHg，双肺（–），心率 116 次 / 分，心律绝对不齐，心音强弱不等，杂音（–），肝脾不大，双下肢水肿（–）。辅助检查：心电图示房颤，频发室性期前收缩，ST–T 改变。动态心电图检查示窦性心律，阵发性房颤，频发室性期前收缩，短阵室速，频发房性期前收缩，ST–T 改变。超声心动图检查示 LA40mm，LV52mm，RA28mm，RV32mm，IVSD14mm，LVEF69%，FS33%。甲状腺功能（–）。

西医诊断：①阵发性房颤；②频发室性期前收缩，短阵室速；③频发房性期前收缩；④肥厚型心肌病；⑤心功能Ⅰ级（NYHA 分级）。

中医诊断：心悸。

辨证：痰瘀互结，郁而化热，热扰心神。

治法：活血化痰，清热宁心。

处方：礞石通脉汤合泻心方加减。

药用：黄连 6g，法半夏 9g，浙贝母 12g，青礞石 15g（先煎），丹参 15g，乳香 12g，没药 12g，郁金 12g，茯苓 30g，甘松 12g，僵蚕 12g，全瓜蒌 15g，厚朴 9g。14 剂，水煎服，日 1 剂，早晚分服。

二诊（2015 年 6 月 26 日）：患者服药后，心悸、大便干燥、恶心、烦躁症状消失，胸闷、气短、口干口苦、咳吐痰涎、失眠、多梦、纳呆较前减轻，小便调。舌红暗胖大，边有齿痕，舌面瘀点，苔黄厚腻，脉弦滑。查体：血压 126/80mmHg，双肺（–），心率 86 次 / 分，律齐，心音可，杂音（–）。上方去厚朴，加桑白皮 15g。14 剂，水煎服，日 1 剂，早晚分服。

三诊（2015 年 7 月 10 日）：患者服药后，咳吐痰涎、纳呆、气短症状消失，胸闷、口干口苦、失眠、多梦较前减轻，二便调。舌红暗胖大，舌面瘀点，苔黄腻，脉弦滑。查体：血压 128/80mmHg，双肺（–），心率 88 次 / 分，心尖区 S1 低钝，心尖区可闻及Ⅱ级收缩期杂音，肝脾不大，双下肢水肿（–）。上方去青礞石，加苍术 15g，炒白术 12g，制远志 9g。14 剂，水煎服，日 1 剂，早晚分服。

四诊（2015 年 7 月 24 日）：患者服药后，失眠、多梦、口干、胸闷症状消失，偶有口苦，二便调。舌红暗胖大，苔黄腻，脉弦滑。上方去浙贝母、桑白皮、乳香、没药，加延胡索12g。14剂，水煎服，日1剂，早晚分服。患者动态心电图检查示窦性心律，ST-T改变，偶发室性期前收缩。后随访7个月，房颤未发作。

按语：患者为中老年男性，既往肥厚型心肌病11年，病程日久，素体亏虚，劳累后诱发心悸，患者恶心、纳呆，素体脾气亏虚，健运失司，痰浊瘀血内生，痹阻心脉，心气郁结，心脉不畅发为心悸，见阵发心悸、胸闷、气短。痰瘀互结，郁而化热，则口苦口干、咳吐痰涎、小便色黄而少、大便干燥。热扰心神则烦躁、失眠、多梦。舌红暗胖大，边有齿痕，舌面瘀点，苔黄厚腻，脉弦滑结代为痰瘀内阻，郁而化热之象。本病为痰瘀内阻，郁而化热，热扰心神之实证，故治以活血化痰、清热宁心。二诊患者服药后，心悸、大便干燥、恶心、烦躁症状消失，胸闷、气短、口干口苦、咳吐痰涎、失眠、多梦、纳呆较前减轻，小便调，心率下降，律齐，考虑气机郁滞较前缓解，仍热扰上焦，去厚朴，加桑白皮15g以泻肺清上焦热。三诊咳吐痰涎、纳呆、气短症状消失，胸闷、口干口苦、失眠、多梦较前减轻，二便调。考虑顽痰去，仍痰湿困脾，心神失养，去青礞石，加苍术15g，炒白术12g，制远志9g以健脾燥湿、养心安神。四诊失眠、多梦、口干、胸闷症状消失，偶有口苦，舌红暗胖大，苔黄腻，脉弦滑。考虑脾虚、痰郁热结较前明显改善，上方去浙贝母、桑白皮、乳香、没药，加延胡索12g以降低行气活血力量。全方共奏活血化痰、清热宁心之功。

先天性心脏病合并房颤

1. 阵发性房颤，房间隔膨出瘤，大气下陷、痰瘀互结案

李某，男，57岁。2012年6月12日初诊。

主诉：阵发心慌15天，加重5天。

病史：患者15天前突然因工作加班致阵发心悸，胸闷，气短，遂就诊于当地医院。心电图示房颤，频发室性期前收缩，遂确诊为心律失常，房颤，频发室性期前收缩，经多方治疗，临床症状改善不明显；5天前患者上述症状再次发作，并较前明显加重。遂来我院就诊。来诊症见：心悸，胸闷，气短，动则加重，气喘咳嗽，咳白色清稀痰，痰量较多。头晕，乏力，失眠，腹胀，食欲不振，双下肢水肿，小便清长，便溏。舌淡暗胖大，边有齿痕，苔薄白，脉细弱。既往史：房间隔膨出瘤病史12年。查体：血压124/86mmHg，双肺（–），心率109次/分，心律绝对不齐，心音强弱不等，心尖区可闻及3级收缩期杂音。肝脾不大，双下肢水肿（+）。实验室检查：甲状腺功能（–），心电图示房颤，频发室性期前收缩，ST–T改变。动态心电图检查示房颤，频发室性期前收缩，阵发性室上性心动过速，ST–T改变；超声心动图检查示LA52mm，LV62mm，RA31mm，RV24mm，LVEF51%，FS39%。双房增大，左右室不大。房室间隔连续性完整，收缩期房间隔凸向右房侧，膨出范围约44mm×14mm，CDFI房室水平未见异常血流信号，各室壁厚度及运动无异常。二尖瓣后叶瓣尖增厚，回声增强并可见钙化点，余瓣膜及腱索未见异常。收缩期二尖瓣关闭不全并见中量反流，反流面积14cm^2，收缩期三尖瓣房侧见少量反流信号，TRV$_{max}$244cm/s，PG22mmHg；双房增大，二尖瓣反流（中度），三尖瓣反流（轻度），房间隔膨出瘤。

西医诊断：①心律失常，房颤，频发室性期前收缩，阵发性室上性心动过速；②房间隔膨出瘤；③心脏瓣膜病，二尖瓣关闭不全，三尖瓣关闭不全。

中医诊断：心悸。

辨证：大气下陷，痰瘀互结。

治法：益气升陷，化痰祛瘀，宁心定悸。

处方：升陷汤加减。

药用：生黄芪 30g，党参 15g，炒白术 12g，炒酸枣仁 30g，甘松 12g，仙鹤草 30g，桑白皮 30g，桔梗 12g，葶苈子 15g，茯苓 30g，泽泻 15g，知母 12g，丹参 15g，蝉蜕 12g。7 剂，水煎服，日 1 剂，早晚分服。

二诊（2012 年 6 月 19 日）：患者服上药后咳嗽咳痰、双下肢水肿症状消失，心悸、气短、胸闷腹胀、大便溏、头晕、食欲不振、失眠较前改善，小便调。查体：血压 130/90mmHg，双肺（–），心率 94 次 / 分，心律不齐，期前收缩 3 ～ 4 次 / 分，心尖区可闻及 3 级收缩期杂音，双下肢水肿（–）。舌淡暗胖大，边有齿痕，苔薄白，脉细弱代。上方去葶苈子、桔梗，加天麻 12g，砂仁 6g（后下）。7 剂，水煎服，日 1 剂，早晚分服。

三诊（2012 年 6 月 26 日）：患者服上药后腹胀、食欲不振、大便溏、头晕症状消失，心悸、气短、失眠较前改善，小便调。查体：血压 122/84mmHg，双肺（–），心率 88 次 / 分，心律不齐，期前收缩 3 ～ 4 次 / 分，心尖区 S1 低钝，可闻及 3 级收缩期杂音，双下肢水肿（–）。舌淡暗胖大，边有齿痕，苔薄白，脉细弱。上方去天麻、泽泻、砂仁，加葎草 12g。7 剂，水煎服，日 1 剂，早晚分服。

四诊（2012 年 7 月 3 日）：患者服上药后心悸、失眠症状消失，偶感气短、口干，二便调。查体：血压 116/80mmHg，双肺（–），心率 82 次 / 分，律不齐，心尖区 S1 低钝，可闻及 3 级收缩期杂音，双下肢水肿（–）。舌淡暗胖大，边有齿痕，苔薄白，脉细弱。上方去甘松、蝉蜕，加玄参 15g，延胡索 12g。继服 14 剂，水煎服，日 1 剂，早晚分服。

五诊（2012 年 7 月 20 日）：患者服上药后口干症状消失，偶感气短、口干，二便调。纳可，眠可。查体：血压 120/76mmHg，双肺（–），心率 80 次 / 分，律齐，心尖区 S1 低钝，可闻及 3 级收缩期杂音，双下肢水肿（–）。舌淡暗，苔薄白，脉细弱。心电图示窦性心律，ST–T 改变。动态心电图检查示窦性心律，偶发室性期前收缩，偶发房性期前收缩，ST–T 改变。继服 14 剂，水煎服，日 1 剂，早晚分服。

按语：患者为中年男性，禀赋不足，久病致虚，大气下陷，津血不归正化，致痰瘀互结，心脉不通，复心血失养合而为病。脾为后天之本，气血生化之源。脾气健运，血液方能化生有源，血足则心有所养；反之脾气运化无力，则可致血虚，进而无以养心，发为心悸。故治疗以益气升陷、化痰祛瘀为大法。二诊患者水饮减轻，仍中焦虚弱，故去葶苈子、桔梗，加天麻，砂仁。三诊、四诊患者诸症消失，独血瘀明显故用葎草、玄参、延胡索理气养血活血、祛余热安心神。五诊患者诸症均较前好转，故守方继进。

2. 持续性房颤，房间隔缺损，心阳不振、痰湿内蕴案

郑某，男，44 岁。2016 年 5 月 14 日初诊。

主诉：阵发心慌 2 个月余，加重 1 周。

病史：患者于 2 个月前因工作加班后阵发心悸，胸闷，气短，于当地医院就诊。心电图示房颤。动态心电图检查示房颤，频发室性期前收缩，Ⅱ度房室传导阻滞，诊断为房颤，频发室性期前收缩，Ⅱ度房室传导阻滞，经多家医院治疗，疗效不佳；1 周前上述症状再次发作，并伴眩晕，咳嗽，咳痰，遂来我院就诊。来诊症见：心悸，胸闷，气短，气喘，动则加重，咳嗽，咳白色痰，痰量较多，眩晕，头胀痛，恶心，脘痞，腹胀，食欲不振，小便调，大便不成形，日 1～2 次。舌淡暗胖大，苔白腻，脉弦滑代促。既往史：房间隔缺损病史 39 年。查体：血压 112/66mmHg，双肺（-），心率 106 次 / 分，心律绝对不齐，心音强弱不等，胸骨左缘第 2、3 肋间可闻及 2/6 收缩期吹风样杂音，P2>A2，P2 亢进，肝脾不大，双下肢水肿（+）。实验室检查：超声心动图检查示 LA37mm，LV48mm，房间隔中部回声失落，房间隔水平左向右分流，三尖瓣轻度反流，肺动脉轻度反流，肺动脉压 36mmHg。CDFI 房间隔中断处可见左向右血流信号，PW 测量最大压差约 31mmHg，峰速约 1.1m/s，右房内探及局限性三尖瓣反流信号。甲状腺功能（-）。

西医诊断：①心律失常，房颤，频发室性期前收缩，Ⅱ度房室传导阻滞；②先天性心脏病，房间隔缺损，三尖瓣反流（轻度），心功能Ⅱ级（NHYA 分级）。

中医诊断：心悸。

辨证：心阳不振，痰湿内蕴。

治法：温振心阳，定喘化痰。

处方：苓桂术甘汤、葶苈大枣泻肺汤合礞石通脉汤加减。

药用：茯苓 30g，桂枝 9g，炒白术 12g，葶苈子 15g，桑白皮 30g，玉米

须15g，法半夏9g，青礞石15g（先煎），僵蚕12g，蝉蜕12g，甘松12g，天麻12g。7剂，水煎服，日1剂，早晚分服。

二诊（2016年5月21日）：患者服上药后胸闷、气喘、大便不成形、恶心症状消失。心悸、气短、咳嗽、咳白痰、眩晕、头胀痛、脘痞腹胀、食欲不振较前减轻，小便调。舌淡暗胖大，苔白腻，脉弦滑代。查体：血压108/62mmHg，双肺（-），心率90次/分，律不齐，期前收缩2～3次/分，P2>A2，P2亢进，胸骨左缘第2、3肋间可闻及2/6收缩期吹风样杂音，双下肢水肿（-）。上方去青礞石，加淡豆豉12g，白芍12g。7剂，水煎服，日1剂，早晚分服。

三诊（2016年5月28日）：患者服上药后咳嗽咳痰、头胀痛、脘痞、食欲不振症状消失，心悸、气短、眩晕、腹胀较前减轻，二便调，纳可。舌淡暗胖大，苔薄白，脉弦滑。查体：血压106/60mmHg，双肺（-），心率82次/分，律齐，P2>A2，P2亢进，胸骨左缘第2、3肋间可闻及2/6级收缩期吹风样杂音，双下肢水肿（-）。上方去葶苈子，加柴胡10g，生龙骨30g（先煎）。7剂，水煎服，日1剂，早晚分服。

四诊（2016年6月5日）：患者服上药后心悸、眩晕、腹胀症状消失，偶有气短。二便调，纳眠可。舌淡暗胖大，苔薄白，脉弦。查体：血压120/64mmHg，双肺（-），心率80次/分，律齐，P2>A2，P2亢进，胸骨左缘第2、3肋间可闻及2/6级收缩期吹风样杂音，双下肢水肿（-）。心电图示窦性心律。动态心电图检查示窦性心律，偶发室性期前收缩，不完全右束支传导阻滞。上方去淡豆豉、蝉蜕、僵蚕、甘松，加仙鹤草30g，当归12g。7剂，水煎服，日1剂，早晚分服。患者先后在上方基础上加减变化服用28剂，以巩固疗效。

按语：此患者房间隔缺损病史39年，因存在解剖分流，耗泄心气，故素体心气易亏。既往左心室顺应性良好，左心房压力较小，房间隔分流较少；而随年龄增长、劳累积损，心气虚衰加重，鼓动无力，心室顺应性较前减弱，左心房压力升高，缺损部位的左向右分流增加。而气虚为阳虚之渐，阳虚为气虚之极，患者心气虚衰日久损伤阳气，出现心阳亏虚。心为阳中之阳，心主血脉赖于心阳之鼓动、温运，故心阳不振则脉律失紊，出现心悸；此外，血脉、脏腑之气血津液运转、疏布赖于心阳温煦，故心阳不振则虚寒内生，水液凝结，痰湿渐集。病理所见为分流致右房右室负荷加重，肺循环血流增加，肺血管重构，肺血管阻力增加，出现肺动脉高压、肺循环淤血。故超声心动图提示轻度肺动脉高压、左房增大，这成为房颤等异位起搏发生的解剖学基础。故分析患者病情且据症舌脉，该男性先天性心脏病房颤病例的核心病机为久病劳累虚损致心阳不振，痰湿内蕴，阻抑心胸气机，发为房颤。故治疗需温振心阳、定喘化痰、宣通气机。故以《伤寒论》苓桂术甘汤为主方温振心阳、化饮降逆，合葶苈子、桑白皮、玉米须泻肺利水，半夏、青礞石取礞石通脉汤之意合僵蚕化痰散结，更以僵蚕、蝉蜕二升与葶苈子、桑白皮降气之品相协同，合甘松理气行血宣通气机。后据气结、血瘀等证素变化加减辨证用药，患者房颤转复，继服月余巩固疗效。

3. 持续性房颤，房间隔缺损，气阴两虚、痰瘀互结案

王某，女，67岁。2021年7月25初诊。

主诉：间断胸闷心慌20余年，加重伴双下肢水肿15天。

病史：患者20余年劳累后开始出现胸闷心慌，无胸痛及肩背放射痛，无一过性黑蒙及晕厥，于当地医院完善超声心动图示先天性心脏病，房颤，房间隔缺损，后就诊于阜外医院，建议外科手术治疗，患者拒绝，一直口服华法林钠片1.25mg（1次/日）抗凝，口服酒石酸美托洛尔片12.5mg（1次/日）控制心室率，仍时有胸闷喘憋不适；15天前患者自觉心慌、胸闷、喘憋较前加重，伴双下肢中度水肿，遂来我科就诊。来诊症见：间断胸闷喘憋，心慌乏力气短，夜间阵发性呼吸困难，双下肢中度水肿，偶有头晕，无头痛，无咳嗽咳痰，无腹痛腹泻，纳眠一般，二便尚调。舌淡暗，苔白腻，脉弦细；查体：第一心音强弱不等，心率78次/分，心律不齐，三尖瓣听诊区收缩期4/6级吹风样杂音。辅助检查：超声心动图检查示LV32mm，LA35mm，RV45m，PA35mm，RA61mm，LVEF59%，FS30%。双房上下腔切面房间隔中部连续中断约20mm。CDFI：舒张期心房水平可见双向分流。结论：先天性心脏病，房间隔缺损，房水平双向分流，右心及左房增大，左室缩小，主肺动脉增宽，肺动脉瓣反流（中度），主动脉瓣反流（轻度），三尖瓣反流（重度），肺动脉高压（重度），心包积液（少量）。心电图示心房颤动，心室率80次/分，尿酸450μmol/L，N末端B型钠尿肽前体2152pg/mL。

西医诊断：①心律失常，持续心房颤动；②先天性心脏病，房间隔缺损，三尖瓣关闭不全（重度），重度肺动脉高压；③心包积液。

中医诊断：心悸。

辨证：气阴两虚，痰瘀互结。

治法：益气养阴，化痰通脉。

处方：芪珀生脉汤加减。

药用：生黄芪 30g，党参 12g，玄参 15g，炒酸枣仁 30g，麦冬 12g，百合 12g，生地黄 12g，三七粉 3g（冲服），丹参 15g，浙贝母 12g，法半夏 9g，瓜蒌 15g，延胡索 12g，琥珀粉 3g（冲服），香加皮 5g，茯苓 30g。14 剂，水煎服，日 1 剂，早晚分服。

二诊（2021 年 8 月 9 日）：上方服用 2 周后患者心慌好转，乏力气短减轻，胸闷喘憋好转，夜间阵发性呼吸困难改善，双下肢水肿减轻，偶有头晕，无头痛，眠差易醒，二便尚调。舌淡暗，苔白腻，脉弦细。考虑为气阴两虚，心肾不交之证，以益气养阴、交通心肾为法。方药：芪珀生脉汤合交泰丸加减。药用：生黄芪 30g，麦冬 9g，黄连 6g，肉桂 3g，炒酸枣仁 30g，僵蚕 12g，蝉蜕 12g，玄参 30g，丹参 20g，甘松 12g，琥珀粉 3g（冲服），山茱萸 12g，白术 15g，紫石英 12g（先煎），柴胡 9g，合欢皮 12g。14 剂，水煎服，日 1 剂，早晚分服。

三诊（2021 年 8 月 23 日）：经此方服用 2 周后，患者无心慌，胸闷喘憋基本改善，无夜间阵发呼吸困难，下肢水肿基本消失。继服 2 周后睡眠好转，乏力气短好转。日常体力活动无心慌、胸闷发作。

按语：本案患者为先天心脏病，房间隔缺损，伴有重度三尖瓣反流、肺动脉高压、肺循环淤血、全身氧合及灌注功能较正常减低、心脏及多器官长期处于缺血缺氧状态，导致炎症和氧化应激损伤而致心房重构，此为房颤发作之源，心脏的生理功能以心气为主导，心气充沛，则心脏搏动有力，脉管舒缩有度，血液才能在脉道中循环不息，流而不瘀，濡养各脏腑经络。精化气，阴成形，心气是由心血所化，心之阴液是心血充养的主要来源，心阴不足，心血得不到及时充养，则心血产生不足。心之阴液是心气化生的重要来源，心阴不足，心血失充，则心气化生乏源，心气渐亏，推动和固摄乏力，致心搏无力或紊乱。心气不足，痰瘀集聚，心脉不通，进一步阻碍心气、心血化生，形成正虚邪实之证；治疗上当以益气养阴、化痰逐瘀为法。后期痰瘀渐退，气血复生，合用交泰丸以交通心肾、调和阴阳、相济水火，使君火自安其位。

4. 永久性房颤，房缺修补术后，痰热内扰、心神不敛案

李某，男，69岁。2021年4月18日初诊。

主诉：间断心慌10余年，加重1周。

病史：患者10余年前无明显诱因出现心慌，无胸闷胸痛，自行休息持续不缓解，就诊当地医院诊断为永久心房颤动，自诉药物复律未成功，拒绝射频消融术；出院后规律口服盐酸普罗帕酮片、酒石酸美托洛尔片、利伐沙班片等，心慌间断发作，情绪紧张及劳累后较明显。来诊症见：心慌，气短，乏力，口干，咳痰，无胸闷胸痛，无头晕，眠差，难以入眠，眠后易醒，醒后难入眠，夜间睡眠时间3小时。舌暗红稍胖大，苔中黄腻，脉弦滑代结。既往史：先天性心脏病；胸腔镜下房间隔缺损修补术后；高血压3级（很高危）。现口服苯磺酸左旋氨氯地平片，未规律监测血压、胃不典型增生史、肺小结节史。辅助检查：甲状腺超声检查示甲状腺实性及囊实性结节（2020年10月7日）。超声心动图检查示先天性心脏病，房间隔缺损修补术后，房水平线分流，双房大，主动脉斑块形成（2020年11月2日）。查体：血压130/80mmg，心律绝对不齐，心音强弱不等。

西医诊断：①先天性心脏病；②永久性房颤；③房缺，房缺修补术后；④高血压3级（极高危）；⑤甲状腺结节，双肺小结节；⑥胃肠上皮化生。

中医诊断：心悸。

辩证：痰热内扰、心神不敛。

治法：清热化痰，敛心安神。

处方：桑白皮30g。浙贝母12g，法半夏9g，桔梗12g，生龙骨30g（先煎），生牡蛎30g（先煎），茯苓30g，玄参15g，藤梨根15g，柴胡10g，黄连6g，丹参15g，甘松12g。14剂，水煎服，日1剂，早晚分服。

二诊（2021年5月2日）：患者诉服药后咳痰较前减少，心慌、口干好转，自觉服药后胃胀，平卧后出现气短，乏力，纳可，眠浅易醒，二便调。舌暗红稍胖大，苔中黄，脉弦滑代结。前方去柴胡、藤梨根加地龙12g，僵蚕12g，蝉蜕12g，砂仁6g（后下）。7剂，水煎服，日1剂，早晚分服。

三诊（2021年5月9日）：患者诉服药后气短乏力好转，偶有烧心反酸，

餐后、凌晨明显，夜间偶有口干口苦，眠差易醒。舌暗红稍胖大，苔中黄，脉弦滑。前方去僵蚕、蝉蜕、砂仁加夏枯草 15g。7 剂，水煎服，日 1 剂，早晚分服。

四诊（2021 年 5 月 16 日）：患者诉服药后症状缓解，餐后腹胀明显，偶有恶心、反酸，夜间口干口苦，眠差，夜尿多，3 ～ 4 次，大便正常。舌暗红稍胖大，苔中黄腻，脉弦滑。辅检诊断：胸部高分辨 CT 示右下肺术后改变，双肺多发微小结节及小结节，右下肺底部包裹性积液。前方桑白皮减量至 15g 加僵蚕 12g，砂仁 6g（后下）。7 剂，水煎服，日 1 剂，早晚分服。

五诊（2021 年 5 月 23 日）：患者诉服药后症状明显缓解，腹胀减轻，余症均减轻，仍夜尿频。依上方加减巩固调治半年余，症状基本平稳，未诉明显不适。

按语：本案患者先天性房间隔缺损，心脏负荷逐渐加重，发展为心力衰竭。患者胸腔术后，正虚邪入，痰热胶结，扰乱心神，发为心悸。伏痰积聚，表现为全身多发结节。故治疗以清热化痰为主，用桑白皮、浙贝母、法半夏、桔梗，清肺化痰散结。龙骨、牡蛎收敛心神之余，又能软坚。茯苓健脾利湿、宁心定悸。黄连、玄参上清心火、泄痰热之有余，下滋肾水，防诸药之过燥。热能炼液，用藤梨根清热解毒、散结消痈。气能载津，用柴胡疏肝行气、推陈致新。二诊胃肠不适，恐过于寒凉，去藤梨根、柴胡，加砂仁温中行气、调和脾胃，加地龙、僵蚕、蝉蜕息风透邪。三诊四诊各依寒热之不同，随证加减。本案不拘于术后气损血失，着眼于正虚邪入，邪去则正自安。

5. 阵发性房颤，射频消融术后，房间隔缺损，气阴两虚、风动扰心案

陈某，女，65 岁。2021 年 12 月 10 日初诊。

主诉：发作性心慌 14 年，加重 2 周。

病史：患者 2007 年 5 月出现活动后心慌，伴有气短，就诊于安贞医院，心电图示阵发性房颤；予去乙酰毛花苷、盐酸普罗帕酮片药物治疗转为窦性心律，超声心动图检查示房间隔缺损；先予微创房间隔封堵，术后因房颤发作频繁，2020 年 11 月于安贞医院予射频消融手术；2 周前因劳累后出现心慌，心率加快，乏力，眠差，动态心电图检查示频发房性期前收缩，短暂性的阵发性房性心动过速，阵发性房颤，超声心动图检查示 LA40mm，余心腔内径正常，各室壁厚度及运动正常，二尖瓣及三尖瓣少量反流，房间隔缺损封堵术

后，心房水平未探及明显残余分流信号；E 峰 <A 峰，左室舒张功能减低；为求中医治疗遂来我科。来诊症见：心慌，动则加重，活动后气短，乏力，纳差，口干，夜寐欠佳，舌暗苔白，舌体略胖大有齿痕，脉细滑。既往史：高血压病史 5 年，现服用盐酸贝尼地平 2.5mg/ 日；多发性肌炎病史 30 年。辅助检查：甲状腺功能五项（–），生化检验示总胆固醇 4.75mmol/L，低密度脂蛋白 3.5mmol/L，甘油三酯 1.19mmol/L，余未见明显异常。动态心电图示总心搏数 97309 次 /24 小时，频发房性期前收缩 4356 次 /24 小时、短暂性的阵发性房性心动过速 6 次 /24 小时，阵发性房颤 2 次 /24 小时，ST–T 未见异常（2021 年 11 月 13 日）。

西医诊断：①阵发性房颤、射频消融术后；②先天性心脏病，房间隔封堵术后；③高血压。

中医诊断：心悸。

辨证：气阴两虚，风动扰心。

治法：益气养阴，安神息风。

处方：芪珀生脉汤加减。

药用：生黄芪 30g，北沙参 12g，麦冬 9g，五味子 12g，炒酸枣仁 30g，僵蚕 12g，蝉蜕 12g，玄参 30g，丹参 20g，甘松 12g，琥珀粉 3g（冲服），党参 12g，白术 15g，紫石英 12g（先煎），柴胡 9g，桑椹 12g。14 剂，水煎服，日 1 剂，早晚分服。

二诊（2021 年 12 月 24 日）：上方服用 2 周后患者心慌较前明显缓解，活动后气短改善，乏力好转，口干好转，夜寐仍欠佳，易醒做噩梦，饮食可，二便调，舌淡暗，苔白，舌体略胖大，齿痕较前改善，脉滑。证属气阴两虚，心肾不交，以益气养阴、交通心肾为法。处方：芪珀生脉汤合交泰丸加减。药用：生黄芪 30g，麦冬 9g，黄连 6g，肉桂 3g，炒酸枣仁 30g，僵蚕 12g，蝉蜕 12g，玄参 30g，丹参 20g，甘松 12g，琥珀粉 3g（冲服），山茱萸 12g，白术 15g，紫石英 12g（先煎），柴胡 9g，合欢皮 12g。14 剂，水煎服，日 1 剂，早晚分服。

三诊（2022 年 1 月 7 日）：经此方服用 2 周后，患者无心慌，纳可，继服 2 周后睡眠好转，乏力气短好转。再次复查 24 小时动态心电图示窦性心律，总心搏数 96389 次 /24 小时，频发房性期前收缩 768 次 /24 小时，短暂性的阵发性房性心动过速 1 次 /24 小时。

按语：本案患者年老而致阴气自半，心气不足，心阴受损；再加上后天五劳七伤，忧愁思虑耗伤心气，再加上饮食不节，睡眠紊乱耗伤阴血；患者平素体质虚弱，心气怯弱，使心神不能自主，心气受损，故气短懒言、神疲乏力。气阴两虚，虚而生风，风动扰心，发为心悸；病机要点为气阴两虚，风动扰心。芪珀生脉汤以生脉饮为基础上加用僵蚕、蝉蜕取息风宁心是房颤急性发作期的重要治法。僵蚕、蝉蜕二药相配，专入气分，主升散，具有清、透、宣之力，可清解上焦阴虚之郁火，使火衰而风自息，心神安而房颤止。心在上焦，属火；肾在下焦，属水。心中之阳下降至肾，能温养肾阳；肾中之阴上升至心，则能涵养心阴。黄连主入心经，清泻心火效佳，但不入肾经，故方中少用肉桂，其味甘辛大热，主入肾经，性主下行，功可引火归原。黄连与肉桂相伍，一清一温，重在清心降火，一主入心，一主归肾，相反相成，使心肾相交，水火既济，则心神得安，心悸自除，山茱萸敛肾阴，酸枣仁补益肝血，二者合力取“壮水之主，以制阳光”之意。

6. 阵发性房颤，房间隔膨出瘤，室间隔缺损，肝郁血虚、湿热互结案

周某，女，53岁。2021年12月26日初诊。

主诉：间断心慌6个月余，加重2周。

病史：患者2021年5月无明显诱因出现间断心慌，未予重视；其后患者心慌间断发作，2021年6月22日患者症状加重，就诊于北京市应急总医院，行24小时动态心电图：①总心搏107415次/24小时，最慢心率42次/分，平均心率76次/分，最快心率105次/分，最慢心率43次/分；②房性期前收缩总数7916次，成对房性期前收缩679对，房速128阵，三联律74阵，室性期前收缩总数188次；③阵发性房颤伴有快速心室率，阵发性心房扑动。ST–T段改变。超声心动图检查示LVEF64%，LA44mm，主动脉瓣钙化伴反流，二尖瓣反流，三尖瓣反流，左室舒张功能降低。诊断为阵发性房颤、频发房性期前收缩、室性期前收缩。予参松养心胶囊及稳心颗粒治疗，未明显好转；2周前，患者自觉症状加重。既往先天性心脏病、房间隔膨出瘤，未予诊治。来诊症见：间断心慌，夜间明显，持续3～5分钟不等，双下肢无力，精神不振，全身乏力、气短，纳少，眠可，二便调。舌暗红胖大，苔中黄，脉弦滑。

西医诊断：①阵发性房颤；②先天性心脏病，室间隔缺损。

中医诊断：心悸。

辨证：肝郁血虚，湿热互结。

治法：疏肝养血，清热祛湿。

处方：疏肝柔脉汤加减。

药用：炒栀子6g，淡豆豉12g，白芍15g，当归12g，郁金12g，延胡索12g，地骨皮30g，僵蚕12g，甘松12g，蝉蜕12g，茯苓30g，桑白皮30g，丹参15g。14剂，水煎服，日1剂，早晚分服。

二诊（2022年1月9日）：服药后心悸改善，乏力、气短减轻，仍纳少，眠可，二便调。舌暗红胖大，苔中黄，脉弦滑。前方加砂仁6g（后下）增强开胃醒脾、行气化湿之功，继服14剂。

三诊（2022年1月23日）：诸症较前明显改善，舌脉同前，加炒白术12g增强健脾祛湿之功，继服14剂。

按语：此患者为中老年女性阵发性房颤伴先天性心脏病；患者年龄正值围绝经期，情志不畅，肝气郁结，木乘脾土，损伤脾胃，气血生化乏源，水湿运化失司，蕴久化热，引动内风，扰动心神，发为心悸。肝郁脾虚血虚，故见精神不振，全身乏力、气短、纳少。舌暗红胖大，苔中黄，脉弦滑，尽显肝郁湿热互结之象。故方用延胡索、郁金疏肝，白芍、当归、丹参养血，炒栀子、淡豆豉、地骨皮、桑白皮清热，茯苓、甘松健脾祛湿，僵蚕、蝉蜕祛风止颤。另湿热容易与血相结，故方中当归、丹参、延胡索皆可活血化瘀避免瘀血产生。诸药合用，使肝气得疏，湿热得散，血虚得复，气血运行通畅，内风自止，诸症自除。

病毒性心肌炎合并房颤

1. 持续性房颤，病毒性心肌炎，气阴两虚、瘀毒内蕴案

杨某，男性，58岁。2022年5月25日初诊。

主诉：心慌20余年，加重1周。

病史：1994年淋雨后出现肺部感染，1周后患者出现心悸，社区医院考虑心肌炎可能，嘱卧床休息，次日心悸不止，行心电图示心房扑动。给以中药调理，具体不详，患者乏力，活动后气短明显，未予重视；1995年于某三甲医院行经食道超声心电图示房颤，予川芎注射液对症治疗后症状缓解；2000年于当地医院就诊，予盐酸普罗帕酮片、酒石美托洛尔片、稳心颗粒后，症状缓解不佳；既往史：病毒性心肌炎、脂肪肝病史。来诊症见：心悸，气短胸闷，头晕，乏力；伴腹胀，食后尤甚；尿频；汗出多；口中异味；记忆力近来减退；小便可，大便黏腻不爽，自觉有排不尽感，每日1～2行。舌红暗，苔薄黄腻，脉弦滑代促。辅助检查：总胆固醇5.48mmol/L，低密度脂蛋白3.70mmol/L，血常规、肝肾功能未见明显异常。超声心动图示LA40mm，RV20mm，LVD52mm，LVEF65%，FS36%，二、三尖瓣轻度反流，主动脉瓣轻度反流，左室舒张功能减退，左房扩大。

西医诊断：①持续性房颤；②病毒性心肌炎。

中医诊断：心悸。

辨证：气阴两虚，瘀毒内蕴。

治法：益气养阴，活血祛瘀。

处方：芪珀生脉汤加减。

药用：生黄芪15g，西洋参6g（另煎兑服），丹参15g，玄参15g，炒酸枣仁30g，麦冬15g，连翘12g，琥珀粉3g（冲服），僵蚕12g，蝉蜕12g，制乳香12g，制没药12g。7剂，水煎服，日1剂，分两次服。

二诊（2022年6月7日）：患者服上方后房颤发作频率、程度较前减轻，近1周发作4次，每次持续6～7分钟，伴胸闷、气短，头晕。腹胀减轻，口

中仍有异味，仍乏力、困倦；大便黏腻改善，基本成形；小便可，眠可。舌红暗胖大，苔薄黄腻，脉弦滑。考虑病久损耗气阴，心之气阴不足所致，兼有脾气虚弱，痰湿内阻，故上方减连翘，加生黄芪花至 30g，北沙参 12g 益心气、滋心阴，茯苓 30g，泽泻 12g，生薏苡仁 30g 健脾除湿。继服 14 剂。

三诊（2022 年 6 月 24 日）：患者服上方后，心悸 1 周发作 2 次，头晕愈，气短、乏力、汗出等症状得到缓解。考虑心气仍有不足，加以生龙骨 30g（先煎），生牡蛎 30g（先煎），仙鹤草 9g 等敛汗滋阴，后期主以上方巩固疗效 2 个月后，诉身体无特殊不适。

按语：患者为中年男性，高度怀疑既往病毒性心肌炎病史，后并发房颤 20 余年，属病毒性心肌炎后遗症期，此期外邪已除，当以阴虚为主，阴阳互根，阴伤阳衰，故而患者头晕、心悸、汗出多，日久耗伤气阴所致。因患者平素嗜烟酒，滋生痰湿，日久脾气亏虚，加之气阴不足，不能濡养心脉，挛急发为心悸。因患者病程多年，且房颤发作频繁，结合患者基础舌脉为舌红暗胖大，此乃病毒后期损害心肌，此时以瘀毒内蕴为其另一主要病机。心气阴不足是发病根源，故首诊治疗当益气养阴、活血祛瘀为主，二诊加大补气阴力度，兼以健脾祛湿，茯苓、泽泻利湿健脾，祛湿邪之有余，制滋补诸品之腻滞，使湿去而无伤阴之弊，阴复而无助湿之嫌；三诊配合生龙骨、生牡蛎等镇心养心之品，疗效甚好。但因患病日久，后期仍继续服药数个疗程，方可痊愈。

2. 阵发性房颤，病毒性心肌炎，痰瘀互结、痹阻心脉案

张某，男，52 岁。2022 年 1 月 30 日初诊。

主诉：阵发心慌 10 年余，加重 2 周。

病史：患者 10 余年前劳累后出现阵发心慌，每次持续数分钟至数十分钟不等，伴乏力，偶有胸闷，无胸痛、头晕、黑蒙，休息后可自行缓解，未予重视；患者于 2017 年体检查心电图示心律不齐（具体不详），未予干预；患者 2019 年自觉心慌明显加重，就诊于某医院，诊断为阵发性房颤，建议口服盐酸普罗帕酮片治疗，患者拒绝，就诊于我院门诊口服中药治疗后症状缓解，此后心慌症状仍间断发作；患者 2 周前再次心慌发作，伴胸闷、气短、汗出，就诊于西医院查动态心电图示窦性心律，阵发性房颤，频发房性期前收缩（部分呈二、三联律），部分成对，阵发房速，频发室性期前收缩（部分呈二、三联律）（2022 年 1 月 21 日）。来诊症见：阵发心慌、胸闷、气短，易汗出，腹

胀，口干不苦，欲饮水，纳眠可，二便调。舌质紫暗，舌红嫩胖大，苔中黄腻，脉弦细代结。15 年前患有病毒性心肌炎，自诉治愈，未遗留后遗症。

西医诊断：①心律失常，阵发性房颤；②频发房性期前收缩，频发室性期前收缩。

中医诊断：心悸。

辨证：痰瘀互结，痹阻心脉。

治法：清热化痰，活血通脉。

处方：柴胡加龙骨牡蛎汤、半夏白术天麻汤合延丹理脉汤加减。

药用：生龙骨 30g（先煎），生牡蛎 30g（先煎），柴胡 10g，天麻 12g，僵蚕 12g，蝉蜕 12g，甘松 12g，法半夏 9g，炒白术 12g，茯苓 30g，丹参 15g，延胡索 12g，黄连 6g。14 剂，水煎服，日 1 剂，早晚分服。

二诊（2022 年 2 月 13 日）：患者诉服药后诸症减，心慌持续时间、发作频率减低，劳累后易发，阴雨天易气短，食后腹胀、腹痛，纳眠可，二便调。前方去丹参，加川楝子 9g，郁金 12g 理气止痛。继服 7 剂。

三诊（2022 年 2 月 20 日）：患者服上方后心慌、胸闷、气短明显减轻，腹痛消失，偶有进食后腹胀，上方去川楝子，加陈皮 12g 健脾行气。继服 14 剂。

按语：继发于病毒性心肌炎的房颤患者多因素体虚弱，心气不足，风邪侵袭心脏，谓之心中风。即《诸病源候论·风惊悸候》所云："风惊悸者，由体虚，心气不足，心之府为风邪所乘，或恐惧忧迫，令人气虚，亦受于风邪，风邪搏于心，则惊不自安。"心主血脉，心府受损，则心血瘀滞；津血同源，则水饮内停，久而聚液成痰，痰瘀互结，痹阻心脉，发为心悸。半夏、白术、天麻、茯苓化痰散结，僵蚕、蝉蜕通络息风；延胡索、丹参、甘松行气活血；痰瘀互结，郁久化热，以柴胡、黄连、龙骨、牡蛎和解清热安神。

甲亢合并房颤

1. 阵发性房颤，射频消融术后，甲亢，肝火痰郁案

黄某，男，55 岁。2021 年 12 月 22 日初诊。

主诉：阵发心慌 6 年，加重 1 个月。

病史：患者 6 年前情绪波动后出现心慌、头晕、汗出，就诊当地医院查心电图诊断为阵发性房颤，平时偶有发作，可自行缓解，未服药治疗；2019 年因房颤发作次数增加，12 月于西医院行射频消融手术转复窦律，术后服胺碘酮、达比加群酯 3 个月，雷贝拉唑钠肠溶片 1 个月，病情稳定；2020 年 8 月房颤再次复发，同年 11 月行第二次射频消融手术，术后服用盐酸普罗帕酮片 150mg（2 次 / 日），达比加群酯 150mg（2 次 / 日）两个月，雷贝拉唑钠肠溶片 20mg（1 次 / 日）1 个月，酒石酸美托洛尔片 25mg（2 次 / 日）长期口服；2021 年 11 月房颤再次复发，每隔两三天发作一次，每次持续 4 ～ 5 小时，患者为求中医治疗来诊。来诊症见：阵发心慌，每天发作 1 次，下午 5 ～ 6 点容易出现，大约 4 ～ 5 小时缓解。睡眠打鼾，脾气急躁，做事完美主义，口干口苦，难以入睡，眠浅易醒。舌质暗，舌边及舌尖红甚，舌体略小，苔薄黄，脉弦细略滑。既往史：2021 年诊断为甲亢。目前服甲巯咪唑 15mg 每日 1 次治疗。母亲有房颤病史。辅助检查：甲状腺功能示促甲状腺激素 0.005μIU/mL，游离甲状腺素 34.68pg/mL，三碘甲状腺原氨酸 1.9ng/mL，甲状腺过氧化物酶抗体 113IU/mL。甲状腺超声结果示甲状腺不均质改变，甲状腺多发实性结节。颈动脉超声结果示双侧颈动脉内中膜增厚伴斑块形成。超声心动图示 LA39mm，LV46mm，EF66%，心内结构和功能未见异常。

西医诊断：①心律失常，阵发性房颤；②射频消融术后；③甲亢。

中医诊断：心悸。

辨证：肝郁化火，气滞痰阻。

治法：清肝泻火，化痰息风，安神定悸。

处方：羚夏清肝汤加减（经验方）。

药用：牡丹皮 9g，炒栀子 12g，白芍 12g，柴胡 10g，茯苓 15g，炒酸枣仁 30g，丹参 15g，川芎 10g，延胡索 15g，枳实 9g，僵蚕 9g，蝉蜕 6g，夏枯草 15g，浙贝母 15g，生牡蛎 30g（先煎）。14 剂，水煎服，日 1 剂，早晚分服。

二诊（2022 年 1 月 5 日）：患者服药后房颤发作次数减少，诉口干喜饮，大便干，乏力。2022 年 1 月 12 日复查动态心电图示总心搏 105620 次 /24 小时，最慢心率 57 次 / 分，平均心率 75 次 / 分，最快心率 128 次 / 分。窦性心律，房性期前收缩 12 次，心率变异性处正常范围。上方去生牡蛎、延胡索，加玄参 12g，太子参 12g 以补益气阴。继服 14 剂。

三诊（2022 年 1 月 19 日）：服药后口干、便干好转，仍觉乏力、气短、腰酸，上方加石斛 15g，黄精 15g 补益肺肾。继服 14 剂。

按语：患者中年男性，秉性争强好胜，凡事要求尽善尽美，使五志过极化火，邪火内起于肝，通于心，心肝火旺，内风煽动，心神逆乱，血脉鸱张，血流加速则心悸、怔忡作矣。邪火久郁，灼津炼液为痰，痰助火势，火助痰长，痰火凝结，内侵血脉，血行受阻，滞而为瘀。痰瘀火邪盘踞日久，正气渐损，正虚邪恋导致疾病缠绵难愈。疾病发作期邪郁化火为标，治疗当清火祛邪为要。后期邪火渐退，正虚日显，当祛邪扶正并施，使疾病向愈。

2. 持续性房颤，甲亢，阴虚火旺、扰动心神案

赵某，男，48 岁。2012 年 4 月 12 日初诊。

主诉：阵发心慌 1 年余，加重 12 天。

病史：患者于 1 年前无明显诱因突发阵发心慌，情绪急躁易怒，就诊于当地医院，心电图示持续性房颤，频发室性期前收缩，短阵室上性心动过速，予抗心律失常药物治疗后未恢复窦律，房颤持续至今；患者拒绝抗凝治疗，12 天前因情绪波动，心慌再次发作，伴胸闷，气短，急躁易怒，汗出较多，遂来我院就诊。来诊症见：阵发心慌，胸闷，急躁易怒，失眠，多梦，自汗，口干口苦，头晕，头痛，眼干，腰膝酸软，小便短赤，大便干燥，排便困难，舌红嫩，苔薄黄而少，脉弦细代促。既往史：桥本氏甲状腺炎、甲状腺功能亢进病史 10 余年。查体：血压 132/84mmHg，双肺（－），心率 122 次 / 分，心律绝对不齐，心音强弱不等，杂音（－），肝脾不大，双下肢水肿（－）。辅助检查：心电图示房颤，频发室性期前收缩。动态心电图检查示持续性房颤，频发室性期前收缩，短阵室上性心动过速，频发室上性期前收缩。超声心动图示左室舒张功能减退。

西医诊断：①心律失常，持续性房颤，频发室性期前收缩，频发室上性期前收缩，短阵室上性心动过速；②桥本氏甲状腺炎，甲状腺功能亢进。

中医诊断：心悸。

辨证：阴虚火旺，扰动心神。

治法：滋阴清热，宁心定悸。

处方：甲枣宁脉汤加减（经验方）。

药用：炒栀子8g，生地黄10g，炒酸枣仁30g，玄参15g，麦冬12g，白芍12g，炒白术12g，甘松12g，蝉蜕12g，炙鳖甲12g（先煎），当归25g，茯苓15g。14剂，水煎服，日1剂，早晚分服。

二诊（2012年4月26日）：患者诉服上方后，大便干燥、小便短赤、口苦症状基本消失，阵发心慌、胸闷、急躁易怒、失眠、多梦、自汗、头晕、眼干、头痛、腰膝酸软较前减轻，舌红嫩，苔薄黄而少，脉弦细代。查体：血压126/88mmHg，双肺（-），心率86次/分，心律不齐，可闻及期前收缩，心音可，杂音（-）。上方去炒白术，加郁金12g，生龙骨30g（先煎）。继服14剂。

三诊（2012年5月9日）：患者诉服药后，心悸、胸闷、眼干、头痛明显改善，失眠、多梦、急躁易怒、自汗、头晕、腰膝酸软较前改善，二便调，纳可，舌红嫩，苔薄黄，脉弦细代。查体：血压122/86mmHg，双肺（-），心率82次/分，心律不齐，可闻及期前收缩，心音可，杂音（-）。上方去玄参、当归，加山茱萸9g，天麻12g。继服14剂。

四诊（2012年5月23日）：患者服药后，急躁易怒、自汗、头晕症状消失，失眠、多梦、腰膝酸软症状较前减轻，二便调，纳可。舌红嫩，苔薄黄，脉弦细。查体：血压130/84mmHg，双肺（-），心率80次/分，律齐，心音可，杂音（-）。动态心电图检查示窦性心律，偶发室性期前收缩，偶发房性期前收缩。上方患者先后服28剂，遂停药，其房颤及室性期前收缩未复发。上方去天麻，加怀牛膝12g。继服14剂。

按语：甲亢房颤的发生与情志不畅关系密切，此病案患者为中青年男性，平素事务纷扰，肝气太盛，易怒伤肝，情志不调导致肝郁气滞。气郁日久，化火伤阴，阴不制阳，虚火上扰心胸，发为心悸。甲枣宁脉汤组方借鉴治疗温病之青蒿鳖甲汤以养阴生津退虚热。方中重用酸枣仁为君药，功可养心补肝、宁心安神、生津敛阴；鳖甲咸寒，直入阴分，滋阴退热。合用栀子、生地黄、麦冬、白芍，加强清热养阴之力。阴虚则津液缺乏，血行黏滞，外加久病入络，易致血瘀，故以玄参清热活血、当归养血活血。蝉蜕为风药，既能息风止悸，又能引领诸药直达病所。炒白术、茯苓、甘松健脾醒脾，以防止一派清热养阴药物误伤脾阳、滋腻碍胃。复诊在原方基础上随症加减，诸药合用，共奏滋阴清热、宁心定悸之效。

3. 阵发性房颤，射频消融术后，甲亢，痰热内阻案

宋某，女，71岁。2021年4月8日初诊。

主诉：间断心悸8年。

病史：患者8年前无明显诱因出现心慌、胸闷。于某三甲医院就诊，诊断为阵发性房颤，予酒石酸美托洛尔片、阿司匹林肠溶片后症状缓解，心率波动在50～120次/分，病情平稳；2020年10月因右侧手活动不利于某西医院就诊，考虑脑血管病，予利伐沙班片抗凝；2020年12月于阜外医院行射频消融术，术后症状缓解不明显。来诊症见：心悸、胸闷，心慌较前加重，持续时间增加，乏力，双下肢水肿。舌质暗红，舌体胖大，苔中黄，脉弦滑。既往甲亢1年余。

西医诊断：①阵发性房颤；②射频消融术后；③甲状腺功能亢进；④陈旧性脑梗死。

中医诊断：心悸。

辨证：痰热内阻。

治法：清热化痰。

处方：黄连6g，生龙骨30g（先煎），生牡蛎30g（先煎），法半夏9g，炒白术12g，柴胡10g，丹参15g，延胡索12g，地骨皮30g，甘松12g，茯苓30g，僵蚕12g，夏枯草15g。14剂，水煎服，日1剂，早晚分服。

二诊（2021年6月1日）：患者诉头部晕沉感，自觉心慌，心脏搏动有间歇，心率波动在36～120次/分，自觉心率慢、有间歇时头晕明显，口干口苦，双下肢水肿，眠一般，曾出现夜间惊醒，纳可，二便调。前方去夏枯草加蝉蜕12g，桑白皮15g，泽泻15g。继服14剂。

三诊（2021年8月8日）：患者诉偶有头部晕沉感，间断性心慌，劳累后加重，自测心率波动在47～48次/分，乏力，口干口苦，双下肢水肿，畏寒怕冷，抽筋，夜间加重，纳可，眠差，易惊醒，二便调。方用半夏白术天麻汤加减，继服14剂，处方：法半夏9g，炒白术12g，天麻12g，珍珠母15g（先煎），生龙骨、生牡蛎各30g（先煎），僵蚕12g，黄连6g，柴胡10g，甘松

12g，泽泻 15g，地骨皮 30g，肉桂 3g。继服 14 剂。

四诊（2021 年 9 月 25 日）：患者诉头晕较前缓解，活动后易心慌汗出，乏力，口干口苦，偶有咳嗽咳痰，色白质稀，遇冷后易鼻塞流涕，双足发凉，肌肉易痉挛，夜间明显，纳可，眠差易醒，二便调。前方去柴胡、僵蚕加茯苓 30g，仙鹤草 30g。继服 14 剂。

五诊（2021 年 10 月 24 日）：患者诉服药后诸症减，近 1 个月房颤发作次数减少，10 次左右，发作时间每次持续 0.5 ～ 3 小时，发作时心慌，汗出。乏力，口干口苦，口中黏腻，脾气急，四肢发凉，怕冷，偶有咳嗽，痰白易咳，纳可，入睡困难，二便调。前方去仙鹤草、地骨皮、珍珠母，加柴胡 10g，僵蚕 12g，蝉蜕 12g。继服 14 剂。

六诊（2022 年 2 月 20 日）：患者诉夜间平卧时房颤易发作，伴心慌，汗出，持续数小时不等，偶有双下肢无力伴乏力，气短，口干口苦，近 3 个月有过敏性咳嗽症状，眠差易醒，入睡困难，思虑过多，纳可，二便调，四肢发凉，畏寒。前方去半夏、白术、生龙骨、生牡蛎，加炒酸枣仁 30g，郁金 12g。继服 14 剂。

按语：本案为老年女性阵发性房颤、射频消融术后患者，既往有甲亢病史。心悸病因不独在心，其发生与脏腑气血阴阳功能失调相关。肝气郁结，脾气亏虚，运化失司，聚湿生痰，气有余便是火，气郁日久化火，痰与热结，痰热内扰心神，易致心悸；而气为血之帅，气虚则行血无力而成瘀，患者舌暗红为血瘀之征象；治疗上以黄连温胆汤加减，法半夏燥湿化痰，白术、茯苓健脾益气祛湿，黄连、柴胡泄热安神，龙骨、牡蛎镇惊安神，丹参、延胡索活血化瘀，甘松理脾健胃、理气止痛，僵蚕祛风定惊，夏枯草清肝火、散郁结，现代药理研究其发现对甲亢有一定疗效；全方融入了益气、活血、清热、化痰及安神定悸的治疗原则；二诊患者诉头部晕沉感，下肢水肿，痰湿内盛，扰乱心神，故加蝉蜕镇静、桑白皮泽泻利水消肿渗湿；三诊患者热象不甚明显，而痰湿之邪上扰头目，内扰心神，兼有阳气不足之象，故以半夏白术天麻汤化痰健脾祛湿，珍珠母安神，加肉桂补火助阳、散寒止痛；四诊患者活动后易心慌汗出、乏力、肌肉易痉挛，气虚更为明显，故加茯苓、仙鹤草健脾补虚；五诊患者出现情绪急躁、入睡困难，故加入僵蚕、蝉蜕镇惊安神；六诊患者思虑过多，入睡困难。情志因素影响疾病的发展，故加入酸枣仁养心安神，郁金行气解郁。

睡眠呼吸暂停低通气综合征合并房颤

1. 阵发性房颤，睡眠呼吸暂停低通气综合征，肝郁脾虚、痰热阻肺案

刘某，男，58岁。2022年1月6日初诊。

主诉：阵发心慌6个月。

病史：患者半年前情绪激动后出现心慌，某三甲医院诊断为阵发性房颤，予达比加群酯150mg（2次/日），盐酸普罗帕酮片150mg（3次/日）治疗，后因心率偏慢，减量为100mg（2次/日）；目前房颤发作频繁，2～3天发作1次，24小时可缓解，生气或劳累后容易诱发，遂求中医治疗。来诊症见：心慌，气短，乏力，头晕，头胀，自汗，胃脘不适，呃逆，脾气急躁，腰酸，睡眠饮食正常，小便黄，大便调。舌质暗，舌边尖红，舌体胖大，苔薄白，舌下络脉迂紫，脉弦滑数。既往史：高血压病史，最高血压170/90mmHg，规律服用培哚普利吲达帕胺1.25mg（1次/日），血压控制平稳；高脂血症病史1年，未服药。肺结节、甲状腺结节、肾囊肿病史1年。辅助检查：睡眠呼吸监测示阻塞性睡眠呼吸暂停低通气综合征（重度）；睡眠呼吸暂停低通气指数40.6；夜间睡眠低氧血症（重度）；最低氧饱和度69%。血脂检验示总胆固醇3.96mmol/L，甘油三酯2.55mmol/L，高密度脂蛋白0.96mmol/L，极低密度脂蛋白1.02mmol/L，低密度脂蛋白2.39mmol/L，尿酸351μmol/L。

西医诊断：①心律失常，阵发性房颤；②睡眠呼吸暂停低通气综合征（重度）；③高血压2级（很高危）。

中医诊断：心悸。

辨证：气郁痰阻，痰热扰心。

治法：清热化痰，疏肝理气，宁心安神。

处方：四逆散合黄连温胆汤加减。

药用：柴胡10g，枳实9g，白芍12g，佛手10g，黄连6g，法半夏9g，全瓜蒌15g，浙贝母15g，竹茹15g，太子参15g，丹参15g，桑白皮30g，地骨皮15g，川芎9g，陈皮12g，茯苓15g。14剂，水煎服，日1剂，早晚分服。

二诊（2022年1月20日）：患者服药后心慌明显好转，房颤发作频率减少为每周发作1次，持续4小时可缓解，胃胀、呃逆消失，诉平时怕冷，口干，善惊惕。上方去竹茹、黄连，加桂枝12g，炙甘草12g，生龙骨30g（先煎），生牡蛎30g（先煎）。继服14剂。

三诊（2022年2月4日）：患者心慌、打鼾、善惊易恐均减轻，房颤未发作，仍觉口干，上方去桑白皮、地骨皮，加黄精15g，麦冬12g。继服28剂。

按语：患者中年男性，平素情怀不遂，肝失疏泄，气郁日久化火，复因平素嗜食肥甘厚腻之品，内伤脾胃，痰湿内生，痰随火升，上扰心神，则心慌。治疗当以清热化痰、行气解郁为法，药用四逆散疏肝行气，黄连温胆汤合泻白散以清热化痰。痰阻血行，瘀血内生，加川芎、丹参以活血通脉。邪气内盛，正气渐损，加太子参益气养阴。全方以祛邪为主，使气顺则痰消，火退则痰降，痰消则血脉通利，心脉畅通，心神得养，则疾病向愈。

2. 阵发性房颤，睡眠呼吸暂停低通气综合征，脾虚湿阻、痰瘀互结案

寇某，男，64岁。2022年1月10日初诊。

主诉：间断心慌10个月。

病史：患者于2年前行睡眠呼吸监测示睡眠呼吸暂停低通气指数16次/小时，最低氧饱和度86%。10个月前无明显诱因出现心慌，就诊于当地医院，查心电图示心房颤动。动态心电图示24小时总心搏数86929次/22小时，最快心率84次/分，最慢心率54次/分，平均心率64次/分，室上性心搏总数37次/22小时。结论：窦性心律，偶发房性期前收缩。既往腔隙性脑梗死、高脂血症病史。来诊症见：间断心慌、偶有头晕，无胸闷胸痛，无恶心呕吐，乏力，偶有反酸烧心，右侧面部麻木、手足指尖麻胀感，纳眠可，小便调，大便1日1行。舌暗红，苔白腻，脉沉。辅助检查：总胆固醇2.62mmol/L，低密度脂蛋白1.41mmol/L，甘油三酯1.54mmol/L。超声心动图检查示LA37mm，LV45mm，LVEF60%，三尖瓣轻度反流，左室舒张功能减低。心电图示窦性心律。（2022年1月3日）

西医诊断：①阵发性房颤；②睡眠呼吸暂停综合征。

中医诊断：心悸。

辨证：脾虚湿阻，痰瘀互结，心脉痹阻。

治法：健脾祛湿，化痰活血，通脉止悸。

处方：芪术化湿汤合四物汤加减。

药用：生黄芪 30g，党参 12g，炒白术 12g，法半夏 9g，茯苓 30g，醋乳香 10g，当归 12g，川芎 15g，赤芍 15g，浙贝母 12g，醋没药 10g，丹参 15g，僵蚕 12g，竹茹 10g。7 剂，水煎服，日 1 剂，分两次服。

二诊（2022 年 1 月 17 日）：患者无明显心慌，偶有头晕，右侧面部麻木、手足指尖麻胀感好转。上方加天麻 12g，钩藤 10g，葛根 15g，白芷 15g，以升清阳、平肝阳。7 剂，水煎服，日 1 次，分两次服。

三诊（2022 年 1 月 24 日）：服药后诸症减轻，无心慌等不适症状，患者时有便溏，乏力，上方去浙贝母、赤芍、没药、乳香，加白扁豆 12g，陈皮 12g。7 剂，水煎服，日 1 次，分两次服。

患者门诊坚持调理 2 个月后，诸症消失，病情稳定。3 个月后随访无心慌、反酸烧心等不适。

按语：本例病机要点为脾虚湿阻心络化风而心悸。该方重点在于心脾同治，脾旺则气血生化有源，黄芪、白术、党参甘温之品补脾益气以生血，茯苓、半夏理气化痰和中，当归、赤芍、没药、丹参活血通络，僵蚕引诸药直达病所，具有息风止痉、化痰散结等功效。本方以整体调节，主抓健脾祛湿、宁心通络之大法，辨证精准，用药恰当，收获良效。

3. 永久性房颤，睡眠呼吸暂停低通气综合征，痰火扰心、气滞血瘀案

贾某，男，65 岁。2020 年 3 月 12 日初诊。

主诉：间断心慌 7 年余。

病史：患者 7 年前在重体力活动后出现心慌、胸闷并牵涉至后背痛，于某三甲医院就诊，行相关检查后诊断为持续性房颤、睡眠呼吸暂停综合征，予控制心室率治疗（具体不详），服利伐沙班片出现伤口不凝血情况，后停药；2015 年曾行药物复律未成功，同时冠脉造影检查未见明显异常；后症状持续，现规律口服阿司匹林肠溶片 100mg（1 次 / 日）抗血小板聚集，盐酸索托洛尔片 80mg（2 次 / 日）稳定心室率。来诊症见：心慌，易急躁，纳眠可，二便调。舌红暗胖大，苔黄腻，脉沉滑代。既往史：睡眠呼吸暂停低通气综合征 20 余年；高尿酸血症、高脂血症病史，否认高血压、糖尿病病史。辅助检查：超声心动图示 LA46mm，RA37mm，LV49mm，LVEF63%。动态心电图检查示房颤律，平均心率 83 次 / 分，最长 RR 间歇 2.85s。（2020 年 1 月）

西医诊断：①心律失常，永久性房颤；②睡眠呼吸暂停低通气综合征；③高尿酸血症；④高脂血症。

中医诊断：心悸。

辨证：痰火扰心，气滞血瘀。

治法：清热化痰宁心，理气活血止悸。

处方：连蒌胆星汤合延丹理脉汤加减。

药用：黄连 6g，法半夏 9g，全瓜蒌 15g，茯苓 30g，延胡索 12g，丹参 15g，甘松 12g，紫草 15g，生龙骨 30g（先煎），生牡蛎 30g（先煎），萆薢 15g，僵蚕 12g，蝉蜕 12g。7 剂，水煎服，日 1 剂，早晚分服。

二诊（2020 年 3 月 19 日）：服药后患者心慌、急躁较前减轻，纳眠可，大便日 3 行，便溏，小便可，双上肢湿疹。舌红暗胖大，苔黄腻，脉沉弦结代。去萆薢，加全蝎 6g，生薏苡仁 30g。14 剂，水煎服，日 1 剂，早晚分服。

三诊（2020 年 4 月 3 日）：服药后诸症减轻，湿疹好转，仍大便溏。上方去瓜蒌、加葛根 15g，干姜 3g。14 剂，水煎服，日 1 剂，早晚分服。

按语：睡眠呼吸暂停低通气综合征患者发生房颤的概率较高，此类房颤多发生于痰湿体质人群，与脾虚、痰湿相关。此患者病史 20 余年，7 年前过度劳累后出现心慌伴胸背痛，冠脉造影检查除外冠心病，经查诊断为持续性房颤，药物转复失败，房颤持续，发展为永久性房颤，抗凝不耐受。据发病经过及四诊，患者素体脾虚，易致水湿停留，聚而为痰；复因饮食不节，过食肥甘厚味，胃中浊气郁蒸，酿湿生热化为痰浊。加之患者性情急躁，肝失条达，气郁化火，痰浊与郁火相夹，煎熬心血致瘀血渐生，且致风动扰心而发为心悸。故处方以连蒌胆星汤合延丹理脉汤加减清热化痰、理气活血、宁心止悸。并以茯苓、萆薢利湿去浊，牡蛎、僵蚕软坚化痰，紫草清解血分瘀热，生龙骨、生牡蛎潜阳安神，僵蚕、蝉蜕“小升降散”息风清热。全方围绕痰、瘀、火、风多层次多角度遣药干预，使痰化、血和、火清、风息而悸止。

肿瘤合并房颤

1. 持续性房颤，直肠癌术后，气虚血瘀、瘀毒内阻案

王某，男，78岁。2022年2月23日初诊。

主诉：间断心慌胸闷4年，加重1天。

病史：患者自述6年前发现直肠恶性肿瘤，具体分型不详，于当地医院行直肠恶性肿瘤切除术，术后恢复良好。4年前无明显诱因出现心慌胸闷，无心前区疼痛，就诊于我院，心电图示心房颤动，予口服达比加群酯胶囊110mg（2次/日）抗凝，患者心慌胸闷时有发作。2021年10月查动态心电图示总心搏数117828次/24小时，最快心室率143次/分，最慢心室率42次/分，平均心室率82次/分，室上性期前收缩总数24032次，室性期前收缩总数1111次，R-R长间歇≥2000ms有10次，最长2378ms。既往史：高血压3级（极高危）；2型糖尿病；陈旧性脑梗死（后遗症期）。超声心动图检查示LA38mm，LV50mm，LVEF47%。左室壁运动略减低、欠协调，左房轻大，主动脉瓣退变并反流（轻度），二尖瓣反流（轻度），三尖瓣反流（轻度），左室收缩功能减低。来诊症见：间断心慌胸闷，活动后加重，休息后缓解，无胸痛，无喘憋，无头晕头痛，偶有咳嗽，咳痰，色黄，质黏，时有腹胀，口干口苦，无烧心反酸，乏力，纳差，眠差，小便少，大便干。舌暗红，苔黄腻，脉沉。

西医诊断：①心律失常，持续心房颤动；②高血压3级（极高危）；③2型糖尿病；④陈旧性脑梗死（后遗症期）。

中医诊断：心悸。

辨证：气虚血瘀，瘀毒内阻。

治法：益气活血，化瘀解毒。

处方：芪甲化瘀解毒汤加减。

药用：生黄芪30g，浙贝母12g，法半夏9g，玉竹12g，生薏苡仁30g，僵蚕12g，蝉蜕12g，藤梨根15g，炒栀子6g，茯苓30g，半枝莲15g，当归

12g，党参 20g，牡蛎 30g（先煎），皂角刺 6g，地龙 6g，姜黄 12g，炒苦杏仁 9g。7 剂，水煎服，日 1 剂，早晚分服。

二诊（2022 年 3 月 2 日）：间断心慌胸闷、咳痰好转，仍口干口苦，原方基础上，加柴胡 12g，黄芩 10g。7 剂，水煎服，日 1 剂，早晚分服。

三诊（2022 年 3 月 9 日）：服药后诸症减轻，偶腹胀，上方去皂角刺、生薏苡仁，加陈皮 12g，枳壳 12g。患者门诊坚持调理 3 个月后，无明显不适，病情稳定。3 个月后随访，患者无心慌、胸闷等不适症状。

按语：该患者为肿瘤相关房颤，病性以气虚为本，瘀毒为标，治疗以益气活血、化瘀解毒为主，活血通络为辅。其中浙贝母、半夏、牡蛎为笔者常用的治疗癥瘕积聚的要药，佐以皂角刺消肿散结，地龙活血通络，共同达到消积滞、豁顽痰的作用。又因以本虚为主，正气亏虚才是痰瘀结聚的根本原因，故不忘健脾益气、补血生血，治疗原则一是健脾益气，二是补血生血，三是顾护阴津。同时升降出入既是气机调畅的基础，也是保持健康的必要条件，出入废则神机化灭，升降息则气立孤危，故以升降散调畅气机，气血和畅，达到改善机体气血津液输布运行的作用。

2. 永久性房颤，甲状腺癌术后，气阴两虚、痰瘀毒阻案

朱某，男，71 岁。2021 年 11 月 16 日初诊。

主诉：间断心慌 3 年，加重 7 天。

病史：患者 3 年前劳累后出现心慌、发作时伴有胸闷，就诊于社区医院，心电图提示心房颤动，未予系统诊治。1 年前因心慌再次发作，在某三甲医院就诊，血压 120/80mmHg，心律绝对不齐，心音强弱不等，超声心动图示 LA45mm，LV54mm，LVEF61%，各瓣膜形态结构未见异常，室间隔、室壁厚度及运动幅度正常。动态心电图检查示全程心房颤动。诊断为永久性房颤、左房扩大，因心房扩大考虑转复成功率低，未行射频消融手术，予利伐沙班片抗凝、酒石酸美托洛尔片控制心室率维持治疗。7 天前患者无明显诱因出现心慌加重。来诊症见：心悸、胸闷，气短伴有倦怠乏力，神疲头晕、活动后为甚，喜热食，纳呆便溏，口黏，恶心。舌质淡紫暗，舌体胖大，苔白腻，脉弦滑、结代。既往史：高脂血病史 10 年，现服用阿托伐他汀钙片 20mg（1 次 / 晚）。6 年前行甲状腺癌切除手术，病理诊断为甲状腺癌。辅助检查：总胆固醇 5.28mmol/L，低密度脂蛋白 3.5mmol/L，甘油三酯 1.96mmol/L。超声心动

图示 LA45mm，LVDD 54mm，二尖瓣轻度反流，左室舒张功能减低。动态心电图示总心搏 115369 次 /24 小时，最慢心率 53 次 / 分，平均心率 79 次 / 分，最快心率 125 次 / 分，永久性房颤。（2020 年 9 月 17 日）

西医诊断：①心律失常，永久心房颤动；②甲状腺癌术后；③高脂血症。

中医诊断：心悸。

辨证：气阴两虚，痰瘀毒阻。

治法：益气养阴，化痰祛毒。

处方：芪芝三参解毒汤合疏肝柔脉汤加减。

药用：生黄芪 30g，灵芝 6g，玄参 15g，太子参 12g，北沙参 12g，甘松 12g，茯苓 30g，鳖甲 12g（先煎），黄连 6g，柴胡 10g，枳壳 12g，白芍 15g，僵蚕 12g，制远志 9g，法半夏 9g，郁金 12g。14 剂，水煎服，日 1 剂，早晚分服。

二诊（2021 年 11 月 30 日）：上方服用 4 周后患者心慌较前明显减轻、神疲头晕改善，倦怠乏力气短较前减轻，仍有胸闷善太息，偶伴有闷痛，痛无定处。舌质紫暗，舌体胖大，苔白，脉弦滑、结代。考虑患者肝郁气滞痰阻，予疏肝柔脉汤合化痰散结方加减。药用：法半夏 9g，厚朴 9g，僵蚕 12g，昆布 10g，海藻 10g，生龙骨 30g（先煎），生牡蛎 30g（先煎），茯苓 15g，白芍 12g，鸡血藤 15g，合欢皮 12g，柴胡 10g，枳壳 12g，代代花 9g，生黄芪 30g，太子参 12g。经此方服用 4 周后患者胸闷、胸痛明显缓解，无心慌，无头晕，自觉较前精神状态明显好转，纳可，二便调。

按语：此患者为老年男性，诊断为永久性房颤、心脏扩大。既往有甲状腺癌病史，此患者特点为合并恶性肿瘤，有明显正气亏虚之象，倦怠乏力，活动后为甚，纳呆便溏，舌体胖大，皆为气阴不足，心脾两虚之证。患者久病损伤正气，再加上年龄日增，二因合而致脏腑功能衰退，心之气阴耗损，伤及脾胃，生化乏源，导致气阴亏虚，致心失所养，而发为心悸。故此患者首诊选用芪芝三参解毒汤，重用黄芪补气，辅以太子参、玄参和北沙参三参，补益心气同时滋阴生津以助心血。在扶正同时，强调房颤的发病的核心病机与“风邪”最为密切。“厥阴肝木”之本，风气主之。“厥阴”为阴极阳生之枢纽，生则由阴出阳，阴阳摩荡成生万物之和风；病则阴阳错杂相争动荡而成毒害万物之“贼风”。足厥阴为肝，手厥阴为心包。心包者，是包绕心君的一个结构，亦包心也，称为“心主之宫城”。因此“贼风”最易侵袭心脏，引起心悸的发生，所以在芪芝三参解毒汤的基础上合用疏肝柔脉汤，选取柴胡、白芍为伍，借柴之疏散使补而不滞，凭芍之收敛，使疏而不散，可谓疏肝柔肝最佳组合。二诊后患者经治疗气虚诸症得到明显改善，有胸闷喜叹息，伴有无固定位置之闷痛，考虑缓者存在气滞痰阻，中焦运化失司之证，故补气疏肝同时加强化痰散结之效，选用昆布、海藻、牡蛎等散结常用药物进行针对性调节。

3. 持续性房颤，射频消融术后，甲状腺癌术后，肝风内动、痰饮留滞案

甄某，男，50岁。2022年2月22日初诊。

主诉：阵发性心慌2年余。

病史：2020年1月患者无明显诱因出现心慌，伴胸闷气短，乏力，时有头晕，患者未予重视；2021年3月患者因症状加重，就诊于当地医院，动态心电图检查确诊为持续性房颤，于黑龙江省某三甲医院查超声心动图示双房增大，LA44mm，RA40mm，予控制心率、抗凝等治疗；4月13日患者就诊于北京市某三甲医院，超声心动图示LA44mm，LVEF62%，并于某医院行射频消融术，术后予口服琥珀酸美托洛尔缓释片71.25mg（1次/日），口服利伐沙班片20mg（1次/日），此后患者由持续性房颤转为阵发性房颤，心慌、胸闷仍有间断发作；2020年12月，患者再次就诊于北京市某三甲医院，查超声心动图示LA51mm，LV49mm，LVEF61%，并于该医院行二次射频消融术，术后继服琥珀酸美托洛尔缓释片、利伐沙班片、盐酸胺碘酮片200mg至今，心慌胸闷较前稍有好转，症状仍间断发作。现患者为求中医药治疗来诊。来诊症见：阵发心慌，胸闷伴气短，发作时乏力、头晕，纳眠可，小便偶见泡沫，大便溏，日2行。舌暗红，稍胖大，苔薄黄，脉滑。既往史：2012年因甲状腺恶性肿瘤行甲状腺切除术，术后规律口服左甲状腺素钠片12.5μg（1次/日）；高血压1年余，最高达200/120mmHg，现口服替米沙坦40mg（1次/日）控制在140/90mmHg；2型糖尿病1年，现口服盐酸二甲双胍片0.5g（2次/日）控糖，未规律监测。辅助检查：超声心动图示LA51mm，LV49mm，LVEF61%，提示左房增大，二尖瓣反流，左室壁各节段厚度正常，运动欠协调。N末端B型钠尿肽前体772pg/mL。凝血七项、生化全项、血常规、甲状腺功能均未见明显异常（2021年12月29日）。查体：心率80次/分，双肺(－)，律不齐，无杂音。

西医诊断：①心律失常，持续性房颤，射频消融术后；②高血压3级（很

高危）；③ 2 型糖尿病；④甲状腺癌术后。

中医诊断：心悸。

辨证：肝风内动、痰饮留滞。

治法：平肝息风、化痰逐饮。

处方：法半夏 9g，炒白术 12g，桑白皮 30g，地骨皮 30g，珍珠母 15g（先煎），天麻 15g，茯苓 30g，泽泻 15g，甘松 12g，僵蚕 12g，蝉蜕 12g，郁金 12g。14 剂，水煎服，日 1 剂，早晚分服。

二诊（2022 年 3 月 22 日）：患者因处外地，自行服药 28 剂后复诊，自述心慌较前发作频率减少，头晕明显好转，偶有胸闷，乏力，眠一般，大便仍不成形。血压 126/88mmHg。上方去天麻，加黄连 6g，肉桂 3g，延胡索 15g。14 剂，水煎服，日 1 剂，早晚分服。

三诊（2022 年 4 月 19 日）：仍自行服药 28 剂后复诊。心慌、睡眠较前明显好转。复查超声心动图示 LA49mm，LV47mm，LVEF65%。二尖瓣反流（轻度），室壁运动欠协调。继服 28 剂，巩固疗效。

按语：《素问·至真要大论》曰“诸风掉眩，皆属于肝”，本案患者乏力、便溏、舌体胖大、脉滑，是肝风痰浊并作，故用燥湿化痰之半夏，《灵枢·邪客》谓“通其道而去其邪”，合天麻平肝息风，东垣谓“眼黑头眩，风虚内作，非天麻不能除”。白术、茯苓，健脾胃而除水湿，助化痰之力；僵蚕、蝉蜕、珍珠母，外疏散而内平镇，奏息风之功。脾胃实邪在里，当泻其子，桑白皮、地骨皮取乎泻白散，泻肺而通调水道；甘松入中焦，醒脾而善理风气；郁金入心、肝两脏，兼清心活血之妙。本案兼顾息风与化痰，注重五行生克制化，故能取效。

房颤合并脑梗死

1. 阵发性房颤，腔隙性脑梗死，阴虚阳亢、痰瘀互结案

胡某，男，59岁。2021年1月11日初诊。

主诉：间断心慌胸闷6年，加重1周。

病史：患者2015年无明显诱因出现心慌胸闷，发作时先后就诊于北京市两所三甲医院及我院门诊，多次查心电图示房颤，心室率波动在100～144次/分。予对症处理后症状缓解，未规律继续用药。3个月前于我院门诊查动态心电图检查示窦性心律，心动过缓（21小时37分总心搏77722次，最慢心率44次/分，平均心率59次/分，最快心率107次/分）；房性期前收缩（24次）成对（2对），短阵房性心动过速（1阵，共5次）；心率变异性分析SDNN>100ms。1周前患者心慌胸闷加重，就诊于北京市某三甲医院，查心电图示房颤，心室率144次/分，诊断为阵发性房颤，予口服酒石酸美托洛尔片、利伐沙班片治疗，后患者为求中西医结合治疗就诊于我院。来诊症见：间断心慌、胸闷，偶有胸痛，无肩背放射痛，偶有喘憋，活动后加重，乏力气短，时有头晕，无头痛，视物不清，咳嗽少量白痰，无反酸烧心，无腹泻腹痛，纳眠差，二便可。舌淡暗，苔白腻，脉弦缓。既往史：腔隙性脑梗死病史5年；高血压病史5年余，血压最高140/80mmHg，血压控制在100/60mmHg左右，未规律用降压药；颈动脉硬化伴斑块、高脂血症病史5年；辅助检查：超声心动图检查示LA35mm，LV44mm，LVEF65%，左室舒张功能减低。冠脉CT检查示未见明确异常。凝血七项检验示D-二聚体0.15mg/FEU，活化部分凝血活酶时间24.5s；总胆固醇3.22mmol/L，高密度脂蛋白1.74mmol/L，低密度脂蛋白1.74mmol/L，甘油三酯2.10mmol/L。

西医诊断：①心律失常，阵发性房颤，窦性心动过缓；②腔隙性脑梗死；③高血压病1级（很高危）。

中医诊断：心悸。

辨证：阴虚阳亢，痰瘀互结。

治法：滋阴潜阳，养血活血，通络化痰。

处方：枣芍珍珠汤加减。

药用：炒酸枣仁30g，白芍9g，生地黄12g，百合12g，玄参12g，麦冬12g，丹参15g，炙甘草9g，珍珠粉0.3g（冲服），太子参15g，醋鳖甲9g（先煎），全蝎6g，延胡索12g，鸡血藤15g，法半夏9g，全瓜蒌15g。7剂，水煎服，日1剂，早晚分服。

二诊（2021年1月18日）：患者服药后心慌、胸闷、头晕明显改善，未见胸痛，仍视物不清，咳嗽少量白痰，眠差。心电图示窦性心动过缓，心室率59次/分。予上方炙甘草加量至18g，加知母12g，当归15g，去延胡索、玄参。继服7剂。

三诊（2021年1月25日）：诸症改善。偶有反酸，胃隐痛，嘱生姜水送服后改善。继续上方加减调理巩固2个月后心慌、胸闷未发作，停药。

按语：患者年老体衰，肝肾阴亏，阴不制阳，心之阴液不足，心络失于濡养而拘挛生风，加之阴虚生内热，热灼血液、津液，则血运不畅，血瘀日久，痰浊阻滞，痰瘀互结、化热生风而见心悸，痰郁热上扰则见头晕。以阴虚风动为本，痰瘀互结为标，故治以滋阴养血兼重镇潜阳，配以活血化痰通络兼清虚热，并少佐理气药以促血液、津液运行。患者服药后心慌、胸闷、头晕明显改善，未见胸痛，仍视物不清，咳嗽少量白痰，眠差。考虑仍虚热上扰，痰浊伏肺，酌加知母12g滋阴除烦，当归15g配合白芍养肝血，炙甘草加量至18g以助化痰止咳、通经脉、利血气。全方共奏滋阴潜阳、养血活血、通络化痰之功。

2. 阵发性房颤，射频消融术后，脑栓塞，痰火扰心、心血瘀阻案

郭某，男，58岁。2021年6月10日初诊。

主诉：间断心慌5年，加重1个月。

病史：患者2017年5月突发心慌，伴有右侧视野模糊，言语不利，心电图示阵发性房颤，头颅核磁示左额叶亚急性梗死灶，脑内多发点状缺血性白质病变。后于北京市某三甲医院住院查超声心动图：室间隔增厚，主动脉瓣少量反流，左房、肺静脉CT未见心房内血栓。诊断为急性脑梗死，心源性栓塞可能性大，予抗凝、调脂等对症治疗后缓解。2018年1月因房颤再次发作在某医院住院，行冠脉CT示冠状动脉粥样硬化，左前降支局限性轻中度狭窄，第

一对角支起始部轻中度狭窄，后降支局部管腔轻中度狭窄。行房颤射频消融手术。1个月前因劳累后出现心慌，伴有胸部刺痛，眠差，心电图示阵发性房颤；超声心动图检查示LA32mm，RA35mm，二、三尖瓣少量反流，主动脉瓣少量反流，左室舒张功能减低；为求中医治疗遂来我科。来诊症见：心慌、伴有胸部刺痛，乏力，纳差，口黏，疲乏嗜睡，头部昏蒙感，腹胀，体胖困重，或伴胁肋灼痛，面赤口苦口干，急躁易怒，纳少口腻，面色晦暗，或恶心欲呕，尿黄，大便黏腻不爽。舌紫暗，苔白腻，舌体胖大有齿痕，脉弦滑。既往史：高血压病史5年，现口服酒石酸美托洛尔片25mg（2次/日），血压维持在130/80mmHg左右；轻度睡眠呼吸暂停低通气综合征5年。辅助检查：甲状腺功能五项（–）；生化检验示总胆固醇2.79mmol/L，低密度脂蛋白1.51mmol/L，甘油三酯0.67mmol/L，尿酸452μmol/L；N端B型脑钠肽前体467pg/mL；动态心电图示总心搏数104309次/24小时，短暂性的阵发性房性心动过速5次/24小时，阵发性房颤2次/24小时，ST–T未见异常改变。（2021年2月13日）

西医诊断：①心律失常，阵发性房颤，射频消融术后；②脑梗死；③冠状动脉粥样硬化；④高血压1级（很高危）；⑤睡眠呼吸暂停低通气综合征。

中医诊断：心悸。

辨证：痰火扰心，心血瘀阻。

治法：清热化痰，活血通脉。

处方：礞石通脉汤加减。

药用：醋乳香10g，醋没药10g，丹参15g，黄连6g，三七粉3g（冲服），青礞石15g（先煎），竹茹10g，茯苓30g，浙贝母12g，鸡血藤15g，制远志9g，僵蚕12g，甘松12g，赤芍12g，当归12g，蝉蜕9g。14剂，水煎服，日1剂，早晚分服。

二诊（2021年6月25日）：上方服用2周后患者心慌发作好转明显，胸部刺痛缓解，口黏口苦好转，仍有乏力，困倦，急躁易怒，大便黏腻不爽，食少口腻。舌紫暗，苔白腻，舌体胖大有齿痕，脉弦滑，四诊合参考虑证属脾虚湿阻，痰热壅盛。治法：健脾利湿，清热化痰。方药：芪术化湿汤合连蒌胆星汤加减。药用：党参12g，炒白术12g，法半夏9g，郁金12g，茯苓30g，僵蚕12g，生龙骨、生牡蛎各30g（先煎），陈皮12g，黄连6g，竹茹12g，石菖蒲12g，枳实15g，胆南星6g，制远志9g，瓜蒌15g。14剂，水煎服，日1剂，早晚分服。

三诊（2021年7月9日）：经此方服用2周后，患者无心慌，无胸痛。继服2周后乏力和困倦明显改善，急躁易怒好转，大便黏腻减轻。再次复查24小时动态心电图：窦性心律，总心搏数98327次/24小时，频发房性期前收缩85次/24小时，短暂性的阵发性房性心动过速1次/24小时。本方继服14剂。

按语：患者为中老年男性，过食肥甘冷饮，嗜好烟酒，脾虚不运，湿滞不化，酿生痰浊，湿浊阻于胸中，留于心脉；心与脾胃有脉络相通，二者互相影响。津液凝聚为痰，痰浊停滞于心脉，痹阻脉络，心血运行不畅，积蓄而为瘀血；痰瘀互结心脉瘀阻而成病。所谓由津血同源而导致痰瘀互结，浊痰日久，郁而化热。痰瘀郁结于心络化热而生风，发为心悸不止。治疗当先急则治其标，以祛瘀化痰通脉为主。礞石通脉汤以丹参为活血君药，能活血祛瘀止痛、凉血除烦安神，三七、乳香、没药活血逐瘀为角药，三药合用，使气血通达，祛瘀而不伤正。青礞石善消痰化气，以治顽痰、老痰胶固之证。浙贝母能清热化痰、散结消痈。僵蚕能息风止痉、祛风止痛、化痰散结，三药相须为用，增强化痰散结之功，常用治房颤痰迷心窍证。然则标在痰热，根在于脾困于湿，其治疗后程则以健脾利湿之芪术化湿汤为主，重在扶正以祛除痰湿之来源，方中以白术、党参甘温之品补脾益气以生血，该方一是心脾同治，重点在脾，使脾旺则气血生化有源；二是注重健脾化痰，茯苓为臣药入脾胃经，可以理气化痰和中、健运脾胃的作用；佐以生龙骨、生牡蛎等配为角药，镇惊安神、滋阴潜阳。陈皮、半夏、茯苓燥湿化痰、理气和中。瓜蒌、胆南星、竹茹清热化痰、除烦止呕。总之应以固本祛邪为法则阴阳平定而心风自灭，心神安宁。

3. 持续性房颤，脑梗死，心肾不交案

彭某，男，70岁。2022年4月3日初诊。

主诉：心慌5年余。

病史：患者5年前出现心慌，伴见左侧肢体活动不利，就诊于沈阳某医院，诊断为急性脑梗死、心房颤动，考虑房颤引起急性脑梗死，予利伐沙班片抗凝后症状缓解，未遗留后遗症。出院后规律口服利伐沙班片20mg（1次/日）。心慌仍间断发作，每次持续时间约为30分钟，劳累及情绪波动易诱发。后曾自行服用中药治疗（具体不详），症状缓解不明显。来诊症见：心前区偶有不适，手部颤抖，口干口苦，口气臭秽，纳可，眠差，易醒，梦多，夜尿

2～3次，大便调。舌红暗，苔中黄，脉弦细促。既往史：脑梗死5年，高血压病史。个人史：吸烟10年，15支/日，已戒烟40余年。辅助检查：动态心电图示心房颤动（缓慢型）伴心室内差异性传导，室性期前收缩（成对，二联律，短阵室性心动过速），心率变异性：SDNN＜50ms。（2022年3月12日）

西医诊断：①心律失常，持续性房颤，短阵室性心动过速；②陈旧脑梗死；③高血压1级（很高危）。

中医诊断：心悸。

辨证：心肾不交。

治法：交通心肾。

处方：黄连6g，肉桂3g，细辛3g，茯苓30g，僵蚕12g，蝉蜕12g，玄参15g，北沙参12g，酸枣仁30g，天麻12g，珍珠母15g（先煎），醋延胡索12g。14剂，水煎服，日1剂，早晚分服。

二诊（2022年4月17日）：心前区仍有不适，未见明显心慌发作。手抖、口干苦、口臭好转，睡眠明显好转，大便干。舌红暗，苔薄黄少津，脉弦细促。上方去茯苓，加地骨皮30g。

三诊（2022年5月1日）：心前区不适较前改善，未见心慌发作，诸症好转。后依上方加减继续调治，巩固疗效。

按语：房颤血栓脱落易引发脑血管事件，近年国内外房颤专家均在不断提高抗栓的地位。《素问·生气通天论》曰："大怒则形气绝，而血菀于上，使人薄厥。"其根本在于阴虚阳亢，心肾失于交通。笔者治疗该类病证，临床重视交通心肾。方用黄连、肉桂，上清心火，下煦肾水，使心肾交于顷刻。细辛在下入肾，张隐庵曰"禀少阴泉下之水阴"，而茯苓在上入心，取叶氏"通阳不在温，而在利小便"之意，两药并用，能助黄连、肉桂更通其道。心肾不交，本于阴虚，故用沙参、玄参滋养心肾之阴。阴虚阳亢，内风易生，皆属于肝，故用酸枣仁味酸以补；延胡索通利以行；僵蚕、蝉蜕轻清以散；天麻、珍珠母重镇以平，刚柔济而条达复，将军定而号令出。故能收效。

4. 阵发性房颤，腔隙性脑梗死，痰热瘀阻案

梁某，男，70岁。2021年10月26日初诊。

主诉：阵发性心慌半年余。

病史：患者半年前无明显诱因出现阵发性心慌，伴头晕、憋气、肢体颤

抖、全身乏力，未见呕吐，无大小便失禁，于某三甲医院急诊就诊，行头颅CT示脑白质变性，双侧上颌窦炎。头颅MRI示双侧基底节区腔隙性脑梗可能。诊断为腔隙性脑梗死，心房颤动，予对症治疗后症状未见明显缓解。来诊症见：头晕，头胀痛，阵发心慌，胸闷憋气，胸痛，全身乏力，双下肢麻木，腹胀嗳气，反酸烧心，夜间喜侧卧，怕冷怕热，口干，食欲不振，眠差，小便调，排便困难，日二三行。舌暗红，稍胖大，苔中黄，脉弦滑。既往史：高血压病史1年半，血压最高达190/110mmHg，现用硝苯地平缓释片，未规律监测血压；2型糖尿病20年余，现口服格列喹酮片、盐酸二甲双胍片、阿卡波糖片治疗。

西医诊断：①阵发性房颤；②腔隙性脑梗死；③高血压3级（很高危）；④2型糖尿病。

中医诊断：心悸。

辨证：痰热瘀阻。

治法：清热化痰，活血通络。

处方：黄连6g，法半夏9g，茯苓30g，桑白皮15g，地骨皮30g，砂仁6g（后下），丹参15g，延胡索12g，甘松12g，僵蚕12g，蝉蜕12g，天麻12g，淡豆豉12g。14剂，水煎服，日1剂，早晚分服。西药在目前方案基础上，加服利伐沙班片20mg（1次/日）。

二诊（2021年11月9日）：患者仍心慌，晨起明显，头晕，低头时明显，全身乏力，时有胸闷、憋气、胸痛，下午4点自觉发热，不欲饮食，偶有反酸烧心，腹胀嗳气，双足麻木感，足部水肿，晨起减轻。口干，冷热不调，纳差，眠差，大便服药可解，日二三行，上午尿少。舌暗红，苔中黄，脉弦滑。上方去砂仁、延胡索、淡豆豉，加白术12g，泽泻15g，珍珠母15g（先煎），郁金12g。14剂，水煎服，日1剂，早晚分服。患者自行持续服用该方。

三诊（2021年12月21日）：服药后自觉胸部憋闷，气短伴头晕症状较前减轻，自测晨起血压波动于112～121/73～82mmHg，心率最高96次/分，全身发热无汗，畏寒，偶反酸，仍有双足麻木感，多饮，夜尿3～4次，食欲不振，眠差，大便服药后尚调。舌暗红，稍胖大，苔中黄，脉弦滑。上方去僵蚕、蝉蜕、珍珠母、郁金，加生龙骨、生牡蛎各30g（先煎），穿山龙30g。14剂，水煎服，日1剂，早晚分服。

四诊（2022年1月4日）：患者自觉心慌、胸闷、头晕、气短等症明显好转，余症轻度好转，舌暗红，稍胖大，苔中黄，脉弦滑。复查心电图示窦性心律，ST-T段改变。围绕上方调治3个月余。心慌症状未再复发。

按语：阵发性房颤再次出现卒中的风险较高，中医认为其与“风邪”高度相关，痰热瘀等内邪随风阳而上，扰乱清空。故用黄连、半夏、茯苓化痰清热、涤除垢腻，取黄连温胆汤之意；桑白皮、地骨皮肃肺泄热、通调水道，尽钱乙泻白散之妙；丹参、延胡索、砂仁行气活血、化瘀止痛，仿时方丹参饮诸味。甘松、僵蚕、蝉蜕、天麻息风透邪，其中僵蚕、蝉蜕法虫类善钻之性，夹诸药搜风剔络，除邪于微末。淡豆豉宣郁除烦，导邪而外出。二诊痰饮未除，去砂仁、延胡索、淡豆豉，加白术、泽泻健脾利湿、蠲除痰饮。珍珠母平镇肝阳，郁金清凉活血。三诊邪气渐去，进一步增加潜镇之力。本案治疗注重层次递进，先予攻邪，后施潜镇，以防闭门留寇，故能收效。

射频消融术后房颤

1. 持续性房颤，射频消融术后，阳气痰湿、气滞血瘀案

侯某，男，70岁。2021年5月10日初诊。

主诉：间断心慌3年，加重1周。

病史：患者2018年3月份于社区医院体检发现房颤，无明显不适。2019年出现心慌反复发作，至北京市某三甲医院诊断为持续性房颤，行射频消融手术，术后规律口服盐酸胺碘酮片200mg（1次/日），利伐沙班片20mg（1次/日），3个月后停药。2021年5月房颤复发，就诊某医院建议行二次射频消融手术，患者拒绝，遂求中医治疗。来诊症见：活动后胸闷气短，心慌，无胸痛、头晕，口中和，腰痛，喜温恶凉，食凉则腹泻，夜尿频2～3次/晚。舌暗红，苔黄腻，关脉弦滑、寸尺沉细。既往史：高脂血症；2012年行椎动脉支架手术。否认高血压、糖尿病、冠心病病史。

西医诊断：①心律失常，持续性房颤，射频消融术后；②高脂血症。

中医诊断：心悸。

辨证：心气心阳亏虚，痰湿内阻，气滞血瘀。

治法：益气温阳，健脾化痰，理气活血。

处方：保元汤、二陈汤合四逆散加减。

药用：生黄芪30g，桂枝9g，炙甘草12g，生龙骨、生牡蛎各30g（先煎），柴胡10g，延胡索15g，白芍12g，法半夏9g，陈皮12g，茯苓15g，苍术15g，丹参20g，牡丹皮12g，三七粉6g（冲服），太子参15g。14剂，水煎服，日1剂，早晚分服。

二诊（2021年5月24日）：服药后胸闷气短、心慌减轻，气力增加，大便成形。诉失眠，口干，上方加麦冬15g，五味子9g，酸枣仁30g，生地黄15g。继服14剂。

三诊（2021年6月10日）：服药后胸闷气短心慌消失，复查心电图，窦性心律，提示房颤转复。上述药物继续服用28剂停药，随访6个月，患者房

颤未再发作。

按语：患者为老年男性，平素操持烦劳，思虑纷纭，脾肾阳气过用，日渐损伤，体内津液运化失司，留而为痰，停而为饮，痰饮为阴邪，易损阳气，心为阳中之太阳，易为阴邪所伤，痰饮弥漫，心气心阳受损，复因手术所伤，心气心阳更为不足，心脉不通，心神失养则见心悸。痰饮为有形之邪，易阻滞气机，气机不畅，血行不利，瘀血内生。痰瘀互结为患，邪气鸱张，则正气愈虚，正气不足，则邪气更盛，导致疾病缠绵难愈。故治疗当以补气温阳、化痰祛湿为首要治法。故以保元汤补心气、温心阳，二陈汤健脾化痰，佐以四逆散调畅气机，丹参、牡丹皮、三七粉、延胡索活血化瘀通脉。

2. 阵发性房颤，射频消融、起搏器植入术后，阳虚痰湿案

谭某，女，63 岁。2022 年 1 月 20 日初诊。

主诉：阵发心慌 12 年。

病史：患者 2010 年出现心慌，于北京市某三甲医院诊断为阵发性房颤，平时偶有发作，口服酒石酸美托洛尔片后可缓解。2018 年心慌加重，房颤发作频繁，服用酒石酸美托洛尔效果欠佳，遂于 2018 年 4 月和 7 月于某医院行射频消融术 2 次，但均转复失败。2018 年 9 月因病态窦房结综合征、心动过缓植入双腔起搏器。目前仍阵发心慌，长期口服利伐沙班片 10mg（1 次 / 日）、富马酸比索洛尔片 2.5mg（1 次 / 日），症状缓解不明显，求中医治疗。来诊症见：胸闷憋气，心慌乏力，动则汗出，心烦气急，善惊易恐，下肢发抖，口中和，恶风怕冷，夜尿频 3 ～ 4 次 / 晚，大便正常。舌暗红，苔薄白略腻，脉沉细。既往史：脑梗死；高脂血症；糖尿病；癫痫病史。

西医诊断：病态窦房结综合征，阵发性房颤、射频消融术后，心动过缓，起搏器植入术后。

中医诊断：心悸。

辨证：心气心阳亏虚，痰湿痹阻，心脉不通。

治法：益气温阳，化痰通脉。

处方：黄芪桂枝五物汤、五苓散合瓜蒌薤白半夏汤加减。

药用：生黄芪 15g，桂枝 12g，白芍 12g，生姜 12g，大枣 15g，炙甘草 9g，生龙骨、生牡蛎各 30g（先煎），猪苓 12g，茯苓 15g，泽泻 12g，白术 15g，瓜蒌 30g，薤白 10g，半夏 9g，人参 10g（另煎），当归 9g，浮小麦 30g，

附子 9g（先煎）。14 剂，水煎服，日 1 剂，早晚分服。

二诊（2022 年 2 月 4 日）：服药后心慌怕冷、善惊惕、大便黏、出汗及腿抽筋均减轻，仍活动后气短，胸闷。上方加升麻 6g，桔梗 6g。14 剂，水煎服，日 1 剂，早晚分服。

三诊（2022 年 2 月 18 日）：服药后胸闷气短好转，心慌减轻，诉失眠、口干、大便略干。上方加酸枣仁 30g，柏子仁 15g。14 剂，水煎服，日 1 剂，早晚分服。

四诊（2022 年 3 月 2 日）：患者服药后心慌缓解，气力增，睡眠好转。继用上方加减调理 3 个月后痊愈。

按语：患者为中老年女性，平时不慎调摄，贪凉饮冷，操持烦劳过度，恰逢已过花甲之年，脾肾阳气渐亏，脾虚失运，肾失气化，痰湿内停。痰湿为阴邪，弥漫三焦，上焦心阳痹阻，心脉不通则胸闷憋气、心悸，痰湿损伤中阳则乏力、怕冷、下肢发抖。痰湿停聚下焦，肾阳失固，膀胱失约，故小便频数。故治疗当以温补脾肾、祛湿通阳为法。药用黄芪桂枝五物汤健脾阳，桂枝汤加附子汤温心阳、补肾阳。五苓散利湿通阳，甘麦大枣汤补气敛汗、养心安神。生龙骨、牡蛎祛痰湿、安神定志，同时能防止温阳药物过于升散以助火。全方以温运阳气为首要治法，阳气复则阴霾自散，胸中大气运转，气血生化不息，则心脉通畅，心神自安。

3. 永久性房颤，射频消融、电复律术后，阳虚痰湿案

曹某，男，63 岁。2021 年 10 月 8 日初诊。

主诉：阵发心慌 3 年。

病史：患者 3 年前出现心慌，于北京市某三甲医院诊断为房颤，行射频消融术未转复。2018 年 9 月因快速房颤持续 1 周不缓解，给予电复律治疗 2 次，半月后房颤再次复发，予盐酸胺碘酮片早 200mg，晚 100mg，盐酸索他洛尔 80mg（2 次 / 日）治疗，房颤仍频繁发作。现为求中医治疗来诊。来诊症见：阵发心慌，心率最快 170 次 / 分，伴有心烦意乱，气短懒言，头晕，胸闷，乏力，饭后胃胀，腿没劲，口中和，睡眠易醒，大便黏腻不爽，排尿不尽。舌质紫暗，舌体胖大，苔白厚腻，脉沉细。既往史：否认高血压、高血脂、糖尿病病史。

西医诊断：永久性房颤，射频消融术后，电复律术后。

中医诊断：心悸。

辨证：气虚血瘀，痰湿痹阻，心阳不振。

治法：益气活血，化痰泄浊，通阳宣痹。

处方：桂枝 12g，炙甘草 12g，生龙骨、生牡蛎各 30g（先煎），柴胡 9g，黄芩 9g，法半夏 9g，枳实 12g，瓜蒌 30g，浙贝母 15g，陈皮 12g，茯苓 15g，炒白术 15g，丹参 15g，醋延胡索 15g，僵蚕 9g，蝉蜕 9g。7 剂，水煎服，日 1 剂，早晚分服。

二诊（2021 年 10 月 15 日）：服药后胸闷气短减轻，房颤发作次数减少，心率较前下降，持续时间缩短。诉饱餐后容易发作房颤，胆小易惊。处方：茯苓 30g，桂枝 10g，炒白术 20g，枳实 15g，瓜蒌 30g，厚朴 10g，法半夏 9g，陈皮 10g，人参 10g，浙贝母 15g，丹参 15g，僵蚕 10g，蝉蜕 10g，黄连 5g，全蝎 3g。7 剂，水煎服，日 1 剂，早晚分服。

三诊（2021 年 10 月 22 日）：服药后胸闷、心慌症状进一步减轻，饭后未发作房颤。但诉乏力气短，失眠，便秘。处方：茯苓 30g，桂枝 10g，炒白术 20g，枳实 15g，瓜蒌 30g，法半夏 9g，浙贝母 15g，丹参 15g，僵蚕 10g，全蝎 3g，珍珠母 15g（先煎），炒酸枣仁 15g，火麻仁 15g，黄连 3g，炙甘草 9g，太子参 10g，红景天 10g。14 剂，水煎服，日 1 剂，早晚分服。

按语：患者为中年男性，长期操劳过度，饮食不节，损伤脾胃，气血生化效率下降，日久心气不充，气虚无力行血，瘀血内停，心脉不通则病作。疾病日久，心气日损，加上反复手术消耗，心气更损，伤及心阳，心阳萎靡，痰瘀等病理产物盘踞胸中，则胸闷如窒、气短懒言。治疗当以振奋心阳为主，化痰祛瘀、宽胸理气为辅，药用桂枝甘草龙骨牡蛎汤振奋心阳，枳实薤白桂枝汤合二陈汤化痰通阳宣痹，小柴胡汤调畅气机。诸药合用，胸中阳气复来，心中雾霾自散，气血开始长养，心脉畅通，心神得养，诸症向愈。

4. 顽固性心房扑动，射频消融术后，心动过缓，大气下陷案

李某，女，75 岁。2021 年 10 月 11 日初诊。

主诉：间断胸闷心慌 17 年，加重 3 个月。

病史：2004 年患者出现胸闷心慌症状，于北京某三甲医院就诊，诊断为心房扑动，予射频消融治疗，共 5 次，患者自诉后未发作心房扑动。3 个月前患者胸闷心慌症状加重，伴喘憋乏力，先后就诊于社区医院及北京某三甲医

院行心电图、动态心电图检查示窦性心动过缓、交界性逸搏心律、房性期前收缩、短暂性的阵发性房性心动过速、阵发性心房扑动、室性期前收缩、间歇性完全左束支传导阻滞，最慢心率38次/分。遂求中医治疗。来诊症见：胸闷如窒，呼吸时自觉气不能上下连续，不耐劳力，不能提重物和爬坡，头晕，疲乏无力，困倦思睡，口干不喜饮，双足发麻，小便自遗，大便溏，日二三行。舌质淡暗，舌体胖大，苔白厚腻，脉沉缓。既往史：高血压、2型糖尿病病史，规律服药。查体：血压167/84mmHg。双肺呼吸清，未及干湿性啰音。心率47次/分，律齐，各瓣膜听诊区未闻及病理性杂音。双下肢轻度水肿。辅助检查：血常规示白细胞 3.28×10^9/L，血红蛋白112g/L；N端B型脑钠肽前体728pg/mL；生化检验示血钾3.87mmol/L，尿酸310μmol/L；超声心动图示LA33mm，LV44mm，LVEF64%，二尖瓣轻度反流，三尖瓣中度反流，肺动脉压80mmHg。冠脉CT示冠脉钙化积分为32，LAD近段非钙化斑块，局部管腔30%狭窄；动态心电图检查示总心搏64814次/24小时，最慢33次/分，最快72次，窦性停搏，房性期前收缩，短暂性的阵发性房性心动过速，室性期前收缩，干扰性房室分离，交界性逸搏心律，室性逸搏心律，间断性不完全性右束支传导阻滞，间断性ST段压低。

西医诊断：①心律失常，阵发性心房扑动，射频消融术后，心动过缓，交界性逸搏心律；②冠状动脉粥样硬化；③高血压；④ 2型糖尿病。

中医诊断：心悸。

辨证：大气下陷，心肾阳虚。

治法：补气升陷，温补心肾。

处方：升陷汤合麻黄附子细辛汤加减。

药用：生黄芪30g，知母9g，当归9g，柴胡6g，升麻6g，桔梗6g，人参15g，麦冬12g，五味子9g，麻黄6g，附子9g，细辛3g，桂枝9g，炙甘草9g，三七粉3g（冲服），法半夏9g，瓜蒌皮15g，茯苓15g，川芎9g。7剂，水煎服，日1剂，早晚分服。

二诊（2021年10月18日）：患者服药后心率较前增加至55次/分，胸闷气喘较前明显好转，小便能自控，大便成形，诉腰酸，失眠。上方加枸杞子15g，菟丝子15g，生龙骨、生牡蛎各30g（先煎）以补肾助眠。继服7剂。

三诊（2021年10月25日）：患者服药后心率稳定在55次/分，腰酸失眠亦好转，诉口干咽痛，上方去法半夏、桂枝，加天花粉 15g，黄精 15g 以补益肺脾之阴。继服 14 剂，巩固疗效。

按语：患者为老年女性，自幼身体虚弱，成年后操持烦劳不断，贪凉饮冷于不顾，日久脾气、脾阳渐损，痰湿内生，日久化热，痰热扰心发为房颤、心房扑动。痰湿致病缠绵难愈，虽经多次射频消融术治疗，脾虚之痰湿之本源并未中的，且疾病迁延日久，正气渐损，又反复损伤心肺之阳气，恰逢年老之体，脏腑功能减退，难以速补其虚，终致大气下陷，故见呼吸困难、上下不相接续、动则气短、头晕、寸脉沉之象。素体虚弱，久病耗伤，治疗过当，心脾肾阳俱虚，阳气亏一分，阴邪则盛一分，痰湿、瘀血等阴邪病理产物堆积，导致心脉不通，心搏鼓动无力则见缓脉。大气下陷、心肾阳虚为疾病之本源，痰湿、瘀血为疾病之标。治疗当补气升陷、温补心肾为主，兼用化痰活血之法。方取升陷汤以补益升提心肺之阳气，麻黄附子细辛汤以温补心肾之阳气。半夏、瓜蒌、茯苓、三七粉、川芎化痰活血，祛除阴邪之阻滞。阳光普照，阴霾自散，心脉自通，心搏则复。

5. 永久性房颤，外科消融术后，长 RR 间歇，气虚血瘀、痰湿痹阻案

王某，男，66 岁。2021 年 11 月 17 日初诊。

主诉：间断心慌胸闷 12 年，加重 10 天。

病史：患者 2009 年无明显诱因出现心慌胸闷，就诊于北京某三甲医院，诊断为心房颤动，行微创外科消融，手术效果不佳，房颤未能转复，术后规律口服阿司匹林肠溶片、酒石酸美托洛尔片治疗，具体情况不详，术中冠脉评估阴性，后心慌胸闷间断发作。2020 年于我院心血管门诊调整用药方案为口服达比加群酯胶囊 110mg（2 次 / 日）、酒石酸美托洛尔片 12.5mg（2 次 / 日）及中药汤剂治疗，自述查动态心电图检查夜间可见长间歇 6s。10 天前患者无明显诱因出现心慌胸闷症状加重。遂求中医治疗。来诊症见：心悸、胸闷，气短乏力，活动后为甚，口中和，怕冷，喜热食，后枕部发木，双膝关节遇冷则疼痛，睡眠打鼾，无一过性黑蒙。舌质紫暗，舌体胖大，苔白厚腻，水滑。右脉沉微，左脉沉弦无力，既往史：高脂血病史 12 年，现服用阿托伐他汀钙片 20mg（1 次 / 晚）、依折麦布片 10mg（1 次 / 日）；否认高血压、糖尿病、脑血管病史。其母亲 60 岁患有房颤，70 岁时脑卒中，85 岁去世。平素夏天及冬天均爱吃冰

棍，每天 2 ～ 3 根，嗜饮碳酸饮料，每天 1 ～ 2 瓶可乐。辅助检查：超声心动图检查示 LA42mm，LV45mm，二尖瓣轻度反流，左室舒张功能减低。动态心电图示总心搏 90234 次 /24 小时，最慢心率 45 次 / 分，平均心率 62 次 / 分，最快心率 123 次 / 分，永久性房颤，ST–T 改变。生化检验示总胆固醇 4.15mmol/L，低密度脂蛋白 2.4mmol/L，甘油三酯 2.62mmol/L。（2021 年 11 月 17 日）。

西医诊断：永久性房颤，微创外科消融术后，长 RR 间歇。

中医诊断：心悸。

辨证：气虚血瘀，痰湿痹阻，心阳不振。

治法：益气活血，化痰泄浊，通阳宣痹。

处方：补阳还五汤、瓜蒌薤白半夏汤合苓桂术甘汤加减。

药用：生黄芪 30g，人参 9g（另煎），丹参 15g，川芎 9g，三七粉 3g（冲服），桂枝 9g，葛根 30g，全瓜蒌 15g，薤白 12g，法半夏 9g，炒白术 15g，茯苓 15g，炙甘草 9g，陈皮 9g，赤芍 9g。7 剂，水煎服，日 1 剂，早晚分服。

二诊（2021 年 11 月 24 日）：患者胸闷气短乏力较前明显减轻，面色晦暗及唇舌紫暗明显好转。后枕部麻木基本消失，但诉突然转身则心慌。上方加醋鳖甲 10g，麦冬 12g，熟地黄 15g，怀牛膝 12g 以交通心肾，继服 14 剂。

三诊（2021 年 12 月 8 日）：患者诉 1 周前空腹喝冰酸奶后出现头晕伴视物旋转，腰酸，颈项不适，舌淡暗，苔白厚腻，脉沉细，考虑为心阳不振，痰湿上泛之象，上方去鳖甲、熟地黄、麦冬滋阴之品，加天麻 12g，盐杜仲 12g，生姜 10g。继服 28 剂。患者服中药调理 2 个月后气力增，心慌头晕未再发作，睡眠腰痛均改善，复查动态心电图检查未再出现长间歇。

按语：患者为中老年男性，平素不慎调摄，贪凉饮冷伤及中阳，操持烦劳耗心气，复因手术更伤其气，心气虚无力行血，血滞为瘀。脾阳虚，水湿运化失职，津停为痰，瘀阻心脉，心脉不通，心体失养，痰湿盘踞，心阳不振，心搏无力，故见胸闷心悸。心气、心阳不足是病之本。痰湿、瘀血是病之标。治疗当标本兼顾，益气温阳补其虚，化痰活血祛其实。药用生黄芪、人参大补心脾之气，桂枝、炙甘草振奋心阳。川芎、丹参、三七粉、葛根、赤芍以活血化瘀通心脉。瓜蒌、薤白、半夏以化痰通阳，陈皮、白术、茯苓健脾利湿。全方共奏益气活血、化痰宣痹之功。二诊时转身则心慌考虑心火偏亢所致，其本在于心肾不交，肾水不足为病源。故用熟地黄、麦冬、鳖甲以滋阴潜阳，怀牛膝补肝肾、引火下行，药证相合，故获良效。

6. 阵发性房颤，射频消融术后，快慢综合征，长 RR 间歇，肝热脾寒案

刘某，女，80 岁。2021 年 11 月 12 日初诊。

主诉：间断心慌胸闷 9 年，加重 7 天。

病史：2012 年患者无明显诱因出现心慌胸闷症状，就诊于北京某三甲医院诊断为房颤，予药物治疗，症状稳定。2015 年患者房颤发作频繁行射频消融治疗，术后仍阵发性房颤，建议再次射频，患者拒绝，后患者房颤阵发，间断服用华法林、利伐沙班、胺碘酮等药物，患者药物使用极不规范，偶自行转复时出现黑蒙、晕厥。2021 年 3 月因心慌胸闷加重，房颤发作频繁，12 日、14 日两次于同仁医院急诊予药物转复，后予患者盐酸胺碘酮片 200mg（3 次 / 日）治疗，3 月 22 日于我院心血管科住院治疗，住院期间监测患者转复时出现长 RR 间歇，最长 6s，建议植入起搏器联合药物治疗，患者拒绝，予盐酸索他洛尔片 40mg（2 次 / 日）、利伐沙班片 10mg（1 次 / 日）治疗后出院。7 天前患者心慌胸闷症状加重，11 月 6 日、10 日发作房颤 2 次，自行服用稳心颗粒，休息 7 ～ 8 小时后转复。自诉平时心率偏慢 45 ～ 60 次 / 分，房颤发作时心率可达 140 次 / 分，遂求中医治疗，来诊症见：胸闷心慌气短，头晕乏力，头痛及眼眶痛，反酸，胸胁胀满，口干不喜饮，口苦，喜食凉物，咽痒，夜间明显，时有呛咳，不能自控。站立久则腰痛，眠浅易醒，入睡困难，近 3 年漏尿，咳嗽或听见水声，用力则漏尿，每天穿戴纸尿裤。大便成形（1 次 / 日）。舌淡红，舌体胖大，少苔，双寸脉沉微，双关、尺脉弦滑。既往史：冠心病；PCI 术后；高血压；2 型糖尿病；高脂血症；腔隙性脑梗病史，均规律服药。辅助检查：动态心电图示总心搏 93111 次 /24 小时（最慢心率 49 次 / 分，平均 64 次 / 分，最快心率 84 次 / 分），窦性心律，房性期前收缩 141 次，短暂性的阵发性房性心动过速 7 阵，最长 8.7s，室性期前收缩 133 次。右束支传导阻滞，T 波改变。超声心动图检查示 LA40mm，LV48mm，LVEF65%，主动脉、肺动脉及分支扩张，二、三尖瓣轻度反流，肺动脉轻度高压，左室舒张功能减低；甲状腺超声示甲状腺右叶囊性结节。生化检验示总胆固醇 5.11mmol/L，低密度脂蛋白 3.14mmol/L，甘油三酯 0.96mmol/L。

西医诊断：①阵发性房颤，射频消融术后，长 RR 间歇；②冠心病，PCI

术后；③高血压；④ 2 型糖尿病；⑤高脂血症。

中医诊断：心悸。

辨证：肝郁化热，气阴两伤，脾虚湿阻，心脉不通。

治法：疏肝清热，温中化湿，益气养阴。

处方：柴胡桂枝干姜汤合生脉散加减。

药用：柴胡 12g，桂枝 9g，干姜 6g，黄芩 9g，牡蛎 30g，人参 9g（另煎），炙甘草 9g，麸炒白术 12g，天花粉 30g，麦冬 12g，醋五味子 6g，法半夏 9g，陈皮 9g，丹参 15g，茯苓 15g。7 剂，水煎服，日 1 剂，早晚分服。

二诊（2021 年 11 月 23 日）：药后气力增，胸闷心慌明显减轻，漏尿、呛咳、烧心反酸较前明显好转，可不穿尿不湿。诉口干少津、难以入睡、眠浅易醒。上方去法半夏、炙甘草，加知母 9g，炒酸枣仁 30g，桔梗 9g，生甘草 9g，浙贝母 15g。继服 14 剂。

三诊（2021 年 12 月 7 日）：服药后咽干、咳痰、睡眠均好转，诉腰痛，上方去桔梗、浙贝母、知母，加杜仲 15g，巴戟天 15g，怀牛膝 15g 补肾强腰。继服 14 剂。

按语：患者为老年女性，自幼性格好强，爱憎分明，成年以后，长期忧思郁怒患于内，肝气失于疏泄，气郁日久化热，热侵血脉，脉动加速，故见心悸。热邪灼伤阴液，则口干咽痛。头痛、眼眶通、烧心反酸均为肝火鸱张导致本经及他经病变之象。复因长期操持烦劳张于外，阳气暗耗，且耄耋之年，脾肾阳气渐损。脾阳亏虚，心血生化乏源，肾阳不足，心阳失其根源。日久心之阴阳俱损，心脉鼓动无力，则见缓脉。治疗当以疏肝清热、温阳利湿为法。药用柴胡、黄芩以疏肝气、清肝热。人参、干姜、炒白术、炙甘草以温脾阳。法半夏、陈皮、茯苓健脾利湿，麦冬、五味子、天花粉以滋养心阴。全方共奏疏肝清热、温中化湿、益气养阴之功。

7. 持续性房颤，射频消融术后，频发室性期前收缩，痰瘀互结、郁久化热、扰于心神案

刘某，男，41 岁。2015 年 4 月 11 日初诊。

主诉：阵发心悸 6 个月，加重 1 周。

患者半年前因工作压力，情绪波动较大，出现阵发心悸、胸闷、失眠、急躁，遂就诊于当地医院，超声心动图检查示 LA41mm，LV45mm，LVEF62%，

FS31%。心电图示房颤。动态心电图检查示房颤，频发室性期前收缩。诊断为持续性房颤、频发室性期前收缩。给予盐酸胺碘酮片200mg（3次/日），服药1个月症状减轻，但房颤未能纠正。遂行房颤射频消融术，转为窦性心律。患者规律服盐酸胺碘酮片200mg（1次/日）。1周前患者心悸再次发作。心电图及动态心电图检查均提示房颤。遂来我院就诊。来诊症见：心悸，胸闷，急躁易怒，失眠，入睡难，多梦，口干口苦，咳嗽咳痰，痰黄黏，头晕，纳差，腹胀，大便溏。舌红暗胖大，边有齿痕，舌面瘀斑，苔黄厚腻，脉弦滑代促。查体：血压132/84mmHg，双肺（–），心率108次/分，心律绝对不齐，心音强弱不等，杂音（–）。辅助检查：甲状腺功能（–），冠脉CT（–）。超声心动图检查示LA43mm，LV48mm，LVEF65%，FS33%。

西医诊断：持续性房颤，射频消融术后，频发室性期前收缩。

中医诊断：心悸。

辨证：痰瘀互结，郁而化热，扰于心神。

治法：清火化痰，活血通络，宁心安神。

处方：黄连6g，胆南星6g，全瓜蒌15g，青礞石15g（先煎），法半夏9g，浙贝母12g，茯苓30g，丹参15g，乳香12g，没药12g，焦山楂12g。14剂，水煎服，日1剂，早晚分服。

二诊（2015年4月26日）：患者服上药后，腹胀、便溏症状消失，心悸呈阵发性发作，胸闷、急躁易怒、失眠、多梦、咳嗽、咳痰较前减轻。舌红暗胖大，舌面瘀斑，苔黄厚腻，脉弦滑代促。上方加甘松12g，桑白皮15g。14剂，水煎服，日1剂，早晚分服。

三诊（2015年5月9日）：患者服上药后咳嗽咳痰、痰黄黏、胸闷症状消失，仍阵发心悸，失眠、多梦、急躁易怒症状较前减轻。舌红暗胖大，舌面瘀斑，苔黄腻，脉弦滑代促。上方去浙贝母、胆南星、桑白皮，加蝉蜕12g，郁金12g。14剂，水煎服，日1剂，早晚分服。

四诊（2015年5月24日）：患者服上药后，心悸症状消失，失眠、多梦、急躁易怒较前减轻，舌红暗稍胖大，舌面瘀斑较前减轻，脉弦滑。动态心电图检查：窦性心律，阵发性房颤，频发室性期前收缩。上方去青礞石、山楂，加鸡血藤15g，僵蚕12g。14剂，水煎服，日1剂，早晚分服。

五诊（2015年6月8日）：患者服上药后，多梦症状消失，失眠、入睡困难、急躁易怒较前改善，舌红暗，舌面瘀点，苔薄黄腻，脉弦滑。上方续服

14剂，水煎服，日1剂，早晚分服。

六诊（2015年6月23日）：患者服上药后，急躁易怒症状消失，仅入睡困难，早醒，舌红暗，苔薄黄，脉弦滑。上方去乳香、没药，加制远志9g。14剂，水煎服，日1剂，早晚分服。

七诊（2015年7月8日）：患者服上药后，早醒消失，仅入睡困难，舌红暗，苔薄黄，脉弦。上方去全瓜蒌，加白芍12g，柴胡10g。14剂，水煎服，日1剂，早晚分服。2015年7月22日超声心动图检查：LA41mm，LV46mm，LVEF66%，FS32%。动态心电图检查：窦性心律，偶发房性期前收缩。随后续服上方28剂，水煎服，日1剂，早晚分服。

随访6个月，房颤未复发。

按语：患者为中青年男性，长期精神紧张、思虑过度，肝失疏泄，木郁克土，土虚生湿，痰湿痹阻心脉，心脉不通，瘀血内停。痰瘀有形之邪，互结为患，阻滞气机，郁久化热，痰浊瘀热鸱张，上扰心神，心神不宁则发作心悸，西医行射频消融手术，乃见颤止颤，治病之标之术，而未知颤之本源，根源未拔，复发乃必然之果。此案病之本在于痰结火郁阻滞经络，气血运行不畅，治疗当清火化痰、疏通气血为要。处方以小陷胸汤荡涤胸中痰火，辅以胆南星、浙贝母、青礞石祛经络窠臼之顽痰，使病邪无依附之所。茯苓健脾利湿，杜绝生痰之源，丹参、山楂活血化瘀，乳香、没药宣通周身气血、畅通经络，使经络之瘀血、死血得以尽除，诸药合用清其火、化其痰、疏其气、通其血，痰瘀消散，气通血顺则心神自安，此乃治本之道。

8. 持续性房颤，射频消融术后，心阴不足、虚火扰心案

张某，男，56岁，公司职员。2015年5月15日初诊。

主诉：阵发心悸1年余，加重10天。

病史：患者1年前因工作劳累出现阵发心悸，胸闷，头晕，在当地医院就诊。心电图及动态心电图检查提示持续性房颤，甲状腺功能（–），超声心动图检查示LA41mm，LV51mm，LVEF64%，FS33%。冠脉CT（–）。诊断为持续性房颤，予胺碘酮静脉滴注转为窦性心律，后继续口服盐酸胺碘酮片200mg（1次/日），1个月后停药，患者临床症状改善，维持窦性心律。但患者半年前再次发生房颤，经食道超声提示左心耳无血栓形成，行射频消融术，转为窦性心律。随后服盐酸胺碘酮片200mg（1次/日）维持窦律。10天前患

者再次出现心悸、胸闷，经心电图及动态心电图检查检查均提示持续性房颤。遂来我院就诊。来诊症见：心悸，心烦，急躁易怒，头晕，失眠，多梦，惶恐不安，五心烦热，盗汗，早醒，口渴咽干，小便短赤，大便干结困难。舌红嫩，苔薄少，脉细弱代促。查体：血压112/74mmHg，双肺（–），心率112次/分，心律绝对不齐，心音强弱不等，杂音（–）。辅助检查：超声心动图检查（经食道）示LA42mm，LV49mm，LVEF68%，FS32%，左心耳无血栓形成。心电图及动态心电图检查示持续性房颤。

西医诊断：持续性房颤，射频消融术后。

中医诊断：心悸。

辨证：心阴不足，虚火扰心。

治法：养阴清热，宁心安神。

处方：炒酸枣仁30g，青蒿15g，炙鳖甲12g（先煎），知母12g，地骨皮15g，百合12g，麦冬12g，炙龟板12g（先煎），玄参15g，蝉蜕12g，郁金12g。14剂，水煎服，日1剂，早晚分服。

二诊（2015年5月30日）：患者服上药后，头晕、惶恐不安、小便短赤症状消失，心悸、心烦、急躁易怒、失眠、多梦、五心烦热、盗汗、早醒、口渴咽干较前减轻，仍大便困难，舌红嫩，苔薄黄而少，脉细弱代促。上方去青蒿，加火麻仁15g。14剂，水煎服，日1剂，早晚分服。

三诊（2015年6月14日）：患者服上药后，盗汗、早醒、五心烦热症状消失，心悸、心烦、急躁易怒、失眠、多梦、口渴咽干症状减轻，大便干燥较前改善，仍大便困难，舌红嫩，苔薄黄，脉细弦代。动态心电图检查示窦性心律，阵发性房颤，频发室性期前收缩，频发房性期前收缩，短暂性的阵发性房性心动过速。上方去地骨皮，加白芍15g，枳壳12g。14剂，水煎服，日1剂，早晚分服。

四诊（2015年6月30日）：患者服上药后，心烦、大便困难症状消失，阵发心悸、急躁易怒、失眠、多梦、口渴咽干症状较前减轻。舌红嫩，苔薄黄，脉弦细。上方去枳壳，加当归20g。14剂，水煎服，日1剂，早晚分服。

五诊（2015年7月14日）：患者服上药后，心悸、急躁易怒、口渴咽干症状消失，仍入睡困难、多梦。舌红，苔薄黄，脉弦细。上方去火麻仁，加北沙参12g，生地黄10g。14剂，水煎服，日1剂，早晚分服。

六诊（2015年7月30日）：患者服上药后，入睡困难消失，仍多梦，舌红，苔薄黄，脉弦细。动态心电图检查示窦性心律，偶发房性期前收缩。超声心动图检查示LA40mm，LV51mm，LVEF66%，FS34%，上方去北沙参，加浮小麦15g。14剂，水煎服，日1剂，早晚分服。

患者先后上方服1个半月，随访9个月，房颤未复发。

按语：本案患者为中年男性，平日操持烦劳思虑过度，暗耗心阴，心阴不足，虚热内生，热扰神乱，心神不宁发作心悸。心阴、心血不足为病之本，虚热扰心为病之标，治疗当以滋心阴、养心血为要，心阴充足，阴平阳秘则邪火自退。射频消融乃祛邪治标之法，未中病之本源，故术后复发概率大大增加。处方以枣仁鳖甲汤为主方，方中玄参、麦冬、百合滋补心阴，炒酸枣仁养心血、除烦热、安心神。青蒿善清气分之虚热，地骨皮清血分之伏火，二者合用清热而不伤阴，使虚火从气血两清。龟板、鳖甲乃质重性凉滋阴之圣品，善于滋阴潜阳、息风止悸。知母性寒质润，滋阴清火。郁金清心除烦、宣通气血。蝉蜕宣散郁热、畅达气机。诸药合用滋阴养血、育阴息风、清心除烦，使阴阳调和、气血宣通则疾病向愈。

9. 持续性房颤，射频消融术后，气阴两虚、心神失养案

马某，男，47岁，公司职员。2016年5月12日初诊。

主诉：阵发心悸7个月，加重5天。

病史：患者于7个月前无明显诱因突然出现阵发心悸，胸闷，头晕，气短，恐惧感，遂于当地医院就诊，心电图提示房颤，经静脉滴注胺碘酮，转为窦性心律，口服盐酸胺碘酮片200mg（1次/日），1个月后停药，维持窦性心律，患者临床症状缓解。但停服盐酸胺碘酮片后，心悸、胸闷、头晕症状再次出现。患者经食道超声心动图检查示LA44mm，LV52mm，LVEF65%，FS31%，左心耳无血栓形成。胸部CT提示左房增大。遂行射频消融术，术后转为窦性心律。患者口服盐酸胺碘酮片200mg（1次/日）至今。5天前患者突发心悸、胸闷、气短、头晕、乏力、神倦，遂来我院就诊。来诊症见：阵发心悸，胸闷，气短，动则加重，头晕，神倦乏力，多梦失眠，咽干，干咳，自汗，纳差，腹胀，大便溏，小便调。舌淡红稍胖大，苔薄白，脉细弱代促。既往史：否认高血压、冠心病、糖尿病等慢性病史。查体：血压108/74mmHg，双肺（-），心率102次/分，心律绝对不齐，心音强弱不等，杂音（-）。

西医诊断：持续性房颤，射频消融术后。

中医诊断：心悸。

辨证：气阴两虚，心神失养。

治法：益气养阴，宁心安神。

处方：生黄芪30g，太子参12g，玄参15g，北沙参12g，丹参15g，百合12g，五味子9g，琥珀粉0.3g（冲服），生地黄10g，麦冬12g，炒酸枣仁30g，甘松12g。14剂，水煎服，日1剂，早晚分服。

二诊（2016年5月27日）：患者服药后头晕、自汗、大便溏症状消失，心悸、胸闷、气短、动则加重较前减轻。神疲乏力、多梦失眠、咽干、干咳、纳差、腹胀较前减轻。舌淡稍胖，苔薄白，脉细弱代促。上方去五味子，加桑叶9g，桔梗12g。14剂，水煎服，日1剂，早晚分服。

三诊（2016年6月11日）：患者服上药后咽干、干咳、腹胀、气短症状消失，心悸转为阵发性，胸闷、乏力、纳差、失眠、多梦较前减轻。舌淡红稍胖大，苔薄白，脉细弱代促。上方去桑叶、桔梗、北沙参，加浮小麦15g，鸡血藤15g。14剂，水煎服，日1剂，早晚分服。

四诊（2016年6月26日）：患者服上药后，纳差、胸闷症状消失，心悸、乏力、失眠、多梦较前改善，早醒，舌淡稍胖，苔薄白，脉细弱无力。动态心电图检查示窦性心律，阵发性房颤，偶发房性期前收缩。上方去浮小麦，加蝉蜕12g，僵蚕12g。14剂，水煎服，日1剂，早晚分服。

五诊（2016年7月13日）：患者服上药后心悸、乏力症状消失，失眠、多梦、早醒症状较前改善。舌淡红稍胖大，苔薄白，脉细弱。上方去玄参，加白芍12g，合欢皮10g。14剂，水煎服，日1剂，早晚分服。

六诊（2016年7月28日）：患者服上药后早醒、失眠症状消失。舌淡红，苔薄白，脉细。上方去太子参、僵蚕，加茯苓30g。14剂，水煎服，日1剂，早晚分服。

七诊（2016年8月12日）：患者服上药后，多梦较前改善。舌淡红，苔薄白，脉细。动态心电图检查示窦性心律，偶发房性期前收缩。超声心动图检查示LA44mm，LV50mm，LVEF63%，FS32%。上方去合欢皮、鸡血藤，加炒白术12g。14剂，水煎服，日1剂，早晚分服。

患者继续服28剂，随访8个月，房颤无复发。

按语：患者心房出现增大，为房颤的发生提供物质基础，因此在药物复律及射频消融术后出现房颤复发。同时动态心电图提示合并房室传导阻滞，为控制心室率增加了难度。中医认为病情日久，加之手术，耗伤气阴，气损血失，正虚邪恋，故而迁延不愈。《难经·十一难》将“脉不满五十动而一止，一脏无气者”归因于“肾气先尽”，认为肾虚是心律失常发生的重要原因之一。本案患者初发时伴有明显恐惧感，与肾密切相关。日久子病及母，肺金受损，故见咽干、干咳等症。《难经·十四难》曰“损其肺者，益其气……损其肾者，益其精”，因此治疗注重气阴双补，金水相生。用生黄芪、太子参、北沙参，在上补肺益气；用生地黄、玄参、五味子，在下滋养肾阴。百合性味甘平，养肺安神；麦冬清润上焦、宁心定悸，合前药取生脉散之意。扶正固本，须兼顾祛邪，琥珀、酸枣仁、丹参养血行血，惊悸自止；药性甘润，恐滞碍脾胃，甘松一味，行气导滞、醒脾息风。二诊正气渐充，当调补兼施，去五味子之收涩，予桑叶清肺润燥而平肝，桔梗载药上行而宣肺。三诊肺脏症状趋于好转，去调肺清润之品，入养心通脉之味。四诊之后依正邪偏盛而攻补，随兼见症状而增减。全案重视肺肾二脏，金水相生，故房颤未再复发，阳化气而邪气去，心房较前减小，阴成形而正气足。

10. 持续性房颤，射频消融术后，频发室性期前收缩，肝郁化热、上扰心神案

马某，女，49岁。2016年2月11日初诊。

主诉：阵发心悸9个月，加重10天。

病史：患者于9个月前突发阵发心悸，心烦，急躁易怒，头晕，失眠，就诊于当地医院。经心电图及动态心电图检查提示持续性房颤，频发室性期前收缩。经静脉注射胺碘酮转为窦性心律，后口服盐酸胺碘酮片200mg（1次/日），临床症状改善。但2个月后患者再发心悸，心烦，头晕，恐惧感，遂于当地医院就诊。经食道超声心动图检查示LA41mm，LV48mm，LVEF65%，FS31%，左心耳无血栓形成。冠脉CT示左房大。动态心电图检查示持续性房颤，频发室性期前收缩。经射频消融术治疗，转为窦性心律，口服盐酸胺碘酮片200mg（1次/日）6个月。10天前患者再次出现阵发心悸，胸闷，头晕，遂来我院就诊。来诊症见：心悸，心烦，胸闷，头晕，急躁易怒，心中懊侬，失眠，多梦，早醒，醒后不易入睡，呃逆，胁肋胀痛，脘腹胀满，口干目涩，食欲不振，五心烦热，小便赤，大便干燥。舌红暗稍有红芒，苔薄黄，脉弦细代促。既往史：否认高血压、糖尿病、冠心病等慢性病史。查体：血压

104/72mmHg，双肺（－），心率106次/分，心律绝对不齐，心音强弱不等，杂音（－）。

西医诊断：持续性房颤，射频消融术后，频发室性期前收缩。

中医诊断：心悸。

辨证：肝郁化热，上扰心神。

治法：疏肝清热，宁心安神。

处方：炒栀子6g，淡豆豉12g，当归12g，白芍15g，柴胡10g，郁金12g，延胡索12g，蝉蜕12g，茯苓15g，羚羊角粉0.3g（冲服），天麻12g。14剂，水煎服，日1剂，早晚分服。

二诊（2016年2月25日）：患者服上药后呃逆、胁肋胀痛、脘腹胀满、小便赤症状消失，心悸、心烦、胸闷、头晕、急躁易怒、失眠多梦、早醒、口干目涩、食欲不振、五心烦热、大便干燥均较前改善。舌红暗，苔薄黄，脉弦细代促。上方加炒酸枣仁30g，火麻仁15g。14剂，水煎服，日1剂，早晚分服。

三诊（2016年3月1日）：患者服上药后心中懊侬、头晕、大便干燥症状消失，心悸转为阵发性，余症亦较前改善。舌红暗，苔薄黄，脉弦细代促。上方去火麻仁、天麻，加青蒿15g。14剂，水煎服，日1剂，早晚分服。

四诊（2016年3月15日）：患者心烦、胸闷、食欲不振、五心烦热症状消失，急躁易怒、失眠多梦、口干目涩较前改善。舌红暗，苔薄黄，脉弦细。动态心电图检查：窦性心律，阵发性房颤，偶发房性期前收缩。上方去淡豆豉，加合欢皮10g，密蒙花10g。14剂，水煎服，日1剂，早晚分服。

五诊（2016年3月29日）：患者服上药后口干目涩、心烦易怒症状消失，失眠多梦较前改善，醒后可自然入睡。舌红暗，苔薄黄，脉弦细。上方去羚羊角粉，加百合15g。14剂，水煎服，日1剂，早晚分服。

六诊（2016年4月11日）：患者服上药后，早醒症状消失，失眠、多梦较前改善。舌红暗，苔薄黄，脉弦细。上方去合欢皮、密蒙花，加生地黄10g，珍珠母15g（先煎）。14剂，水煎服，日1剂，早晚分服。

七诊（2016年4月25日）：患者服上药后，可入睡，多梦明显减轻。舌红暗，苔薄黄，脉弦。上方加生麦芽15g。14剂，水煎服，日1剂，早晚分服。动态心电图检查示窦性心律，偶发房性期前收缩。

患者先后服上方1个月余，继服丹栀逍遥丸10粒（3次/日）1个月，随访6个月，房颤未复发。

按语：肝郁气滞往往是房颤反复发作的重要因素。《丹溪心法·六郁》曰："气血冲和，万病不生，一有怫郁，诸病生焉。"临床上风邪是阵发性房颤的关键病理因素，而对于本患者，心肝火旺，热极生风是产生内风的重要原因，其因肝郁气滞，肝之疏泄功能失常，郁久化火，阳亢无制，肝风内动，心神被扰，从而心悸得生。因此，疏肝清热法为主要治则。柴胡与枳壳配伍，一升一降，使少阳清气从左升，阳明浊气自右降，畅达三焦气机，使气行则津血亦行。白芍养阴柔肝，助肝之用，三药配伍，升降相配，补敛相合，养肝、顺肝同用，共奏调畅气机之功。肝郁化火，加用炒栀子，可清三焦之热。二诊炒酸枣仁养肝血安神，火麻仁润肠通便，三诊加青蒿清虚热，四诊加合欢皮、密蒙花养血疏肝明目，五诊养阴清热，六诊清热安神，七诊增加疏肝理气功效，总之，治疗总以清热疏肝同时兼顾理气养血，不忘气血相依之理，共奏阴阳平衡之效。

11. 持续性房颤，频发室性期前收缩，射频消融术后，气滞血瘀、心神不宁案

左某，男，39岁，公司职员。2015年4月12日初诊。

主诉：阵发心悸、胸闷1年余，加重1周。

病史：患者于1年前无明显诱因突发心悸，胸闷，窒息感，濒死感，于当地医院就诊，心电图提示房颤。经静脉滴注胺碘酮转为窦性心律，随后口服盐酸胺碘酮片200mg（1次/日），临床症状缓解。1个月后心悸、胸闷再次发生，伴头晕，遂住院完善各项检查，心电图提示房颤；动态心电图检查提示持续性房颤，频发室性期前收缩，Ⅱ度房室传导阻滞；经食道超声心动图检查示LA45mm，LV51mm，LVEF61%，FS30%，左心耳无血栓形成；冠脉CT示左房大；甲状腺功能（–）。遂行射频消融术，转为窦性心律，术后口服盐酸胺碘酮片200mg（1次/日），服药6个月。1周前患者突发心悸，胸闷，恐惧感，头晕，遂来我院就诊。来诊症见：心悸，胸闷，憋气，喜叹息，头晕，胁肋胀痛，嗳气泛恶，纳差，心情低落，唇色紫暗，头痛，小便调，大便干燥。舌红暗，舌有瘀斑，苔薄白，脉弦代促。既往体健。查体：血压116/82mmHg，双肺（–），心率104次/分，心律绝对不齐，心音强弱不等，杂音（–）。

西医诊断：持续性房颤，频发室性期前收缩，射频消融术后。

中医诊断：心悸。

辨证：气滞血瘀，心神不宁。

治法：理气活血，宁心安神。

处方：枳壳 12g，白芍 12g，柴胡 10g，丹参 15g，桃仁 12g，红花 12g，延胡索 12g，鸡血藤 15g，旋覆花 10g，代赭石 30g（先煎），炒酸枣仁 30g，焦山楂 12g。14 剂，水煎服，日 1 剂，早晚分服。

二诊（2015 年 4 月 26 日）：患者服上药后，嗳气泛恶、纳差、大便干燥症状消失，心悸、胸闷、憋气、喜叹息、头晕、胁肋胀痛、情绪低落、头痛较前减轻，唇色暗。舌红暗，舌面瘀斑，苔薄白，脉弦细代促。上方去旋覆花、焦山楂、代赭石，加郁金 12g，天麻 12g。14 剂，水煎服，日 1 剂，早晚分服。

三诊（2015 年 5 月 10 日）：患者服上药后头晕、情绪低落、头痛、喜叹息症状消失，心悸、胸闷、憋气、胁肋胀痛较前减轻。患者感咽干，唇色暗。舌红暗，舌面瘀点，苔薄白，脉弦细。动态心电图检查示窦性心律，阵发性房颤，偶发房性期前收缩。上方去柴胡、天麻，加玄参 15g，生地黄 10g。14 剂，水煎服，日 1 剂，早晚分服。

四诊（2015 年 5 月 25 日）：患者服上药后，憋气、胁肋胀痛症状消失，仍偶有心悸、胸闷、咽干，唇色暗。舌红暗，苔薄白，脉弦细涩。上方去鸡血藤，加北沙参 12g，蝉蜕 12g。14 剂，水煎服，日 1 剂，早晚分服。

五诊（2015 年 6 月 9 日）：患者服上药后，咽干症状消失，偶有心悸、胸闷，唇色暗，舌红暗，苔薄白，脉弦涩。上方去北沙参、玄参，加代代花 9g，玫瑰花 9g。14 剂，水煎服，日 1 剂，早晚分服。

六诊（2015 年 6 月 24 日）：患者服上药后，心悸消失，偶有胸闷。舌红暗，苔薄白，脉弦细。上方去蝉蜕，加桔梗 12g。14 剂，水煎服，日 1 剂，早晚分服。动态心电图检查示窦性心律，偶有房性期前收缩。患者继续服上方 28 剂后，服血府逐瘀丸 10 丸（3 次 / 日）1 个月，随访 8 个月，房颤未复发。

按语：患者为中年男性，情志、饮食、劳倦，致肝郁脾虚，肝郁气滞，脾失运化，血行不畅，日久气滞血瘀，加之心阴不足，心失濡养，阴虚风动，发为房颤。肝郁气滞，则胸闷、憋气、喜叹息、心情低落；气滞血瘀，不通则痛，则胁肋胀痛、唇色紫暗、头痛；心脾两虚，心神清窍失养，则心悸、头晕。本案以肝郁脾虚，心阴不足为本，气滞血瘀，心神不宁为标，故治以理气活血、宁心安神，兼以健脾消滞。二诊患者服药后，嗳气泛恶、纳差、大便干燥症状消失，心悸、胸闷、憋气、喜叹息、头晕、胁肋胀痛、情绪低落、头痛较前减轻，考虑脾虚积滞较前缓解，去旋覆花、焦山楂、代赭石，加郁金12g，天麻12g以行气平肝解郁。三诊患者服药后，头晕、情绪低落、头痛、喜叹息症状消失，心悸、胸闷、憋气、胁肋胀痛较前减轻。动态心电图检查示窦性心律为主，心室率下降。考虑肝郁气滞、肝阳上亢较前缓解，去柴胡、天麻，加玄参15g，生地黄10g以滋阴息风。四诊患者服药后，憋气、胁肋胀痛症状消失，仍偶有心悸、胸闷、咽干。去鸡血藤，加北沙参12g，蝉蜕12g以增强滋阴息风力量。五诊患者服药后，咽干症状消失，偶有心悸、胸闷，唇色暗。考虑阴虚较前好转，仍有气滞，去北沙参、玄参，加代代花9g，玫瑰花9g以疏肝解郁。六诊患者服药后，心悸症状消失，偶有胸闷，舌红暗，苔薄白，脉弦细。考虑阴虚风动较前解，胸中气机郁滞，去蝉蜕，加桔梗12g宣肺利气宽胸。全方共奏理气活血、宁心安神之功。

12. 阵发性房颤，射频消融术后，肝胆郁热、扰动心神案

周某，男，37岁。2022年2月15日初诊。

主诉：间断心慌5个月余。

病史：患者5个月前无明显诱因突发心慌，时作时止，偶有头晕，无黑蒙，查心电图示心房颤动，后于2021年12月就诊于北京某三甲医院，诊断为阵发性房颤，并行射频消融术，术后规律口服酒石酸美托洛尔片47.5mg（1次/日），利伐沙班片20mg（1次/日），盐酸胺碘酮片200mg（1次/日），仍时感心悸。来诊症见：时有心悸，多由失眠诱发，偶伴头晕，无胸闷胸痛、黑蒙，口干口苦，烦躁，纳可，入睡困难，眠浅易醒，每至凌晨3～4点即醒，二便调。舌暗红，苔黄腻，脉滑数。既往史：否认心脑血管疾病、糖尿病等。辅助检查：动态心电图示平均心率52次/分，最快心率105次/分，最慢心率36次/分，大于2s的长RR间期350个，最长RR间期3035ms，房性期前收缩2333个，房颤372阵，可见Ⅱ度窦房阻滞（2021年11月24日）；动态心电图示窦性心律合并异位心律，阵发性房颤，心房扑动，频发室性期前收缩，房性期前收缩二联律，房性期前收缩三联律，房性期前收缩未下传，心房颤动总时长6小时16分，T波异常（2021年12月22日）；超声心动图示LA35mm，LVEF66%，二尖瓣微量反流，左房饱满。

西医诊断：①阵发性房颤，心脏射频消融术后；②房性期前收缩；③Ⅱ度

窦房传导阻滞。

中医诊断：心悸。

辨证：肝胆郁热，扰动心神证。

治法：疏肝清热，镇惊安神。

处方：柴胡加龙骨牡蛎汤加减。

药用：生龙骨、生牡蛎各30g（先煎），柴胡10g，白芍15g，郁金12g，延胡索12g，甘松12g，僵蚕12g，蝉蜕12g，茯苓30g，黄连6g，天麻12g，法半夏9g。14剂，水煎服，日1剂，早晚分服。

二诊（2022年3月1日）：患者心悸、口苦、烦躁明显减轻，头晕基本消失，仍口干、眠差，上方去半夏、天麻，加麦冬15g，酸枣仁30g，柏子仁15g，五味子9g养阴安神。继服14剂。

三诊（2022年3月15日）：患者偶有心悸，口干明显减轻，睡眠较前改善，可睡至凌晨5点左右。动态心电图：①平均心率80次/分，最慢心率62次/分，最快心率121次/分，未见大于2.5s的停搏；②房性期前收缩665个；③窦性心律，房性期前收缩三联律，成对房性期前收缩，ST-T改变（2022年3月12日）。守上方继服14剂。

按语：心律失常与机体神经系统功能紊乱密切相关，患者常因心悸等不适症状而焦虑、烦躁甚至惊恐不安。不良情绪又会进一步加剧心悸的症状，形成恶性循环。患者为青年男性，平素工作压力较大，精神紧张，患病后情绪愈发不畅。如此一来肝气郁结，肝胆气机不畅，郁而化热，扰动心神，发为心悸。柴胡加龙骨牡蛎汤主治“胸满烦惊”，方中柴胡、黄连、白芍清热柔肝，疏解少阳气郁、调畅气机，龙骨、牡蛎镇心安神，郁金、延胡索、甘松清心安神；僵蚕、蝉蜕轻清上浮透发郁热以息风止颤，茯苓、半夏、天麻化痰息风，全方共奏和解清热、息风止颤之功。

13. 阵发性房颤，射频消融术后，高血压，痰热瘀阻案

曹某，女，75岁。2021年5月30日初诊。

主诉：阵发心慌10年。

病史：患者10余年前无明显诱因出现心慌汗出，持续1～2天，就诊于北京某三甲医院，诊断为心房颤动，予对症治疗，2012年、2014年分别行2次射频消融术，后规律口服盐酸索他洛尔片40mg（2次/日），2020年8月房

颤复发，于北京某三甲医院就诊，加用盐酸胺碘酮片200mg（1次/日）规律服药。2020年11月因心房扑动就诊，病情无好转，行电复律后房颤转复，后住院治疗给予盐酸胺碘酮片、利伐沙班片治疗。现服用盐酸胺碘酮片100mg（2次/日）、稳心颗粒等。来诊症见：心慌频发，持续2～3分钟，心率90次/分，气短乏力，胸闷，心烦易怒，纳可，大便干。舌质暗红，舌体胖大，苔腻，脉弦滑。既往高血压病15年，最高血压170/100mmHg，现口服缬沙坦80mg（1次/日），血压控制可。查体：血压140/70mmHg，心率90次/分，心律不齐。辅助检查：超声心动图示LA40mm，LV56mm，二、三尖瓣轻度反流。（2021年5月25日）

西医诊断：①阵发性房颤，射频消融术后，电复律术后；②高血压2级（很高危）。

中医诊断：心悸。

辨证：痰热瘀阻。

治法：清热化痰，活血息风，安神定悸。

处方：桑白皮30g，地骨皮30g，桔梗12g，生龙骨、生牡蛎各30g（先煎），甘松12g，僵蚕12g，蝉蜕12g，黄连6g，茯苓30g，泽泻15g，延胡索12g。丹参15g。14剂，水煎服，日1剂，早晚分服。

二诊（2021年6月13日）：患者诉心慌胸闷，活动后加重，汗出多，眠差易醒，大便干，口苦，纳差，腹部胀满，胁肋部不适感。舌质暗红，舌体胖大，苔腻，脉弦滑。处方：柴胡10g，枳壳12g，白芍15g，法半夏9g，炒白术12g，甘松12g，僵蚕12g，蝉蜕12g，丹参15g，茯苓30g，黄连6g，地骨皮30g，延胡索12g。继服14剂。

三诊（2021年6月27日）：患者诉心慌，胸闷，阴雨天发作加重，晨起痰多，色白易咳出，脚心汗出多，口苦，食后腹胀，喜按，纳可，眠差易醒，小便调，大便急迫。舌暗红紫胖大，苔腻，脉弦滑。处方：黄连6g，地骨皮30g，桑白皮30g，法半夏9g，炒白术12g，茯苓30g，泽泻15g，延胡索12g，天麻12g，僵蚕12g，甘松12g，蝉蜕12g，丹参15g，莱菔子12g。继服14剂。

四诊（2021年7月4日）：患者服药后心慌改善，乏力减轻，阴雨天胸闷加重，痰量较前减少，前胸后背盗汗，口苦，纳呆，易呃逆，大便干，日1～2次，小便可，眠可。舌紫暗，微胖大，苔腻，脉弦。处方：丹参15g，莱菔子15g，鸡血藤15g，延胡索12g，甘松12g，僵蚕12g，全蝎6g，蝉蜕12g，茯苓30g，黄连6g，桑白皮30g，地骨皮30g。继服14剂。

五诊（2021年7月18日）：患者诉偶有心慌，自测心率60次/分左右，血压160/72mmHg，乏力减轻，阴雨天胸闷，偶咳嗽咳痰，少量白黏痰，易咳出。前胸后背易汗出，口苦，嗳气后觉舒，纳呆，眠可，小便黄，大便偏干，日1行。舌红暗紫胖大，舌苔腻，脉弦滑缓。处方：莱菔子15g，钩藤15g，桑白皮30g，地骨皮30g，法半夏9g，全蝎6g，僵蚕12g，蝉蜕12g，茯苓30g，黄连6g，丹参15g，决明子12g。继服14剂。

六诊（2021年12月5日）：患者诉服药后头晕乏力较前缓解，诉晨起耳鸣，自测心率约50次/分，咳嗽后易汗出，自测血压130/110mmHg，夜间顿咳，咳痰后方可入眠，走路时有双下肢发飘感，纳少，眠差，二便调。舌红暗胖大，舌苔黄腻，脉弦滑。处方：黄连6g，珍珠母15g（先煎），法半夏9g，桑白皮30g，地骨皮30g，僵蚕12g，蝉蜕12g，郁金12g，延胡索12g，天麻15g，茯苓30g，泽泻15g。继服14剂。

按语：患者久病，心脾耗伤，脾气不足，心阴亏耗，心失濡养而致心悸，气短乏力；脾主升清，喜燥恶湿，脾运化失职，则易内生痰湿，气机运行不畅，滞于胸中则胸闷；肝气郁结则急躁易怒，气郁日久可化火、成瘀，可见大便干结、舌红。故方中以桑白皮、地骨皮清虚热，桔梗通畅气机；龙骨、牡蛎重镇安神；甘松理气止痛、理脾健胃；僵蚕、蝉蜕止惊；黄连清泻实火；茯苓、泽泻健脾祛湿；延胡索、丹参凉血活血；二诊患者心慌、胸闷活动后加重，汗出多，为气虚之象。腹部胀满、胁肋部不适，故加入理气宽中、消胀除满之枳壳，再加养血柔肝、缓急止痛之白芍；三诊患者食后腹胀，加入莱菔子消食除胀、降气化痰；四诊患者心慌、乏力症状减轻，痰量减少，而前胸后背盗汗症状仍在，舌质紫暗存在血瘀，加入鸡血藤养血活血痛络，全蝎通络止痛；五诊见患者见肝经热盛之象，故加钩藤平肝息风，决明子清肝明目、润肠通便。经多次调理，对症治疗，症状逐渐缓解。

14. 阵发性房颤，射频消融术后，痰湿瘀阻、热扰心神案

解某，男，66岁。2021年9月26日初诊。

主诉：间断心慌3年余，加重7天。

病史：患者2018年7月因休息不佳出现心慌，夜间发作，伴汗出，乏力，

胸闷气短。于北京某三甲医院诊断为心房颤动，先后于多家医院行射频消融术，症状缓解不佳。曾因服用盐酸普罗帕酮片出现晕厥，现已停用，目前已服用中药6个月余，近期患者症状明显，缓解不佳。7天前无明显诱因出现心慌加重，就诊于我院。来诊症见：间断心慌，伴胸闷，气短，汗出，夜间发作加重，急躁易怒，纳可，眠浅易醒，二便调。舌红暗胖大，苔黄腻，脉弦滑缓。既往史：快－慢综合征5年；高血压3级（极高危）5年，口服缬沙坦氨氯地平片80mg（1次/日）控制血压。辅助检查：动态心电图示窦性心律，室上性期前收缩2943次/24小时，室上性心动过速173阵，共913次/24小时，成对室上期前收缩123对，室上二联律11阵，心房扑动36阵，最长530.7s。

西医诊断：①阵发性房颤，射频消融术后，阵发性心房扑动，频发房性期前收缩，阵发性室上性心动过速，快－慢综合征；②高血压3级（极高危）。

中医诊断：心悸。

辨证：痰湿瘀阻，热扰心神。

治法：清热化痰，宁心安神。

处方：黄连6g，法半夏9g，全瓜蒌15g，苍术15g，生薏苡仁30g，茯苓30g，桑白皮30g，珍珠母15g（先煎），甘松12g，僵蚕12g，蝉蜕12g，丹参15g。14剂，水煎服，日1剂，早晚分服。

二诊（2021年10月5日）：服上方2周后患者夜间心慌、自汗缓解，仍气短，易早醒，上方去珍珠母，加酸枣仁30g，延胡索12g，萆薢15g。14剂，水煎服，日1剂，早晚分服。

三诊（2021年10月19日）：夜间2～3点偶发心慌伴胸闷隐痛，气短易醒，易怒，近10日左膝内侧关节痛，上方去苍术、瓜蒌、桑白皮，加柴胡12g，白芍12g，炒白术12g，生龙骨、生牡蛎各30g（先煎），穿山龙30g。28剂，水煎服，日1剂，早晚分服。

四诊（2021年11月14日）：诸症减轻，眠仍差，常夜间一点半醒，醒后难眠，燥热感明显，心烦，左膝关节痛，上方去桑白皮、生薏苡仁、苍术，加知母12g，川芎10g，阿胶珠12g（烊服）。继服28剂。

患者门诊坚持调理3个月之后，诸症消失，病情稳定。3个月后随访心慌未再发作。

按语：该例患者因久病体虚，心体受损，心神失养，且久病伤脾，脾气亏虚，水湿痰浊阻滞于心脉，胸中大气不行，痰浊、湿邪、血瘀互结，郁而化热，共扰心神。该患者因发病较急，急则治其标，治以祛邪通络为主，以燥湿化痰、清热活血宁心为法。总以小陷胸汤清热化痰，佐苍术、苡仁、萆薢燥湿祛湿，更以僵蚕、蝉蜕调畅气机，丹参、甘松、延胡索活血行气，珍珠母镇心安神，酸枣仁养血安神，桑白皮泻肺宁心，共奏燥湿化痰、活血理气、宁心安神之功。总以多角度合力，使痰化、热清、血活、心安而悸止。

15. 阵发性房颤，射频消融术后，气虚血瘀、痰湿痹阻案

患者石某，女，73 岁。2022 年 1 月 9 日初诊。

主诉：阵发性心悸 15 年。

病史：患者 15 年前于夜间睡眠时出现心悸，于当地医院诊断为阵发性房颤，多次予胺碘酮转复，仍间断发作，并先后行射频消融术 2 次，症状发作较前更频繁，1 周发作 1 次，10 余小时可自行转复。来诊症见：阵发心悸，头晕，无胸闷胸痛，无晕厥等，纳眠可，二便调。舌红暗，边有齿痕，瘀斑，苔中黄，脉弦细。既往史：高脂血症 5 年，口服血脂康治疗。辅助检查：超声心动图示 LA40mm，LV48mm，LVEF53%，二尖瓣反流（轻度），左室舒张功能减退；动态心电图示总心搏 92651 次 /24 小时，平均心率 65 次 / 分，最快 91 次 / 分，最慢 54 次 / 分，房性期前收缩 181 次，成对房性期前收缩 8 对，房颤 9 阵。（2021 年 5 月 26 日）

西医诊断：①心律失常，阵发性房颤，射频消融术后，频发房性期前收缩，阵发房速；②高脂血症。

中医诊断：心悸。

辨证：气虚血瘀，痰湿痹阻。

治法：益气活血，化痰祛湿。

处方：黄芪 20g，太子参 12g，当归 10g，法半夏 9g，炒白术 12g，天麻 12g，茯苓 30g，泽泻 15g，珍珠母 15g（先煎），甘松 12g，僵蚕 12g，蝉蜕 12g，黄连 6g，丹参 15g，延胡索 12g。21 剂，水煎服，日 1 剂，早晚分服。

二诊（2022 年 1 月 30 日）：服上方 21 天，共发 2 次房颤，最长 7.5 小时，伴气短，无黑蒙，头晕，下肢发凉，纳眠可，大便调，排尿不畅。舌红暗稍胖大，边有齿痕，苔中黄腻，脉弦滑。上方加郁金 12g，继服 14 剂。

三诊（2022 年 2 月 14 日）：服上方 14 天，共发房颤 2 次，第一次持续时间缩短至 3 小时，自行转复，第二次持续约 16 小时，服用酒石酸美托洛尔未

见好转，伴胸闷气短，头晕，二便调，听力减退，舌脉如前。上方去郁金，加桔梗 12g，桑白皮 15g。

患者门诊坚持调理 3 个月之后，诸症消失，病情稳定。3 个月后随访，房颤未再发作。

按语：射频消融术后复发房颤总以本虚标实为主，治疗多标本兼治，补虚治本有气血阴阳之异，祛邪治标有痰浊、气滞、血瘀、湿阻、热毒之辨。该例患者始终以瘀阻心络为核心病机，治疗以活血化瘀通络为基本治法。但活血化瘀并非以“通”不变，而是“通”必求因。有气虚而瘀、痰浊而瘀、湿阻而瘀、热毒而瘀之别，治法亦有补气活血、化痰活血、祛湿活血、清热活血之不同。在本例中，除上述益气活血，化痰祛湿之外，仍不忘“气为血之帅”，辅以僵蚕、蝉蜕、桔梗调畅气机，多管齐下，辨证求因，获得疗效。

16. 持续性房颤，射频消融术后，痰湿痹阻案

贺某，男，57 岁。2021 年 11 月 23 日初诊。

主诉：间断心慌 3 年余。

病史：患者 3 年前无明显诱因出现时发前胸后背出汗，乏力，心慌，夜间睡眠质量差，公司体检诊断为房颤，未予重视及系统诊疗，自服阿司匹林治疗，症状仍反复发作。2021 年 7 月 1 日患者因症状持续，于北京某三甲医院行房颤射频消融术，未转复。出院后口服利伐沙班片 15mg（1 次 / 日）、琥珀酸美托洛尔片 47.5mg（1 次 / 日）、门冬氨酸钾镁片 0.298g（3 次 / 日），服药后症状缓解不明显。来诊症见：胸胁憋闷，心情急躁，乏力，偶伴心慌，前胸后背汗出，眠差易醒，纳可，小便调，大便干结，3 日 1 行。舌红暗胖大，苔中黄腻。辅助检查：生化检验示葡萄糖 5.59mmol/L，尿酸 234.3μmol/L，甘油三酯 1.75mmol/L，总胆固醇 5.47mmol/L，低密度脂蛋白 2.23mmo1/L。糖化血红蛋白 6.1%。超声心动图示 LA40mm，LV46mm，LVEF66%，双房轻度增大；左房 CT 及食道超声均未见心房血栓；胸部 CT 平扫示右肺下叶背段磨玻璃密度微小结片影，左肺上叶舌段小索条，胰头脂肪浸润；颈动脉超声示双侧颈动脉内中膜增厚；动态心电图示心房颤动，偶见长 R–R 间期，ST 段动态改变 < 0.1mv，QRS 波总数 110675 个，最小心率 42 次 / 分，最大心率 128 次 / 分，平均心率 79 次 / 分，最长 R–R 间期 2.14s。（2021 年 11 月 15 日）

西医诊断：心律失常，持续性房颤，射频消融术后，R–R 长间歇。

中医诊断：心悸。

辨证：痰湿痹阻。

治法：燥湿化痰，宽胸散结。

处方：小陷胸汤、二陈汤合升降散加减。

药用：法半夏 9g，全瓜蒌 15g，茯苓 30g，莱菔子 15g，僵蚕 12g，蝉蜕 12g，全蝎 6g，丹参 15g，甘松 12g，延胡索 12g，桑白皮 30g，地骨皮 30g。7 剂，水煎服，日 1 剂，早晚分服。

二诊（2021 年 11 月 30 日）：服药 7 剂后胸胁憋闷、心慌、汗出明显减轻，诉仍心烦、入睡困难，眠浅易醒。上方去莱菔子，加珍珠母 15g（先煎），生龙骨、生牡蛎各 30g（先煎）。14 剂，水煎服，日 1 剂，早晚分服。

三诊（2021 年 12 月 14 日）：服药后胸闷、心慌减轻，失眠较前好转，诉气短，乏力，口干，上方去僵蚕、蝉蜕，加太子参 15g，麦冬 10g，五味子 9g 益气养阴。继服 14 剂，水煎服，日 1 剂，早晚分服。

按语：此男性患者中年起病，阵发性房颤持续约 3 年，近半年转为持续性房颤，射频消融术后亦未转复，超声心动图提示已存在轻度心房结构改变。结合患者发病经过且据症舌脉，考虑痰湿中阻内伏为其房颤难复、病情进展的核心病机。痰湿内停，阻抑胸中气机，扰乱心之血脉输布运行，导致心悸发作，亦因心脉紊乱，血行不畅，致瘀血渐生。痰瘀互结内伏，日久化热生风，侵扰于心，更致心神不得安宁，心悸发作更甚。且痰湿停心日久，心脉不通，左房压力和容量负荷增加，心体失养，导致心房重构、心房肌纤维化，更构成房颤持续存在的解剖基础。故治以燥湿化痰、宽胸散结为主，兼顾清热活血、息风止悸。以半夏、全瓜蒌取小陷胸汤之意清热化痰、宽胸散结，配茯苓取二陈汤之义渗利水湿，给邪以出路。加莱菔子降气化痰，与升降散中双升之僵蚕、蝉蜕合用，升降相宜，化痰除痹之余宣畅气机。丹参、甘松、延胡索三者合用，更以行气活血之力推动胸中痹阻之气机调畅，加桑白皮、地骨皮使上焦气分、血分虚热同清，再以僵蚕合全蝎息风止颤，使扰乱心脉之痰瘀渐化，热、风无以化生，则心神得宁，血脉得安。

17. 阵发性房颤，射频消融术后，痰瘀互结、风邪扰动案

董某，男，51 岁。2021 年 8 月 22 日初诊。

主诉：间断心慌伴胸闷气短 1 年。

病史：患者1年前无明显诱因出现心悸、胸闷，于浙江某三甲医院就诊，查心电图示房颤。予酒石酸美托洛尔片、利伐沙班等药物治疗后仍有心悸阵发，每次持续5～6小时，后于该院行射频消融术，诉术后心悸未见减轻。出院后予利伐沙班、决奈达隆等药物治疗，后间断口服盐酸普罗帕酮片、盐酸胺碘酮片治疗，心悸症状同前，现服用中药和利伐沙班片治疗，为求进一步中医治疗来诊。来诊症见：间断心悸，胸闷气短，每次持续5～6小时，平均发作频率2次/周，二便及纳眠可。舌暗红，舌体胖大，边有齿痕，苔中黄，脉弦滑代。既往史：乙肝小三阳；脑梗死。

西医诊断：阵发性房颤、射频消融术后。

中医诊断：心悸。

辨证：痰瘀互结，风邪扰动。

治法：健脾化痰，活血息风。

处方：炒白术12g，法半夏9g，丹参15g，延胡索12g，蝉蜕12g，僵蚕12g，黄连6g，桑白皮15g，桔梗12g，珍珠母15g（先煎），仙鹤草30g，茯苓30g，甘松12g。7剂，水煎服，日1剂，早晚分服。

二诊（2021年8月29日）：患者诉近1个月心悸每天发作至少1次，伴胸闷气短，发作时伴尿频，偶有咳嗽咳痰，痰质黄黏，纳眠可，二便调。舌暗红，舌体胖大，边有齿痕，苔中黄。脉弦滑代。辅助检查：肺部CT示两肺散在微小结节，两肺散在肺大泡，两肺胸膜下少许纤维灶，左肾小结石；动态心电图示窦性心律，房性期前收缩，偶见室性期前收缩，短暂性的阵发性房性心动过速。前方去仙鹤草、桔梗、炒白术，加浙贝母12g清肺化痰，生牡蛎30g（先煎）重镇安神。继服14剂。

三诊（2021年9月12日）：患者诉服药后咳嗽咳痰减轻，仍有心悸，伴胸闷气短，每日发作1～2次，发作时仍伴尿频，纳眠可、二便调。舌暗红胖大，边有齿痕，苔中黄，脉弦滑。前方去浙贝母，加玄参15g，生薏苡仁30g，苍术15g，养阴健脾化痰。继服28剂。

四诊（2021年10月10日）：患者诉房颤发作较前减轻，频率每周3～4次，每次持续4～5小时，发作时心悸、胸闷，伴尿频，偶有咳嗽咳黄黏痰，纳眠可，二便调。舌暗红胖大，苔中黄，脉弦滑代。前方去珍珠母、苍术，加浙贝母12g，桑白皮加至30g清肺化痰，生龙骨30g（先煎）重镇息风定悸。继服28剂。

五诊（2021年11月7日）：患者诉近1个月房颤发作5～6次，每次持续2～3小时，自行缓解，发作时伴心慌、尿频、轻微视物旋转。偶有视物模糊，纳眠可，二便调。舌暗红，苔中黄，脉弦滑。前方去浙贝母，加泽泻15g，天麻12g豁痰息风。继服28剂。

六诊（2021年12月5日）：患者服药后房颤发作频率、程度均较前减轻，近1个月房颤发作3次，每次持续5分钟～1小时后自行缓解，时有头晕，纳眠可，二便调。舌暗红胖大，伴有齿痕，苔中黄，脉弦滑。前方去龙骨、牡蛎、桑白皮；黄连加至9g清泻心火，另加珍珠母15g（先煎），郁金12g重镇潜阳、解郁安神以收功。

按语：患者为中年男性，房颤射频消融术后仍然有心慌的症状，四诊合参，考虑为痰瘀互结、风邪扰动。初诊予以法半夏、炒白术以化痰健脾；桑白皮、桔梗清肺、宣肺化痰；延胡索、丹参活血化瘀，为延丹理脉汤化裁。《素问·至真要大论》："诸风掉眩，皆属于肝。"故予蝉蜕、僵蚕、天麻平肝潜阳、化痰息风；珍珠母平肝潜阳、安神定惊。患者舌体胖大，边有齿痕，考虑脾虚水液输布不利，聚而生痰，予以茯苓健脾渗湿，兼以化痰；少佐黄连清中焦之热；仙鹤草在方中补虚，同时稳定心率、改善心慌的症状。经多方调摄，患者房颤发作频率及持续时间均减少，此后又出现视物旋转、视物模糊，《金匮要略·呕吐哕下利病脉证治》："心下有支饮，其人苦冒眩，泽泻汤主之。"故方中加泽泻。再诊患者诸症好转，酌情调整，再加解郁安神之品以收功。

18. 阵发性房颤，射频消融术后，心胆不宁、痰浊上扰案

吴某，女，64岁。2022年3月31日初诊。

主诉：间断心慌胸闷2年。

病史：患者2年前，因心慌胸闷，就诊当地医院，诊断为阵发性房颤，于福州某三甲医院行射频消融术，术后出现不敢独处，时常无明显诱因出现惊恐、心慌胸闷发作，发作时有濒死感，止后如常人，痛苦异常。为求进一步中医药治疗至我院门诊。来诊症见：神志清楚、精神尚可，言语交流如常，每日傍晚开始不敢独处，不明原因感到害怕，同时伴有心慌胸闷感，眠差，大便干，小便黄，纳可，怕热。舌质暗红，苔腻微黄，脉弦细。既往史：糖尿病史；高血压病史。

西医诊断：①阵发性房颤，射频消融术后；②惊恐发作。

中医诊断：惊悸。

辨证：心气虚损，痰浊扰神。

治法：益气养心，化痰安神。

处方：保元汤，瓜蒌薤白半夏汤合四物汤加减。

药用：太子参 15g，桂枝 3g，瓜蒌 30g，薤白 15g，法半夏 8g，川芎 15g，赤芍 15g，当归 12g，厚朴 9g，炒枳壳 9g，炒僵蚕 8g，柏子仁 30g，合欢皮 15g。7 剂，水煎服，日 1 剂，早晚分服。

二诊（2022 年 4 月 11 日）：患者仍有害怕的感觉，大便干改善，小便频数，睡眠仍欠佳，心慌胸闷好转。舌质暗，苔腻，脉弦细。上方加生牡蛎 30g（先煎），酸枣仁 20g，茯神 12g。继服 7 剂。

三诊（2022 年 4 月 21 日）：惊恐感好转，开始尝试独处，偶有心慌（4 月 15 日、16 日发作两次），大便干，仍小便频数，睡眠仍欠佳。舌尖红，苔黄，脉弦。上方去远志，加大黄 5g，生白术 40g。继服 7 剂。

四诊（2022 年 4 月 28 日）：已能独处，惊悸明显好转，近期未发作心慌胸闷症状，大便黏（色稍黑），排气较多，小便频数明显改善，睡眠稍改善。舌质暗红，苔薄黄，脉弦细。改生大黄为酒大黄 9g。继服 7 剂。1 个月后随访：患者症状改善明显，心情明显改善，目前已经每日都积极的运动，重拾生活信心，乐观面对生活。

按语：患者为中老年女性，房颤射频消融术后，反复发生惊恐症状，伴有胸闷心悸濒死感，患者惊恐发作与胸闷心悸的因果关系尤为重要。胸闷心悸症状改善，患者的情志问题也会相应的改善。故运用瓜蒌薤白半夏汤以豁痰化胸中之痰浊。川芎、赤芍、当归活血化瘀行气。患者时常惊恐，考虑到肝不藏魂，故运用牡蛎、酸枣仁取《医学衷中参西录》中安魂汤之义。僵蚕、蝉蜕平肝潜阳息风。治疗一段时间后患者症状减轻，大便不爽，时有干燥，稍佐麦冬养阴，瓜蒌、大黄、厚朴以通便。患者经中医综合调治后，症状明显改善。

孤立性房颤

1. 孤立性房颤，君相火旺、心肾不交案

凌某，女，49岁。2022年1月15日初诊。

主诉：阵发心慌2个月。

病史：患者2个月前劳累后出现心慌，乏力。外院查动态心电图检查示阵发性房颤。平均心率90次/分，最慢65次/分，最快129次/分。总心搏127673次/24小时。口服阿司匹林肠溶片100mg（1次/日），盐酸普罗帕酮片150mg（3次/日），为求中医治疗来诊。来诊症见：心慌，乏力，头胀痛，耳鸣，稍动则汗出如洗，五心烦热，脾气急躁，咳嗽，痰多，鼻涕夹有血丝，口干，腰酸足冷，大便干。舌暗红，苔薄黄，脉滑数。既往慢性咽炎。辅助检查：超声心动图示LA26mm，LV40mm，LVEF71%。

西医诊断：心律失常，阵发性房颤，短暂性的阵发性房性心动过速。

中医诊断：心悸。

辨证：君相火旺，心肾不交。

治法：滋阴清火，养心安神。

药用：黄连6g，肉桂3g，炒栀子12g，淡豆豉15g，北沙参12g，玄参15g，麦冬12g，生地黄15g，柴胡10g，枳实9g，白芍12g，僵蚕9g，蝉蜕9g，丹参15g，郁金10g，炒酸枣仁30g。7剂，水煎服，日1剂，早晚分服。

二诊（2022年2月12日）：服上方后诸症减轻，偶有早醒，五心烦热、汗出、腰酸足冷均减轻。舌淡暗，苔薄白，略腻，脉沉弱无力，上方加当归10g，川芎9g。继服14剂。

三诊（2022年2月28日）：服药后心慌消失，五心烦热腰痛好转，诉口干，尿频，尿急，尿灼热感，上方去炒栀子、淡豆豉。加百合15g，知母9g。继服14剂。

按语：患者时值天癸将竭之年，操持烦劳，肾阴不足，肾水不能上济心火，心火上炎，心神不安，发作心慌；热邪灼伤阴液，阴虚生内热，则见五心

烦热、汗出。心火不能下潜温煦肾阳，则见腰酸足冷。治疗当滋水降火、交通心肾为法。北沙参、玄参、麦冬、生地黄、白芍滋补肾阴，肉桂鼓舞肾阳，助肾水气化蒸腾上济心火，肾水充足则君火自安其位。柴胡、枳实疏肝气，炒栀子、淡豆豉、僵蚕、蝉蜕善清上焦郁热和浮游之火，热退则风息。丹参、郁金凉血活血，炒酸枣仁养血安神、敛汗除烦热。

2. 孤立性房颤，痰瘀互结、痹阻心脉案

韩某，女，59岁。2022年3月1日初诊。

主诉：间断心慌6年，加重1周。

病史：患者6年前无明显诱因出现心慌伴汗出、怕热，无头晕、黑蒙，就诊于北京某三甲医院，完善相关检查后诊断为阵发性房颤，甲状腺功能亢进。该医院建议行射频消融术治疗，患者拒绝，甲亢经治疗后甲状腺功能已恢复正常（具体不详）。房颤仍间断发作，每年约发作6～7次，大多在48小时内可自行缓解，可因失眠而加重。患者一周前无明显诱因再次发作房颤，伴胸闷气短，四肢无力，汗出，持续5天后自行缓解。来诊症见：阵发心慌、乏力，餐后明显，口中甜腻，晨起咳嗽痰多、头痛头重。纳谷不香，眠浅易醒，入睡困难，偶口服安眠药助眠。舌暗红稍胖大，苔厚中黄，脉弦滑。既往史：高脂血症病史4年；冠状动脉粥样硬化症病史3年；颈动脉硬化伴斑块2年余。

西医诊断：①阵发性房颤；②高脂血症；③冠状动脉粥样硬化症；④颈动脉硬化伴斑块。

中医诊断：心悸。

辨证：痰瘀互结，痹阻心脉。

治法：化痰祛瘀，通络除痹。

处方：连蒌胆星汤合延丹理脉汤加减。

药用：黄连6g，法半夏9g，全瓜蒌15g，甘松12g，僵蚕12g，蝉蜕12g，珍珠母15g（先煎），丹参15g，茯苓30g，延胡索12g，郁金12g。14剂，水煎服，日1剂，早晚分服。

二诊（2022年3月15日）：患者服药期间未发作房颤，口中甜腻、晨起咳痰减轻，头痛头重改善，仍纳谷不香，时有进食后心慌、乏力，眠差。上方加炒神曲15g，焦山楂20g健脾开胃、行气散瘀，加生龙骨、生牡蛎各30g（先煎）镇心安神复脉。继服14剂。

三诊（2022年3月29日）：患者服药期间仍未发作房颤进食后心慌、乏力明显减轻，晨起咳痰基本消失，纳谷不香较前改善。入睡困难稍有改善，仍眠浅易醒。上方去瓜蒌、僵蚕、蝉蜕，加酸枣仁30g，柏子仁15g养心安神。继服14剂。

按语：痰浊、瘀血均为人体内常见的顽固性病理产物，一旦形成，相互促进，缠绵难消。患者既往有甲状腺功能亢进和血脂代谢紊乱病史，脏腑气化功能失常，津液代谢障碍，停聚而成痰饮。痰湿阻滞气机，气机不畅，血行滞涩，则形成瘀血。瘀血亦会使气机郁滞，加重津液的代谢障碍，从而生成痰浊。如此痰瘀互化，胶结于脉道，形成恶性循环。方中黄连、法半夏、瓜蒌为笔者常用角药，可清化郁久之痰热，润而不燥；茯苓健脾除湿，杜生痰之源，僵蚕、蝉蜕化痰息风止颤，珍珠母重镇安神定悸。延胡索、丹参、郁金理气活血，凉而不燥；甘松理气醒脾，加强活血化瘀之力。诸药合用，痰瘀皆除，心脉畅通，悸动自止。

3. 孤立性房颤，气滞痰瘀案

尹某，男，50岁。2021年6月27日初诊。

主诉：间断心慌胸闷4个月。

病史：患者2021年2月4日无明显诱因出现心慌胸闷伴气短，于密云中医院就诊，行心电图检查，诊断为阵发性房颤，予盐酸胺碘酮静脉注射后症状缓解。后于阜外医院、安贞医院就诊，未予特殊治疗。5月7日于我院门诊行中药调理，症状缓解，房颤发作持续时间缩短。6月22日心慌发作，持续10小时，于北京某三甲医院予胺碘酮注射液治疗后症状缓解，现为求进一步诊治于我院就诊。来诊症见：间断胸闷心慌伴气短，乏力，易疲乏，长叹息后缓解，无咳嗽咳痰，无反酸烧心，纳眠可，小便调，大便不成形，日1行，时有黏腻。舌暗红，边有齿痕，苔白腻，脉弦滑。既往否认高血压、糖尿病、冠心病、脑血管疾病。辅助检查：生化检验示尿酸448μmol/L，肌酸激酶238U/L，总胆固醇6.06mmol/L，甘油三酯1.8mmol/L，低密度脂蛋白3.94mmol/L，总胆红素26.1μmol/L，直接胆红素3.5μmol/L，间接胆红素22.6μmol/L；心电图示房颤；动态心电图示窦性心律，频发房性期前收缩，阵发性室上性心动过速；超声心动图检查（-）。

西医诊断：①孤立性房颤；②高脂血症。

中医诊断：心悸。

辨证：气滞痰瘀。

治法：理气化痰活血，清火息风安神。

处方：法半夏9g，炒白术12g，天麻12g，延胡索12g，丹参15g，茯苓30g，泽泻15g，砂仁6g（后下），僵蚕12g，甘松12g，蝉蜕12g，桑白皮30g。7剂，水煎服，日1剂，早晚分服。

二诊（2021年7月4日）：患者诉心慌发作日2～3次，发作时伴胸闷，持续0.5～2小时，活动后减轻，患者自诉情绪思虑较多，纳眠可，二便调。舌暗红，苔中白，脉弦。前方去砂仁，加柴胡10g，生龙骨、生牡蛎各30g（先煎）。继服14剂。

三诊（2021年7月18日）：患者间断胸闷心慌，4～5日1次，持续约1小时。深呼吸缓解，纳眠可，小便调，大便不成形，黏腻，排便不尽感，日1行。舌暗红，苔白腻，脉弦滑。前方去生龙骨、陈皮，加砂仁6g（后下）。继服7剂。

四诊（2021年7月25日）：患者服药后心慌发作次数减少，近2周发作1次，持续6小时，心慌胸闷症状与情志相关，善太息，纳眠可，二便调。舌暗红，边有齿痕，苔白腻，脉弦滑。前方去白术、砂仁、蝉蜕，加仙鹤草15g，酸枣仁15g，珍珠母15g（先煎），夜交藤15g。继服14剂。

五诊（2021年8月8日）：患者诉本周三发作一过性胸闷心慌，自觉心动剧烈，难以自持，持续20分钟后缓解，就诊当日再次出现心慌症状，持续50分钟左右。平日偶有胸闷，但症状不显，嗳气后觉舒，纳眠可，二便调。前方去夜交藤、仙鹤草，加枳壳12g，白芍15g，炒白术12g，蝉蜕12g。继服14剂。

按语：患者为中年男性，烦劳操持过度，成肝郁脾虚之体，气郁生瘀，脾虚生痰，日久成气滞痰瘀之象。予以法半夏、炒白术化痰健脾；延胡索、丹参活血化瘀，延胡索兼有理气的功效。茯苓、泽泻健脾利湿化痰，天麻、僵蚕、蝉蜕平肝潜阳、息风定悸。甘松理气，开郁醒脾，与砂仁醒脾理气相合。《素问·五脏生成》曰“诸气者，皆属于肺”。笔者善用桑白皮泻肺平喘、行水消肿以改善胸闷、心慌、气短诸症。二诊患者症减，思虑较多，去砂仁，加柴胡疏肝解郁，生龙骨、生牡蛎平潜肝阳、镇静安神。三诊患者大便不成形，黏腻，排便不尽感，故加砂仁以醒脾化湿。四诊患者心慌频率明显减少，仍情志不舒畅，善太息，考虑心神失养，前方去白术、砂仁、蝉蜕，加仙鹤草补虚，酸枣仁安神，珍珠母平肝潜阳定惊，夜交藤养心安神。五诊患者诸症缓解，胸闷嗳气后觉舒，考虑肝气不疏，予枳壳理气宽中，白芍柔肝，蝉蜕平肝潜阳，《金匮要略·脏腑经络先后病脉证》曰："见肝之病，知肝传脾，当先实脾。"故方中用炒白术以健脾。随症治之，病证皆消。

4. 孤立性房颤，气阴两虚、痰瘀互结案

杨某，男，39岁。2022年2月18日初诊。

主诉：阵发心慌5个月余。

病史：患者自述2021年9月单位体检行12导联心电图显示房颤。遂于北京某三甲医院急诊科就诊，超声心动图提示房颤心律，未见心脏器质性改变。诊断为阵发性房颤。予酒石酸美托洛尔片控制心率。2022年2月7日患者就诊于北京某三甲医院，行动态心电图检查显示房性期前收缩，阵发性房颤；建议行射频消融术，患者及家属拒绝。予酒石酸美托洛尔片，盐酸普罗帕酮片控制心室率（具体用药剂量不详）。为求进一步中西医结合治疗，来我院就诊。来诊症见：未见明显心慌，胸闷，纳可，眠差易醒，二便调。舌暗红，苔白腻，水滑，脉弦滑。辅助检查：心电图示房颤。超声心动图示房颤心律（2021年9月17日）。动态心电图检查窦性心律，房性期前收缩（偶见二联律、三联律；偶见成对；部分伴室内差异性传导；部分房性期前收缩未下传），阵发性房颤（2022年2月7日）。

西医诊断：阵发性房颤。

中医诊断：心悸。

辨证：气阴两虚，痰瘀互结。

治法：益气养阴，化痰通络。

处方：黄芪30g，党参15g，醋香附10g，郁金18g，醋北柴胡9g，桂枝12g，生龙骨30g（先煎），白芍15g，姜半夏9g，黄连片6g，姜厚朴9g，茯苓30g，炒酸枣仁30g。14剂，水煎服。日1剂，早晚分服。

二诊（2022年3月4日）：2周后患者复诊，心悸较前好转服药后腹胀。心电图示房颤律，RR间期较前规整，心室率66次/分。原方改黄芪20g，加枳实10g。继服14剂。

三诊（2022年4月4日）：服药1个月余，患者诉诸症好转，原方继服。

按语：患者为青年男性，新发房颤，患者主观拒绝射频消融术，问诊患者精神压力大，情绪不稳定，发病起始肝气郁结证，肝郁日久，克伐脾土，脾气不足，脾虚湿盛，肝郁日久，耗伤肝血，久而气阴两虚，痰瘀互结。故治疗以益气养阴、化痰通络，以芪珀生脉汤合逍遥散合小陷胸汤加减。患者二诊腹胀，考虑脾虚不受补，减小黄芪用量。

5. 孤立性房颤、心脾气虚案

王某，男，33岁。2022年1月28日初诊。

主诉：间断心慌、胸闷3年。

病史：2019年患者无明显诱因出现间断心慌、胸闷，持续3～5分钟自行缓解，2019年10月体检报告示频发期前收缩，窦性心动过缓（58次/分），偶发室上性期前收缩。后于我院行动态心电图检查示阵发性房颤（20余次），房性期前收缩，建议住院治疗。患者拒绝。2019年12月就诊于北京某三甲医院，予利伐沙班片10mg（1次/日）抗凝，心悸，胸闷仍间断发作，牙龈、鼻腔曾有出血。2020年8月患者就诊于北京某三甲医院，行射频消融术，术后口服盐酸普罗帕酮片150mg/次（3次/日），服药半年，复查动态心电图检查未见异常。近2个月患者心悸，胸闷稍有加重，伴有乏力，头晕。为求进一步中西医结合治疗，来我院就诊。来诊症见：间断心悸、胸闷，头晕，耳鸣，劳累后明显，乏力，怕冷，易汗出，夜间盗汗，口干欲饮，饮不解渴，双膝时有疼痛，纳眠可，二便调。舌淡红胖，苔薄白，脉弦细。

西医诊断：阵发性房颤。

中医诊断：心悸。

辨证：心脾气虚。

治法：健脾益气，养心安神。

处方：黄芪30g，党参20g，北柴胡9g，郁金18g，五味子10g，龙骨30g，高良姜9g，肉桂5g，姜厚朴10g，生地黄15g，防风15g，白芷20g，山茱萸15g。14剂，水煎服。日1剂，早晚分服。

二诊（2022年2月11日）：2周后患者复诊，乏力怕冷较前好转，心悸减轻，仍感汗出，夜间盗汗，舌淡红胖，苔薄白，脉弦细。心电图示房颤律，RR间期较前规整，心室率68次/分。原方去高良姜、肉桂，改生地黄20g，百合20g。继服14剂。

三诊（2022 年 2 月 28 日）：服药 1 个月余，患者诉诸症好转，原方继服。

按语： 患者素有心悸病史，刻下症见心悸气短，日夜悸动不宁，乏力懒言，夜眠差，面色少华，舌体胖，舌质暗，苔薄，脉弦细，此乃气血不足、心神不安之象。正如《丹溪心法·惊悸怔忡》云："人之所主者心，心之所养者血，心血一虚，神气不守，此惊悸之所肇端也。"脾为后天之本，气血生化之源。脾气健运，血液方能化生有源，血足则心有所养；反之脾气运化无力，则可致血虚，进而无以养心，发为心悸。气血亏虚，则面色少华、乏力懒言，脉细亦是血虚之象。气血亏虚，胸中阳气不足，推动无力，气血运行不畅，不能通达四肢，故见肢体困倦、手脚冰凉、不喜寒凉之症。患者可劳作，但活动劳累后乏力感更甚，劳倦耗气，患者本就气虚不足，劳作后则加重气之耗散，故乏力感更甚。若患者劳作后反感身体舒畅而无乏力困倦感，则应辨为气郁气滞而非气虚，当谨慎辨之。故治宜益气健脾、养心补血，使脾健则气血得以生化，心气足则血液运行顺畅，心脾气血充足，心脉濡养，则心悸诸症可消。

6. 孤立性房颤，阴虚火旺、痰热扰心案

吕某，男，58 岁。2022 年 1 月 23 日初诊。

主诉：间断心慌 2 余年，加重 1 个月。

病史：患者于 2020 年劳累及活动后出现心慌，就诊于当地医院，行心电图示房颤。予胺碘酮 150mg（3 次 / 日），利伐沙班片 10mg（1 次 / 日），此后心慌间断发作，1 个月前患者症状加重，就诊于北京大学人民医院，建议射频消融，患者拒绝，现为求中医治疗就诊于我科。来诊症见：间断心慌，夜间明显，持续 3 ～ 5 分钟不等，自觉心跳不规律，无胸闷气短，寒热不调，纳可、小便可，大便难。舌暗红，苔黄，脉弦滑结代。既往脂肪肝、肝囊肿、肺部结节、慢性支气管炎、胆囊息肉、颈动脉粥样硬化。否认高血压史，否认糖尿病史、脑血管病史。查体：双肺：（－），心率 92 次 / 分，心音强弱不等，杂音（－）。辅助检查：心脏彩超示 LA47mm，LVS12mm，LVEF69%，左房扩大，左室对称性肥厚。动态心电图示总心搏 96183 次 /24 小时，最慢心率 48 次 / 分，平均心率 69 次 / 分，最快心率 107 次 / 分。室上性异常单发 44 次，成对 5 次。室性心律失常单发 2 次。结论为房性期前收缩、室性期前收缩。（2021 年 12 月 29 日）

西医诊断：阵发性房颤，房性期前收缩，室性期前收缩，窦性心动过缓，

颈动脉粥样硬化。

中医诊断：心悸。

辨证：阴虚火旺，痰热扰心。

治法：滋阴降火，化痰清热。

处方：桑白皮30g，玄参15g，北沙参12g，丹参15g，郁金12g，甘松12g，僵蚕12g，蝉蜕12g，茯苓30g，地骨皮30g，黄连6g。14剂，水煎服，日1剂，早晚分服。

二诊（2022年2月7日）：服药后，心慌好转，偶觉胸闷，纳眠可，小便可，大便难。舌脉同前。前方加延胡索12g增强行气活血之功，加瓜蒌仁12g增强润肠通便之功，继服14剂。

三诊：（2022年2月21日）：服药后，诸症好转，纳眠可，二便调。舌暗红，苔薄白，脉弦滑结代。前方去延胡索，继服14剂。

按语：本案为中老年男性阵发性房颤伴房性期前收缩、室性期前收缩患者。所谓“燥胜则干”，阴虚则燥，燥则生风，最易出现“阴虚风动”，可导致房颤。故应滋补心阴、养阴息风。故以玄参、北沙参滋阴降火。阴虚火旺，炼液为痰，阻碍血液运行，痰热扰动心血，故以黄连、桑白皮、地骨皮清热，郁金、丹参凉血化痰活血。脾为生痰之源，故以茯苓、甘松健脾祛湿，以杜痰再生。诸药合用，共奏滋阴降火、化痰清热之功。

7. 孤立性房颤，心肾不交案

李某，女，69岁。2021年6月22日初诊。

主诉：阵发性心慌4年，加重1个月。

病史：患者4年前因情绪激动后出现心慌伴有胸闷、憋气，持续1～2分钟后缓解，活动后症状加重，间断服用中药及中成药治疗。2020年于北京某三甲医院行动态心电图检查示异位心律，心房扑动，偶发室性期前收缩，平均心率103次/分，予酒石酸美托洛尔片，服药5个月自行停药，1个月前感冒后自觉症状加重，故来我院门诊就诊。刻下症见：阵发性心慌，偶有胸闷憋气，自测脉搏时有停顿，纳眠可，二便调，情绪激动后症状加重，舌紫暗边红，苔黄腻，脉弦细代促。家族史：其母亲平素有心律不齐，未明确诊断。辅助检查：心脏彩超示双房大，LA45mm，RA43mm。动态心电图检查房颤，室性期前收缩。

西医诊断：阵发性房颤。

中医诊断：心悸。

辨证：心肾不交。

治法：交通心肾，安神定悸。

处方：僵蝉交泰丸加减。

药用：黄连 6g，肉桂 3g，炒酸枣仁 30g，僵蚕 12g，蝉蜕 12g，丹参 15g，穿山龙 30g，延胡索 12g，茯苓 30g，全蝎 6g，桑白皮 15g，玄参 15g。7 剂，水煎服，日 1 剂，早晚分服。

二诊（2021 年 6 月 29 日）：患者仍觉阵发心慌，偶有胸闷憋气，自测脉搏时有停顿，胸闷憋气感持续 1 ～ 2 分钟后缓解，活动后症状加重，纳眠可，小便正常，大便不尽感，黏腻难行。舌紫暗，苔中黄腻，脉弦细滑代促。前方去穿山龙、玄参加甘松 12g，法半夏 9g，胆南星 3g，僵蚕减至 6g，桑白皮加至 30g。继服 7 剂。

三诊（2021 年 7 月 4 日）：患者心慌、胸闷症状消失，仍有脉搏停歇，喜深吸气，大便排不尽感，成形，日一行，小便调，静息时脉搏近 60 次 / 分，偶有期前收缩。舌暗紫，苔中黄，脉弦细代。心电图示窦性心律，窦性游走心律，T 波改变。前方去甘松、法半夏、胆南星、桑白皮、全蝎，加鸡血藤 15g，生地黄 10g，当归 12g，川芎 9g。继服 7 剂。

按语：本案为老年女性阵发性房颤伴房性期前收缩、室性期前收缩者，年老肾阴自亏，且本病由于情绪激动初发，又因情绪激动加重，此为心火偏亢，失于下降，肾阴亏损，阴精不能上承所致。《中藏经》说“火来坎户，水到离扃，阴阳相应，方乃和平”；如肾阴不足或心火扰动，两者失去协调关系，称为心肾不交。治病求本，当以清心降火、引火归原为主要治法。方中黄连主入心经可泻火解毒、清心除烦。方中少用肉桂，其味甘辛大热，主入肾经，性主下行，功可引火归原。黄连与肉桂相伍，一清一温，重在清心降火，一主入心，一主归肾，相反相成，使心肾相交，水火既济，则心神得安，心悸自除。僵蚕、蝉蜕、全蝎共奏通络解毒定惊之功，酸枣仁养心补肝，玄参滋阴降火，二者合力取“壮水之主，以制阳光”之意。此外，情志不畅，亦有气滞血瘀之患，故方用延胡索、丹参、穿山龙行气活血，苔黄腻，亦有湿邪作祟，用桑白皮、茯苓祛湿利水。全方合用，共奏交通心肾、祛湿活血、安神定悸之功。

8. 孤立性房颤，心肾不交案

马某，男，64岁。2022年11月17日初诊。

主诉：间断心慌1日。

病史：患者1天前无明显诱因出现心慌症状，自测心率在140～150次/分，今日上午就诊我院心血管科门诊查心电图示房颤，予酒石酸美托洛尔片12.5mg（2次/日），中午回家后心率恢复正常，遂求中医治疗。来诊症见：间断心慌，偶有头晕，活动时胸闷气喘，自汗，乏力，口干口苦，腰膝酸软，双手足发麻，咽痒干咳，多梦易醒，饮食正常，二便调。舌暗红，少苔，双寸关脉浮弦数，尺脉沉细。既往史：颈动脉斑块，高脂血症病史1年，服用阿托伐他汀钙片治疗。查体：血压120/78mmHg。心率78次/分，律齐，各瓣膜听诊区未闻及病理性杂音。辅助检查：空腹血糖6.90mmol/L，总胆固醇4.65mmol/L，甘油三酯1.43mmol/L，低密度脂蛋白2.69mmol/L，高密度脂蛋白1.2mmol/L。超声心动图示LA33mm，LV48mm，LVEF61%。主动脉瓣退变并反流（轻度）；二尖瓣反流（轻度）；三尖瓣反流（轻度）；左室舒张功能减低。

西医诊断：①孤立性房颤；②高脂血症；③颈动脉斑块。

中医诊断：心悸。

辨证：肾水不足，心火上炎，心神扰动。

治法：滋阴降火，交通心肾，活血通络，息风止悸。

处方：僵蝉交泰丸加减。

药用：僵蚕10g，蝉蜕9g，黄连6g，肉桂3g，太子参12g，北沙参12g，玄参12g，丹参15g，醋五味子6g，麦冬9g，醋延胡索15g，川芎9g，郁金12g，炒酸枣仁30g，远志9g，醋鳖甲10g（先煎）。7剂，水煎服，日1剂，早晚分服。

二诊（2022年11月24日）：患者服药后心慌未有发作，腰酸失眠、口干口苦减轻。诉活动后胸闷气短乏力，大便质稀，上方去僵蚕、蝉蜕，加生黄芪15g，山药15g健脾益气。继服14剂。

三诊（2022年12月8日）：患者服药后心慌消失，胸闷气短乏力减轻，大便成形。诉口干、咽痒，偶有呛咳。上方去延胡索、川芎温燥之品，加桑白皮15g，地骨皮15g以清肺降火。继服14剂。

四诊（2022 年 12 月 22 日）：患者服药后心慌未再发作，诸症进一步好转，考虑体内伏火已去，上方去桑白皮、地骨皮，加熟地黄 15g，山茱萸 15g，黄精 15g 以滋补肾水，水足则心火自能安其位。继服 28 剂巩固疗效。患者房颤未再发作。

按语：患者八八之年，肾阴匮竭，复因长期不寐，耗伤肾水，肾水液涸，不能上济于心，心火偏亢，火盛风动，心脉紊乱，心神被扰，故见心悸、失眠、多梦。火热灼伤阴血，血液黏稠，血流缓慢而为瘀，瘀血阻滞四末，故见手足麻木。肾精不足，腰府失养，则见腰酸乏力。故治疗当滋水制火以治其本、息风通络以缓其急。药用北沙参、玄参、麦冬、五味子、鳖甲以滋肾水，黄连、僵蚕、蝉蜕苦辛同用，苦以泻心火，辛以散其郁，使邪火从上中二焦速速清解。丹参、郁金、延胡索、川芎以养血活血通络。远志、酸枣仁以养心安神。少佐肉桂，鼓舞肾中元阳，使肾水蒸腾气化上济于心，使心火下潜至本位。

房颤合并其他心律失常

1. 持续性房颤，频发室性期前收缩，瘀阻心络、瘀久生风案

王某，女，37 岁。2014 年 6 月 4 日初诊。

主诉：阵发心悸、胸闷、头晕 1 个月余，加重 7 天。

病史：患者于 1 个月前无明显诱因突发心悸，胸闷，头晕，头痛，濒死感，遂于当地医院就诊。心电图提示房颤，频发室性期前收缩。诊断为房颤，频发室性期前收缩。给予静脉滴注盐酸胺碘酮注射液转为窦性心律。继口服盐酸胺碘酮片 0.2g（1 次 / 日），临床症状缓解。7 天前患者心悸、胸闷、头晕再次发作，遂来我院就诊。来诊症见：阵发心悸，胸闷，憋气，头晕，头痛，濒死感，胸胁疼痛，喜叹息，呃逆，痛经，有血块，心情低落，唇紫暗，舌暗淡，有瘀斑，苔薄白，脉弦代促。既往体健。辅助检查：心电图示房颤，频发室性期前收缩。动态心电图检查示房颤伴频发室性期前收缩。经食道超声提示 LA40mm，LV49mm，LVEF65%，FS31%，左心耳无血栓形成。超声心动图提示左房增大。甲状腺功能（–），生化全项（–）。查体：血压 108/74mmHg，双肺（–），心率 102 次 / 分，心律绝对不齐，心音强弱不等，杂音（–）。

西医诊断：持续性房颤，频发室性期前收缩。

中医诊断：心悸。

辨证：瘀阻心络，瘀久生风。

治法：活血化瘀，息风通络。

处方：二虫通脉汤加减。

药用：全蝎 6g，土鳖虫 12g，延胡索 12g，丹参 15g，血竭粉 3g（冲服），炙乳香 12g，炙没药 12g，僵蚕 12g，蝉蜕 12g，玫瑰花 10g，旋覆花 10g。14 剂，水煎服，日 1 剂，早晚分服。

二诊（2014 年 6 月 18 日）：患者服上药后，濒死感、呃逆症状消失，心悸、胸闷、憋气、头晕、头痛、胸胁疼痛、喜叹息、心情低落、痛经、经血有血块较前减轻，唇紫暗，舌淡暗，有瘀斑，苔薄白，脉弦细代促。上方去旋覆

花，加天麻 12g，郁金 12g。14 剂，水煎服，日 1 剂，早晚分服。

三诊（2014 年 7 月 2 日）：患者服上药后，头晕、头痛、憋气症状消失，心悸、胸闷、胸胁疼痛、喜叹息、心情低落较前减轻，唇暗，舌淡暗，有瘀点，苔薄白，脉弦细代。动态心电图检查提示窦性心律，阵发性房颤，频发房性期前收缩，短阵室上性心动过速。上方去天麻，加合欢皮 10g。14 剂，水煎服，日 1 剂，早晚分服。

四诊（2014 年 7 月 16 日）：患者服上药后，心情低落、喜叹息症状消失，心悸、胸闷、胸胁疼痛较前减轻，自觉口干，唇暗，舌淡暗，舌瘀点减少，苔薄白，脉弦细涩。上方去合欢皮，加炒酸枣仁 30g，生地黄 10g。14 剂，水煎服，日 1 剂，早晚分服。

五诊（2014 年 7 月 30 日）：患者服上药后，心悸、胸胁疼痛症状消失，胸闷、口干较前减轻，唇暗，舌淡暗，苔薄白，脉弦细涩。上方加玄参 15g。14 剂，水煎服，日 1 剂，早晚分服。

六诊（2014 年 8 月 14 日）：患者服上药后，口干症状消失，偶有胸闷，唇红，舌淡暗，苔薄白，脉弦涩。上方去玄参、僵蚕、蝉蜕、炒酸枣仁。14 剂，水煎服，日 1 剂，早晚分服。动态心电图检查提示窦性心律，偶发房性期前收缩。超声心动图提示 LA38mm，LV47mm，LVEF68%，FS33%。

上方继续 28 剂，随后口服血府逐瘀胶囊（2 ～ 3 次 / 日）1 个月，巩固疗效，随访 9 个月房颤未复发。

按语：该患者为青年女性，持续心脉紊乱，运血无力，致血液无法在房室间畅通运行，久而瘀滞，心脉瘀阻，阻抑新生，心体失养，出现心房重构。且患者平素忧思气结，亦致血行不畅，瘀血内生，脉络瘀阻更加重气机不畅，形成恶性循环。故除心悸外，可见痛经、有血块、唇紫暗、舌暗淡、有瘀斑、胸胁疼痛等瘀血阻络征象，伴胸闷、憋气、胸胁疼痛、喜叹息、呃逆、心情低落等气机郁结之征。瘀血久伏络脉，心脉不畅，失于濡养，则经脉挛急、虚风内动致悸。故以笔者临证治疗房颤脉络瘀阻常用方二虫通脉汤加减，以活血化瘀、息风通络。方中以全蝎、土鳖虫活血息风通络，取虫类药善于走窜搜络，以尽早截断患者心体重构。再以延胡索行血中气滞、气中血滞，配合丹参及血竭、乳香、没药活血祛瘀、通经止痛，再以僵蚕、蝉蜕息风止悸，共使瘀散、血行、风息而悸止。随症加予玫瑰花、郁金、合欢皮等排忧解郁，使气机条达。把握病机关键辨证调理4个月余，房颤未复，心神安宁。

2. 持续性房颤，频发室性期前收缩，痰瘀互结、郁而化热、上扰心神案

张某，男，44岁。2015年3月2日初诊。

主诉：阵发心悸1个月余，加重10天。

病史：患者1个月前因情绪波动诱发心悸，胸闷憋气，失眠，急躁易怒，于当地医院就诊，心电图提示房颤，频发室性期前收缩。经静脉滴注盐酸胺碘酮注射液转为窦性心律，继服盐酸胺碘酮片0.2g（1次/日），临床症状缓解。10天前，上述症状再次发生，遂来我院就诊。来诊症见：心悸，胸闷，憋气，心烦，急躁易怒，失眠，多梦，头晕，头痛，胃脘痞满，咳嗽咳痰，痰黄黏，口苦口干，纳差，小便黄，大便困难。舌红暗胖大，边有齿痕，舌面瘀斑，苔黄厚腻，脉弦滑代促。既往体健。辅助检查：心电图示房颤伴频发室性期前收缩。动态心电图检查提示房颤伴频发室性期前收缩。经食道超声心动图LA42mm，LV48mm，LVEF63%，FS28%，左心耳无血栓形成。超声心动图示左房增大。甲状腺功能（-），生化全项（-）。查体：血压122/84mmHg，双肺（-），心率114次/分，心律绝对不齐，心音强弱不等，杂音（-）。

西医诊断：持续性房颤，频发室性期前收缩。

中医诊断：心悸。

辨证：痰瘀互结，郁而化热，上扰心神。

治法：清热化痰，活血宁心。

处方：黄连6g，胆南星6g，竹茹10g，青礞石15g（先煎），法半夏9g，全瓜蒌15g，茯苓30g，郁金12g，延胡索12g，丹参15g，甘松12g，僵蚕12g，枳壳12g。14剂，水煎服，日1剂，早晚分服。

二诊（2015年3月16日）：患者服上药后，大便困难、胃脘痞满、头痛症状消失，心悸、胸闷、憋气、心烦、急躁易怒、失眠、多梦、头晕、口干口苦、咳嗽咳痰、痰黄黏、纳差较前减轻，二便调。舌红暗胖大，边有齿痕，舌面瘀斑，苔黄厚腻，脉弦涩代促。上方加桑白皮15g。14剂，水煎服，日1剂，早晚分服。

三诊（2015年3月30日）：患者服上药后纳差、咳嗽咳痰、痰黄黏、头晕症状消失，心悸、胸闷、憋气、口苦口干、心烦、急躁易怒、失眠、多梦较前减轻。舌红暗胖大，边有齿痕，舌面瘀斑，苔黄腻，脉弦滑代。动态心电

图检查示窦性心律，频发室性期前收缩，频发房性期前收缩，阵发性室上性心动过速。上方去竹茹、胆南星、桑白皮，加三七粉3g（冲服），血竭粉3g（冲服）。14剂，水煎服，日1剂，早晚分服。

四诊（2015年4月14日）：患者服上方后心烦、憋气症状消失，心悸、胸闷、急躁易怒、口干口苦、失眠、多梦较前减轻，纳可，二便调。舌红暗胖大，舌面瘀点，苔薄黄腻，脉弦滑。上方去青礞石，加琥珀粉3g（冲服）。14剂，水煎服，日1剂，早晚分服。

五诊（2015年4月28日）：患者服上药后急躁易怒、口苦、心悸症状消失，口干、胸闷、失眠、多梦较前减轻，二便调。舌红暗稍胖大，苔薄黄，脉弦滑。

上方去三七粉、血竭粉，加蝉蜕12g。4剂，水煎服，日1剂，早晚分服。

六诊（2015年5月12日）：患者服上药后，胸闷、多梦症状消失，失眠、口干较前减轻，二便调。舌红暗稍胖，苔薄黄，脉弦滑。上方去甘松、枳壳，加制远志9g，白芍12g。14剂，水煎服，日1剂，早晚分服。

七诊（2015年5月26日）：患者服上药后口干症状消失，失眠较前减轻，纳可，二便调。舌红暗，苔薄黄，脉弦。上方去僵蚕。14剂，水煎服，日1剂，早晚分服。动态心电图检查示窦性心律，偶发房性期前收缩。超声心动图示LA40mm，LV47mm，LVEF69%，FS33%。上方继续服28剂，随访8个月房颤未复发。

按语：患者为中年男性，平素饮食不节，损伤脾胃，脾胃运化失司，水湿内生，聚而成痰，痰阻血运，血行不畅致瘀，痰瘀互结，郁久化热，上扰心神，发为房颤。故治以清热化痰、活血宁心。方中胆南星、竹茹、青礞石、全瓜蒌清热化痰，而青礞石又可镇静，配合黄连清心宁神。法半夏、茯苓健脾化痰，郁金、丹参活血化瘀，性寒而不助热，患者情绪急躁易怒，胃脘痞满，肝气郁滞，横逆犯胃，故用延胡索活血化瘀，同时配合甘松行气开郁，枳壳行气除满，僵蚕祛风化痰止颤。二诊时，患者大便困难、胃脘痞满、头痛症状消失，余症减，仍咳嗽咳痰、痰黄黏，加桑白皮增强清泻肺热之功。三诊时，患者纳差、咳嗽咳痰、痰黄黏、头晕症状消失，余症减，此痰热初去之象，舌仍红暗，有瘀斑，仍有血瘀，故去竹茹、胆南星、桑白皮，加三七粉、血竭粉增强活血化瘀之功。四诊时，患者心烦、憋气症状消失，余症再减，此痰热大去之象，故去青礞石，改以琥珀镇心安神。五诊时，患者急躁易怒、口苦、心悸症状消失，舌面瘀斑消失，故痰热及血瘀皆已大去，故去三七粉、血竭粉，仍失眠、多梦，加蝉蜕增强镇静之功。六诊时，患者胸闷、多梦症状消失，仍失眠、口干，故去甘松、枳壳，加制远志安神，白芍养阴柔肝。七诊时，患者仅剩轻微失眠，脉已无滑，痰、热、瘀皆已大去，故去僵蚕，守方1个月余，病愈。本案中，患者以痰、热、瘀为标，尤以痰热为重，兼有脾虚、肝郁、气滞等因素。故治先重在清热祛痰，活血而不助热，待痰热大去，及时停用清痰热之重剂，避免伤正，同时加强活血祛瘀之力，后期标实已大去，则重在安神，养阴扶正。故全程轻重缓急，主次分明，前后有序，效如桴鼓。

3. 阵发性房颤，频发房性期前收缩，心阴不足、虚热上扰案

张某，男，41岁。2017年4月11日初诊。

主诉：阵发心悸2周，加重3天。

病史：患者2年前因工作压力较大，出现阵发心悸，气短，遂在当地社区医院就诊，查心电图提示窦性心律，阵发性房颤，频发房性期前收缩。诊断为心律失常，阵发性房颤，频发房性期前收缩。口服酒石酸美托洛尔片12.5mg（2次/日）等。3天前患者阵发心悸发作增多，持续时间增长，遂来本院就诊。来诊症见：阵发心悸，气短，口苦咽干，心烦，失眠，多梦，盗汗。既往体健。查体：双肺（-），心率84次/分，律齐，心音可，杂音（-），舌红嫩稍胖大，苔薄黄而少，脉弦细。血压126/82mmHg。超声心动图检查（-）。动态心电图检查示窦性心律，阵发性房颤，频发房性期前收缩。

西医诊断：阵发性房颤，频发房性期前收缩。

中医诊断：心悸。

辨证：心阴不足，虚热上扰。

治法：养阴清热，宁心安神。

处方：枣芍珍珠汤加减。

药用：玄参15g，北沙参12g，炒酸枣仁30g，麦冬12g，生地黄10g，白芍15g，太子参12g，五味子9g，珍珠母30g（先煎），炒栀子6g，蝉蜕12g，僵蚕12g，茯苓15g。7剂，水煎服，日1剂，早晚分服。

二诊（2017年4月19日）：患者服药后，气短症状消失，心悸、心烦、多梦较前减轻，仍失眠、盗汗。舌红嫩，苔薄黄，脉弦细。上方去太子参、茯苓，加桑叶9g。14剂，水煎服，日1剂，早晚分服。

三诊（2017年5月5日）：患者服药后，盗汗、口苦、心烦症状消失，心悸较前明显减轻，偶有早醒，头晕，舌红嫩，苔薄白，脉弦细。上方去炒栀子、桑叶、五味子，加天麻12g。14剂，水煎服，日1剂，早晚分服。口服酒石酸美托洛尔片6.25mg（2次/日）。

四诊（2017年5月20日）：服药上方2周后，患者偶有胸闷，余无明显临床不适。舌红嫩暗苔薄白，脉弦细涩。复查动态心电图检查示窦性心律。上方去北沙参，加延胡索12g。14剂，水煎服，日1剂，早晚分服，停酒石酸美托洛尔片。

五诊（2017年6月3日）：服药后患者临床无不适。舌红嫩暗，苔薄白，脉弦细。续服上方14剂，水煎服，日1剂，早晚分服，以巩固疗效。

患者随访8个月，无房颤发作。

按语：本案患者为青年男性，既往体健，工作压力大，久坐耗气，殚精竭虑耗损阴血，阴不敛阳，阴阳不调，夜难入寐，熬夜损耗津液，出现多梦盗汗，津血同源，心血虚，心藏神，肝藏魂，血不能安魂，魂牵梦绕而致多梦，失眠；心神不宁而致心悸、心烦等症。阴虚而风动、肝风而致耳鸣、头晕易怒，心风而致心中惕惕不安；舌红嫩稍胖大，苔薄黄而少，脉弦细。治以枣芍珍珠汤加减，方以太子参、玄参、北沙参三参之力气阴同补，益气养阴、固护心气；同时佐以炒酸枣仁、茯苓益气养血、心脾同治；配以麦冬、生地黄、白芍滋肺肾之阴液；僵蚕、蝉蜕祛风定心安魄，珍珠母、天麻以滋阴潜阳、镇肝息风。治法以调心为主，注重五脏调和，《灵枢·本脏》："五脏者，所以藏精神血气魂魄者也。"所以方药起到调气血、安魂魄、护精神之功效也。

4. 阵发性房颤，频发房性期前收缩，房速，气阴两虚、瘀血阻滞案

曹某，男，38岁。2017年9月16日初诊。

主诉：阵发心悸、胸闷1个月，加重1周。

病史：患者因精神紧张，长期加班，于1个月前出现阵发心悸，胸闷，气短，心烦，急躁，在当地医院就诊，心电图提示阵发性房颤，频发房性期前收缩，遂进行全面体检。超声心动图（-），甲状腺功能（-），动态心电图检查示窦性心律，阵发性房颤，频发房性期前收缩，阵发房速。口服酒石酸美托洛尔片12.5mg（2次/日）。1个月前上述症状再次加重，遂来我院就诊。来诊症见：阵发心悸，胸闷，气短，动则加重，心烦，急躁，失眠，多梦，乏力，

头晕，多汗，二便调。既往史：否认心血管疾病史、甲亢史等。查体：血压 112/74mmHg，双肺（–），心率 82 次 / 分，律齐，心音可，杂音（–），舌红暗，苔薄白，脉细涩。

西医诊断：阵发性房颤，频发房性期前收缩，阵发房速。

中医诊断：心悸。

辨证：气阴两虚，瘀血阻滞。

治法：益气养阴，活血定悸。

处方：芪珀生脉汤加减。

药用：生黄芪 30g，玄参 15g，炒酸枣仁 30g，麦冬 12g，生地黄 10g，五味子 9g，生龙骨 30g（先煎），丹参 15g，僵蚕 12g，葎草 12g，蝉蜕 12g，琥珀粉 3g（冲服），太子参 12g。7 剂，水煎服，日 1 剂，早晚分服。

二诊（2017 年 9 月 24 日）：服药后患者多汗、失眠消失，心悸、胸闷、气短、心烦、急躁、乏力、头晕较前减轻。舌红暗，苔薄白，脉细涩。上方去生龙骨、五味子，加延胡索 12g。继服 14 剂。

三诊（2017 年 10 月 8 日）：服上药后气短、乏力症状消失，心悸较前明显减轻，仍感胸闷、心烦、急躁、头晕。舌红暗，苔薄白，脉弦细。上方去葎草，加郁金 12g。继服 14 剂。口服酒石酸美托洛尔片改为 6.25mg（2 次 / 日）。

四诊（2017 年 10 月 23 日）：服药后患者急躁、心烦症状消失，心悸、胸闷较前明显减轻，仍头晕，舌红暗，苔薄白，脉弦细。上方去僵蚕、玄参，加天麻 12g。继服 14 剂，停服酒石酸美托洛尔片。

五诊（2017 年 11 月 6 日）：服药后患者头晕、胸闷症状消失，偶有心悸。心电图提示窦性心律，大致正常心电图。动态心电图检查示窦性心律，偶发房性期前收缩。舌红暗，苔薄黄，脉弦。上方加仙鹤草 30g。继服 14 剂。

六诊（2017 年 11 月 20 日）：服药后患者临床症状消失，查体无异常发现。舌红暗，苔薄黄，脉弦。继服 14 剂以巩固疗效。患者随访 6 个月，房颤无复发。

按语：患者为年轻男性，长期精神紧张，思虑过度甚则伤脾耗心，心脾气阴两虚，脾气虚而致气短、乏力，多汗；脾阴虚则阴液不足，阴虚而致内热。出现手足烦热，口干不欲饮，烦满，不思食。心气虚则心中悸而不安，心神不宁，心虚胆怯，心悸、失眠、多梦容易受惊吓；方药以芪珀生脉汤补益心脾之气。芪珀生脉汤是临床治疗持续性房颤、永久性房颤的经验方，方中重用生黄芪以鼓舞心气，补后天之本，益生化之源。生脉散滋阴养血。随诊加减补气可换用仙鹤草，仙鹤草又名脱力草，具有收敛止血、补虚的作用。仙鹤草在临床上，主要适用于治疗乏力、气虚，强心补气而不助火。现代药理研究证实该药有抗心律失常作用。丹参入心补血凉血活血，清血分之虚热而安神。酸枣仁酸甘质厚，收耗散之心气，敛肝血而藏之，补养心肝以助眠。琥珀粉质重潜镇活血化瘀、安神定志。风药蝉蜕、僵蚕，味辛，能散能升，宣散上焦郁热、化痰散结、息风止颤。该方以补心气滋心阴为主，兼顾息风、活血、化痰、安神，使心气充沛、心血充盈则血脉鼓动有力，活血通脉，则脉道通利，脉清血净而神安。

5. 阵发性房颤，频发房性期前收缩、室性期前收缩，肝郁脾虚、热扰心神案

张某，女，31岁。2018年3月3日初诊。

主诉：阵发心悸3周，加重3天。

病史：患者3周前因情绪不佳出现阵发心悸，心烦，急躁易怒，失眠，多梦，遂就诊当地医院，经心电图及动态心电图检查提示阵发房性期前收缩，频发房性期前收缩，频发室性期前收缩。诊断为心律失常，阵发性房颤，频发房性期前收缩，频发室性期前收缩。予盐酸普罗帕酮片100mg（3次/日）。3天前因家庭琐事致心悸、失眠、急躁易怒症状加重，遂来本院就诊。来诊症见：阵发心悸，胸闷，心烦，急躁易怒，失眠，多梦，两胁胀痛，头痛目眩，双乳胀痛，纳差，口燥咽干，舌红暗，苔薄黄，脉弦细数代。既往否认心脑血管病、糖尿病病史。检查：超声心动图（-），甲状腺功能（-），生化全项（-）。查体：血压96/64mmHg，双肺（-），心率88次/分，心律不齐，期前收缩3～4次/分，心音可，杂音（-）。

西医诊断：阵发性房颤，频发房性期前收缩，频发室性期前收缩。

中医诊断：心悸。

辨证：肝郁脾虚，热扰心神。

治法：疏肝健脾，清热宁心。

处方：清心定风汤合疏肝柔脉汤加减。

药用：炒栀子8g，淡豆豉12g，当归12g，白芍15g，柴胡10g，炒白术12g，茯苓15g，珍珠母15g（先煎），僵蚕12g，蝉蜕12g，郁金12g，生地黄

10g。7剂，水煎服，日1剂，早晚分服。

二诊（2018年3月11日）：服药后，患者纳差症状消失，余症状均较前减轻。舌红暗，苔薄黄，脉弦细。上方去淡豆豉，加延胡索12g以行气活血止痛。14剂，水煎服，日1剂，早晚分服。停盐酸普罗帕酮片。

三诊（2018年3月25日）：服药后，两胁胀闷、双乳胀痛、头痛症状消失，心悸、心烦、急躁易怒、失眠、多梦较前改善，仍感头晕目眩。舌红暗，苔薄黄，脉弦细。上方去炒白术、生地黄，加天麻12g，甘松12g。14剂，水煎服，日1剂，早晚分服。

四诊（2018年4月12日）：服药后急躁易怒消失，余症状较前减轻，舌红暗，苔薄黄，脉细。上方去延胡索、郁金，加炒酸枣仁30g。14剂，水煎服，日1剂，早晚分服。

五诊（2018年4月26日）：服药后患者心悸、头晕目眩、多梦症状消失，偶有心烦、失眠，舌红暗，苔薄黄，脉细。上方加浮小麦15g。14剂，水煎服，日1剂，早晚分服。

六诊（2018年5月10日）：服药后患者临床症状消失，舌红暗，苔薄黄，脉细。上方继服14剂。动态心电图检查提示窦性心律，偶发房性期前收缩。继进丹栀逍遥丸1个月余。随访1年，房颤无复发。

按语：此患者为年轻女性，因情志不遂，而致肝气郁结，肝失疏泄，脾失健运，出现肝脾不调表现。再加上工作忙碌、五志过极，易助阳化火，内外相引，导致火热内生，尤以肝火、心火为著，气火属阳，盛则阳动而风生，风火阳冲逆于上，扰于心，从而出现心悸不安。肝郁气滞，肝火内盛则胸胁满胀、面红烘热、口苦；心火亢盛，扰乱心神，则心悸、心烦易怒、夜寐不安、多梦、神烦善惊。舌尖红、苔薄黄、脉弦数促为火热内盛之象。清心平肝健脾为正本清源之法。发散郁火使火热之邪从外透解。通利水道使火热之邪从小便而除。淡豆豉既能透散外邪，又能宣散肺胃郁热，具有解表除烦、凉血解毒以折内生热毒之效，可以用于热病见胸中郁闷、心烦不眠。栀子可疗心经客热、除烦躁；茯苓利水、通利膀胱，热毒当顺流而下从小便而去；炒酸枣仁可清心火、养心安神。天麻定风柔肝，名定风草，对眩晕有特效。还应当注意肝与心的病理关系，母令子实者，当本着“实则泻其子”的治法，配合泻心的炒栀子。白术、柴胡、白芍、当归取逍遥丸之意，健脾养血疏肝、醒脾柔肝，以安心神。

6. 阵发性房颤，频发室性期前收缩，痰热内蕴、上扰心神案

王某，男，36岁。2016年3月21日初诊。

主诉：阵发心悸1个月，加重7天。

病史：患者1个月前因工作压力出现阵发心悸，胸闷，失眠，烦躁，耳鸣，就诊于当地医院。经动态心电图检查及心电图确诊为阵发性房颤，经全面体检，患者超声心动图无异常。予盐酸普罗帕酮片150mg（3次/日），患者临床症状较前减轻。但7天前患者因工作加班、精神紧张，上述症状随之加重，遂来我院就诊。来诊症见：阵发心悸，胸闷，失眠，入睡难，烦躁易怒，咳嗽，咳黄黏痰，口苦，头晕，腹胀，小便黄，大便干燥，两天一次。舌红胖大，边有齿痕，苔黄厚腻，脉弦滑数。既往体健。辅助检查：超声心动图（-），甲状腺功能（-），生化全项（-），动态心电图检查示窦性心律，阵发性房颤，频发室性期前收缩，频发房性期前收缩。查体：血压128/82mmHg，双肺（-），心率92次/分，律齐，心音可，杂音（-）。

西医诊断：阵发性房颤，频发室性期前收缩，频发房性期前收缩。

中医诊断：心悸。

辨证：痰热内蕴，上扰心神。

治法：清热化痰，宁心安神。

处方：黄连6g，胆南星6g，全瓜蒌15g，竹茹10g，法半夏9g，苍术15g，生薏苡仁30g，甘松12g，僵蚕12g，蝉蜕12g，生龙骨、生牡蛎各30g（先煎），茯苓30g，枳壳12g。7剂，水煎服，日1剂，早晚分服。

二诊（2016年3月28日）：服药后患者腹胀、头晕症状消失，心悸、失眠、胸闷、大便干燥困难、急躁易怒较前减轻。舌红暗胖大，苔黄厚腻，脉弦滑。上方去生龙骨、生牡蛎，加郁金12g，桑白皮15g。14剂，日1剂，早晚分服。

三诊（2016年4月11日）：服上药后大便干燥困难、胸闷、咳嗽咳痰、小便黄等症状消失，阵发心悸、急躁易怒、失眠较前减轻。舌红暗胖大，苔薄黄，脉弦滑。上方去桑白皮、竹茹，加延胡索12g。14剂，水煎服，日1剂，早晚分服。

四诊（2016年4月26日）：服上药后阵发心悸症状消失，急躁易怒、失

眠较前明显改善。二便调，纳可，舌红暗稍胖大，苔薄黄，脉弦滑。动态心电图检查示窦性心律，偶发房性期前收缩。上方去胆南星，加制远志9g。14剂，水煎服，日1剂，早晚分服。患者先后服上方1个月余，随访9个月房颤未复发。

按语：患者为青年男性，以心悸为主诉，心电学检查明确诊断为阵发性房颤，发病诱因为近日工作劳累、情绪压力等情志类因素，患者同时出现的口苦、耳鸣、失眠、入睡难、烦躁易怒、大便干燥、小便黄等临床症状均为肝胆类症状，肝气郁结，郁而化火，木克脾土，脾弱生痰，痰火交结，而成典型的痰热内蕴证，心为火脏，热邪最易扰乱心神，心主神志，痰邪最易蒙蔽心神。患者见舌红胖大，边有齿痕，苔黄厚腻，脉弦滑数。痰热内扰，心神不宁，患者出现心悸阵发的症状。心房肌电活动及心电传导主要受到心脏自主神经系统支配，痰热内扰，心神不宁主要体现为心脏交感神经系统虚性亢进，心房肌电活动出现快慢传导路径，进而产生折返，形成房颤。因此中药治疗需要针对心脏交感神经系统激活的病理机制，而该患者痰热作为情志致病的病理产物，亦是中药治疗的核心病理产物。清热化痰、宁心安神为该证候的重要治则，黄连、胆南星、瓜蒌、竹茹、法半夏、苍术、生薏苡仁合用清热化痰，甘松化痰定悸是治疗痰郁心悸的专药。僵蚕、蝉蜕两味风药，取与病气相投，为治疗房颤的专药。生龙骨、生牡蛎、茯苓镇心安神。患者服用该方加减1个月余便诸症皆消，房颤亦未复发。

7. 阵发性房颤，频发房性期前收缩，气滞血瘀、痰风内动案

曹某，男，33岁。2015年6月7日初诊。

主诉：阵发心悸半个月，加重5天。

病史：患者半个月前因工作与技术困难，与人发生冲突，情绪过于激动，出现阵发心悸，胸闷，失眠，急躁易怒，在当地医院就诊。经心电图与动态心电图检查诊断为阵发房性期前收缩，频发房性期前收缩。口服酒石酸美托洛尔片12.5mg（2次/日）缓解。5天前因情绪激动，心悸、胸闷较前加重，遂来我院就诊。来诊症见：阵发心悸，胸闷，喜叹息，急躁易怒，胸肋胀满，失眠，头晕，头痛，双上肢麻木，面色晦暗，小便调，大便干燥。舌暗红有瘀斑，苔薄白，脉弦涩。既往体健。辅助检查：超声心动图（–），甲状腺功能（–），生化全项（–），心电图示阵发性房颤，窦性心律，偶发房性期前收缩。

动态心电图检查示窦性心律，阵发性房颤，频发房性期前收缩。

西医诊断：阵发性房颤，频发房性期前收缩。

中医诊断：心悸。

辨证：气滞血瘀，瘀风内动。

治法：理气活血，凉血息风。

处方：延胡索12g，郁金12g，丹参15g，鸡血藤15g，全蝎6g，玫瑰花10g，代代花10g，白芍15g，佛手12g，三七粉3g（冲服），蝉蜕12g。7剂，水煎服，日1剂，早晚分服。

二诊（2015年6月14日）：患者服上药后头痛、四肢麻木症状消失，心悸、头晕、胸闷、急躁易怒、胸胁胀满、失眠较前改善，但自觉口干、咽干、大便干燥。舌红暗，苔薄白，脉弦细涩。上方加玄参15g，生地黄10g，当归15g。14剂，水煎服，日1剂，早晚分服。

三诊（2015年6月29日）：患者服上药后头晕、胸胁胀满、胸闷症状消失，心悸、失眠、急躁易怒、口干咽干较前减轻，大便干燥。舌红暗，苔薄白，脉弦涩。上方去玫瑰花、代代花、三七粉，加枳壳12g。14剂，水煎服，日1剂，早晚分服。

四诊（2015年7月12日）：患者服上药后心悸、失眠、咽干口干症状消失，急躁易怒，大便干燥较前改善。舌红暗，苔薄白，脉弦细。上方去鸡血藤、全蝎，加炒酸枣仁30g，麦冬12g。14剂，水煎服，日1剂，早晚分服。

五诊（2015年7月27日）：患者服上药后大便干燥症状消失，偶有急躁易怒。舌淡红，苔薄白，脉弦细。动态心电图检查示窦性心律，偶发房性期前收缩。上方加柴胡10g。14剂，水煎服，日1剂，早晚分服。患者随访9个月，房颤未复发。

按语：患者为青年男性，此次发病乃因剧烈冲突，暴怒所致，肝喜条达而恶抑郁，剧烈的情绪波动极易引起肝气郁结，气为血帅，气滞则血瘀，患者出现急躁易怒，胸胁胀满，胸闷，喜叹息，失眠，肝气上逆则头晕、头痛。肝郁克脾则大便干燥。气滞血瘀则双上肢麻木，面色晦暗。肝气郁结，气滞血瘀则心房肌电活动紊乱出现或快或慢的传导路径，则极易形成折返，而最终导致房颤的产生。患者房颤阵发并见头晕等风邪致病的特点，乃因肝气郁结极易肝风内动，因此可见舌暗红有瘀斑，苔薄白，脉弦涩。因此该患者的治疗应该以调气调血、疏肝解郁、镇肝息风为主要治疗重点。以理气活血、凉血息风为核心治则。方中延胡索、郁金、玫瑰花、代代花、佛手、白芍疏肝解郁、行气活血。鸡血藤、丹参入心经凉血活血。三七粉活血化瘀。全蝎、蝉蜕息风定悸。患者前后使用该方加减1个月余，房颤再未发生，其他临床症状也明显好转。

8. 阵发性房颤，频发室性期前收缩、室上性期前收缩，气阴不足、瘀血阻滞、心神失养案

姚某，男，56岁。2017年3月16日初诊。

主诉：间断心慌2年，加重1周。

病史：患者2年前突发心慌，每因精神紧张或劳累时发生或加重，在当地医院就诊，根据心电图检查结果诊断为房颤，频发室性期前收缩。心脏彩超(–)。甲状腺功能(–)。予盐酸胺碘酮片及酒石酸美托洛尔片均未转复，患者拒绝抗凝治疗。1周前因工作加班劳累，再次出现心慌，自觉程度较前加重，伴气短，口干，遂来我院就诊。来诊症见：间断心慌，气短，头晕，活动后加重，口干口苦，失眠，多梦，心烦，反胃嘈杂，小便调，大便干燥，干咳无痰。舌红嫩暗，舌面瘀斑，苔花剥，薄黄而少，脉弦细代促无力。既往高血压2级，规律口服酒石酸美托洛尔片12.5mg（2次/日）降压、控制心室率，未规律监测血压。查体：血压146/94mmHg，双肺(–)，心率109次/分，心律绝对不齐，心音强弱不等，杂音(–)，肝脾不大，双下肢水肿(–)。辅助检查：心电图及动态心电图检查均提示房颤，频发室性期前收缩，频发室上性期前收缩，短阵室上性心动过速；心脏彩超(–)，甲状腺功能(–)。

西医诊断：①阵发性房颤，频发室性期前收缩，频发室上性期前收缩，短阵室上性心动过速；②高血压2级（很高危）。

中医诊断：心悸。

辨证：气阴两虚，瘀血阻滞，心神失养。

治法：益气养阴，活血定悸。

方药：北沙参12g，玄参15g，丹参15g，黄连6g，炒酸枣仁30g，甘松12g，僵蚕12g，蝉蜕12g，珍珠母30g（先煎），延胡索12g，天麻12g，生黄芪30g。14剂，水煎服，日1剂，早晚分服。

二诊（2017年3月31日）：患者诉服药后口干口苦消失，头晕、气短、失眠、心悸均较前减轻，仍干咳，咽部刺激感，多梦，心烦，反胃嘈杂，大便干燥。舌红嫩暗，舌面瘀斑，苔花剥，薄黄，脉细代促。查体：血压

138/90mmHg，双肺听诊（–），心率 104 次 / 分，心律绝对不齐，心音强弱不等，心脏杂音（–）。上方去珍珠母，加火麻仁 12g，桑白皮 30g。服 14 剂。

三诊（2017 年 4 月 14 日）：患者诉服药后大便干、头晕、多梦症状消失，心悸、气短、心烦、失眠、干咳较前减轻，仍感反胃嘈杂。舌红嫩暗，舌面瘀斑，苔薄黄而少，脉弦细代促。查体：血压 132/86mmHg，双肺（–），心率 102 次 / 分，心律绝对不齐，心音强弱不等，杂音（–）。上方去火麻仁、天麻，加柏子仁 12g，旋覆花 10g，牛蒡子 10g，继服 14 剂。

四诊（2017 年 4 月 29 日）：患者服药后，干咳、咽部刺激感、心烦、心悸症状消失，气短、失眠较前减轻，仍时有反胃嘈杂，二便调。舌红嫩暗，舌体瘦小，舌面瘀点，苔薄黄而少，脉弦细代。查体：血压 136/82mmHg，双肺（–），心率 86 次 / 分，心律不齐，期前收缩 3 ～ 4 次 / 分，心音可，心脏杂音（–）。上方去牛蒡子，加代赭石 30g。继服 14 剂。

五诊（2017 年 5 月 14 日）：患者服药后，反胃嘈杂、气短症状消失，时有眠差，入睡困难，二便调。舌红暗，舌面瘀点，苔薄黄，脉弦细。查体：血压 128/80mmHg，双肺（–），心率 80 次 / 分，律齐，心音可，心脏杂音（–）。心电图提示窦性心律，大致正常心电图。上方去代赭石、牛蒡子、旋覆花，加地龙 12g。继服 14 剂。

六诊（2017 年 5 月 29 日）：患者诉眠改善偶有早醒，二便调，纳可。舌红暗，苔薄黄，舌面瘀点。查体：血压 124/84mmHg，双肺（–），心率 74 次 / 分，律齐，心音可，心脏杂音（–）。动态心电图检查示窦性心律，偶有室性期前收缩。上方去僵蚕、甘松，加桃仁 12g，红花 12g，继服 14 剂。患者上方先后服用月余。随访 9 个月，房颤未复发。

按语：患者为中年男性，精神紧张、劳累时发生心悸加重，伴有失眠、反胃嘈杂等症状，舌有瘀斑，花剥，考虑气阴两虚，瘀血阻滞，心神失养。初诊时予生黄芪、北沙参、玄参补气养阴；炒酸枣仁安神养心，与前药相合，共奏酸甘化阴、滋养心阴之效；丹参、延胡索活血化瘀，兼行气；黄连清中焦湿热，缓解胃脘部不适；加甘松理气止痛、开郁醒脾畅胃。考虑到患者每因精神紧张症状加重，故从肝论治，予以僵蚕、蝉蜕平肝潜阳、安神、止悸；珍珠母平肝潜阳、安神、定惊；天麻息风止痉、平抑肝阳、祛风通络；四药相合，平潜肝之浮阳、安神定悸的同时，起到改善睡眠的作用。服药后，患者诸症缓解，但是大便干燥，故去珍珠母，予火麻仁以润肠通便；伴有咽部刺激感，予甘寒之桑白皮清泄肺火而利咽。三诊时，患者症状减轻，唯胃脘部不适，予旋覆花以降胃气，牛蒡子清热利咽。四诊时胃脘嘈杂仍时有发生，故加入代赭石，取旋覆代赭汤之义，化痰降逆益胃，服药后症状明显好转。考虑到患者舌有瘀斑，后续方剂增强活血通络之力，患者诸症状明显好转。随访，房颤未复发。

9. 阵发性房颤，频发房性期前收缩，气滞血瘀、心肾不交案

李某，女，79岁。2021年8月29日初诊。

主诉：间断心慌22年，加重10天。

病史：患者22年前劳累后出现心慌，就诊于阜外医院，查动态心电图示房性期前收缩、室性期前收缩。未系统诊疗。此后患者心慌间断发作，未予重视。2020年8月心慌发作频繁，于我院行动态心电图示房性期前收缩、室性期前收缩、阵发性房颤，予稳心颗粒及中药治疗，后心慌间断发作。2020年9月患者就诊于某医院，予盐酸普罗帕酮片控制心室率、利伐沙班片抗凝，自觉症状控制不佳。此后患者心慌间断发作，现为求中医诊疗来诊。来诊症见：间断心慌，夜间明显，持续3～5分钟，伴有汗出，偶有胸闷气短，双手及双下肢时有麻木，四末冰凉，纳可，眠差易醒，噩梦频繁，小便黄，夜尿多，2～3次/夜，大便偏干（1次/日），排便尤其费力。舌暗红，苔黄，脉弦滑结代。既往高脂血病史6年，右侧锁骨下动脉斑块5年余，现口服瑞舒伐他汀钙片5mg（1次/晚）降脂稳斑；否认高血压、糖尿病等病史。辅助检查：心脏彩超示LA30mm，LV45mm，二尖瓣、主动脉瓣、三尖瓣轻度反流（2020年4月26日）。动态心电图示总心搏87172次/24小时，最慢心率42次/分，平均心率61次/分，最快心率65次/分。室上性期前收缩单发9560次，成对4472。最长RR间1.56s。频发房性期前收缩，窦性心动过缓（2021年7月2日）。

西医诊断：①阵发性房颤，频发房性期前收缩，窦性心动过缓；②动脉粥样硬化。

中医诊断：心悸。

辨证：气滞血瘀，心肾不交。

治法：行气活血，交通心肾。

处方：僵蝉交泰丸加减。

药用：黄连 6g，肉桂 3g，炒酸枣仁 30g，僵蚕 12g，蝉蜕 12g，丹参 15g，延胡索 12g，枳壳 12g，炒白术 12g，白芍 12g，火麻仁 15g，玄参 15g。7 剂，水煎服，日 1 剂，早晚分服。

二诊（2021 年 9 月 5 日）：患者睡眠改善，心慌、胸闷较前减轻，夜间明显，双下肢时有发凉，偶有麻木，夜间潮热汗出明显，大便干，需药物辅助排便。上方加沙参 12g，火麻仁 20g，生地黄 10g，当归 20g，甘松 12g 以滋阴通便。继服 14 剂。

三诊（2021 年 9 月 20 日）：服药后诸症减轻，诉心慌、气短偶有发作，晨起咽部有痰，难咳，四肢发凉，夜间仍有潮热汗出，纳可，眠差易醒，大便仍费力。上方加桑白皮 15g。继服 14 剂。

按语：此患者为老年女性，心律失常病史日久，已 20 余载，心脉失养日久，瘀血痹阻胸阳，气机郁滞，日久化热。适逢古稀之年，天癸竭，肾阴虚，阴精不能上承涵养心火，致心火扰动，水火失济，心肾不交。故以僵蝉交泰丸合行气活血角药加减成方，僵蝉交泰丸取交泰丸及升降散组方要义，治疗的重点在心，以清心降火、引火归原为主要治法。方中以黄连清泻心火，少用肉桂引火归原，为清心降火的常用对药，一主入心，一主归肾，相反相成，使心肾相交，水火既济，则心神得安，心悸自除。僵蚕、蝉蜕为升降散中的双升，僵蚕清热解郁、活络通经、祛风散结，蝉蜕散热定惊、疏散风热，二者合用宣畅气血。再以酸枣仁养肝宁心安神，合白芍养血敛阴，玄参滋阴降火，丹参、延胡索、枳壳活血行气。以上诸药合用行气活血、清心养阴、交通心肾。后以白术、火麻仁健脾润肠通便。随诊继以此辨证思路加减用药，使诸症缓解。

10. 阵发性房颤，频发房性期前收缩，阴虚风动、痰瘀痹阻案

许某，男，31 岁。2021 年 11 月 19 日初诊。

主诉：间断心悸 8 个月余。

病史：患者 8 个月前大量饮酒后出现心悸，于房山医院行动态心电图检查检查示 24 小时内总心搏数 97173 次，最快心率 101 次 / 分，最慢心率 43 次 / 分，平均 67 次 / 分；出现阵发性房颤 10 阵，单个室上性期前收缩 3116 个，室上性成对 221 对，室上性心动过速 114 阵，房性二联律 38 阵，房性三联律 50 阵，房性四联律 34 阵，部分房性期前收缩未下传，单个室性期前收缩 4 个，长间歇 1 次，达 2.3s。ST-T 段未见明显异常。超声心动图示 LA30mm，

LV41mm，LVEF59%，二尖瓣反流（轻度）、三尖瓣反流（轻度）。建议行射频消融术治疗，患者拒绝，后一直行中药调理，近1个月开始口服华法林钠片抗凝。来诊症见：间断心悸，日发作1次，持续5分钟自行缓解，偶有憋气、气短，无胸闷胸痛。持续耳鸣，心烦，无头晕，纳眠可，二便调。舌暗红稍胖大，苔中黄，脉弦滑代。既往体健。辅助检查：动态心电图示24小时内总心搏数107651个，平均心率75次/分。最慢心率30次/分，最快心率189次/分。其中阵发性房颤占总心搏7.77%，最长R-R间期2.125s；房性期前收缩、房性期前收缩伴室性差异性传导及房颤伴室性差异性传导单发6363次，成对房性期前收缩236次，可见房性期前收缩未下传，阵发及非阵发性房性心动过速9阵；ST-T段未见明显异常（2021年11月3日）。

西医诊断：阵发性房颤，频发房性期前收缩，阵发房性心动过速。

中医诊断：心悸。

辨证：阴虚风动，痰瘀痹阻。

治法：养阴息风，化痰祛瘀。

处方：半夏白术天麻汤加减。

药用：法半夏9g，炒白术12g，天麻12g，茯苓15g，甘松12g，僵蚕12g，蝉蜕12g，郁金12g，丹参15g，黄连6g，珍珠母15g（先煎），白芍12g。7剂，水煎服，日1剂，早晚分服。

二诊（2021年11月26日）：患者诉仍有心悸、胸闷气短，无胸痛，伴双手麻木，右手明显，心烦易怒，手心易汗出，仍耳鸣，纳眠可，二便调。舌红暗胖大，边有齿痕，苔中黄，脉弦滑代。患者心悸症状改善不明显，耳鸣心烦，考虑伴有肝阴不足，肝阳化风，故前方去丹参、珍珠母，加生龙骨、生牡蛎各30g（先煎）重镇平肝潜阳息风，柴胡10g疏肝解郁。继服14剂。

三诊（2021年12月10日）：患者诉服药后胸闷、心悸、气短明显减轻，近2日心悸基本消失，自测夜间心率偏低40～50次/分，未见乏力及头晕，晨起后偶有上肢麻木，纳眠可，二便调。舌红暗胖大，苔黄腻，脉弦滑代。患者肝火得平，肝风得息，肝阴得补，故前方去郁金、白芍，加延胡索12g，丹参15g，生薏苡仁30g。继服14剂，以行气活血化痰收功。

按语：机体精血的充养蓄盈在于夜间，使阳气得以涵养资助，日间方显旺盛。此年轻男性患者平素工作劳累，经常加班熬夜、睡眠不足，使津液阴血无法得到蓄养，阳气未得涵养，反耗伤阴液，致阴亏血虚。久则损耗肾阴，肾阴失养，肾水无以与心火相济，致阴虚内热加重，燥热偏胜从而使痰瘀内生，大量饮酒致胃中浊热内生，更致津血煎熬，痰瘀更甚，化热生风。阴虚风动合痰热、瘀热生风，共致心神不宁，发为心悸。故治以养阴息风、化痰祛瘀。以半夏白术天麻汤化痰息风，加郁金、甘松、丹参行气活血通痹，僵蚕化痰散结、息风止痉，合蝉蜕轻清宣散郁热、珍珠母潜阳息风，合黄连专泻心火，白芍滋阴养血、退热除烦，使心火得下、阴血得滋、阴阳和合，郁热、风动无从化生，则心脉得宁。

11. 持续性房颤，频发室性期前收缩，痰瘀化热案

王某，男，52岁。2015年5月16日初诊。

主诉：间断心悸1年余，加重5天。

病史：患者1年前因情绪激动出现心悸，伴胸闷，头晕，在当地医院就诊，根据心电图结果诊断为阵发性房颤，频发室性期前收缩。经静脉给予盐酸胺碘酮注射液，房颤、频发室性期前收缩得到纠正。继服盐酸胺碘酮片月余。但此后患者每于精神紧张或劳累时心悸发作，长期口服酒石酸美托洛尔片12.5mg（2次/日）控制心率。半年前动态心电图检查提示持续性房颤，频发室性期前收缩，短阵室上性心动过速。患者拒绝服用抗凝剂，曾多家医院就诊，病情控制不理想。5天前患者因情绪变化心悸、胸闷、头晕症状再次加重，遂于我院就医。来诊症见：间断心悸，伴胸闷，头晕，头痛，急躁易怒，两胁胀痛，失眠，多梦，口干口苦，小便黄，大便干燥困难。舌红暗胖大，边有齿痕，苔黄厚腻，脉弦滑促结。既往高血压10年，口服酒石酸美托洛尔片12.5mg（2次/日），氯沙坦钾片100mg（1次/日）。查体：血压156/98mmHg，双肺（–），心率116次/分，心律绝对不齐，心音强弱不等，杂音（–），肝脾不大，双下肢水肿（–）。实验室检查：心电图示房颤，频发室性期前收缩，频发室上性期前收缩，短阵室上性心动过速。动态心电图检查示异位心律，房颤，频发室性期前收缩，频发室上性期前收缩，短阵室上性心动过速。心脏彩超无异常。甲状腺功能（–）。

西医诊断：①持续性房颤，频发室性期前收缩，频发室上性心动过速，阵发性室上性心动过速；②高血压2级（很高危）。

中医诊断：心悸。

辨证：痰瘀互结，郁而化热，热扰心神。

治法：清热化痰，活血定悸。

处方：连蒌胆星汤合延丹理脉汤加减。

药用：黄连6g，全瓜蒌15g，莱菔子15g，桑白皮30g，茯苓30g，甘松12g，丹参15g，延胡索12g，郁金12g，地龙12g，僵蚕12g，蝉蜕12g，蔓荆子15g。14剂，水煎服，日1剂，早晚分服。

二诊（2015年5月31日）：患者服药后两胁胀痛、头痛、大便干燥困难症状消失，心悸、胸闷、头晕、急躁易怒、失眠、多梦、口干口苦均较前减轻，小便调。舌红暗胖大，边有齿痕，苔黄厚腻，脉弦滑结代。查体：血压144/96mmHg，双肺（-），心率108次/分，心律绝对不齐，心音强弱不等，杂音（-）。上方去蔓荆子，加天麻12g，泽泻15g。14剂，水煎服，日1剂，早晚分服。

三诊（2015年6月14日）：患者服药后头晕、胸闷、急躁易怒、口苦症状消失，失眠、多梦、口干较前减轻，舌红暗胖大，边有齿痕，苔薄黄，脉弦滑代。查体：血压136/88mmHg，双肺（-），心率88次/分，心律不齐，期前收缩4～5次/分，A2 > P2，杂音（-）。心电图示窦性心律，频发室性期前收缩。上方去天麻、莱菔子、郁金，加珍珠母30g（先煎）。14剂，水煎服，日1剂，早晚分服。

四诊（2015年6月29日）：患者服药后口干、多梦症状消失，失眠较前改善，二便调，舌红暗稍胖大，苔薄黄，脉弦滑。查体：血压128/84mmHg，双肺（-），心率76次/分，律齐，A2 > P2，杂音（-）。动态心电图检查：窦性心律，偶发室性期前收缩，偶发房性期前收缩。上方继服14剂，水煎服，日1剂，早晚分服。

五诊（2015年7月12日）：患者服药后，偶有入睡困难，二便调。舌红稍胖大，苔薄黄，脉弦滑。查体：血压134/86mmHg，双肺（-），心率82次/分，律齐，A2 > P2，杂音（-）。心电图提示窦性心律，大致正常心电图。上方去丹参，加制远志9g。14剂，水煎服，日1剂，早晚分服。患者继服上方6周。房颤未复发。

按语：患者为中年男性，每因情志波动诱发房颤，心悸伴随胸闷、头晕、舌暗红、苔黄腻等可见痰瘀肇始之端倪，且合并头痛、急躁易怒、两胁胀痛、失眠多梦、口干口苦、便难、尿黄等肝郁气滞化火之征，舌胖大齿痕可知肝传脾，土抑失运。考虑为长期情志不遂肝气郁结，木郁克土，影响脾胃运化，致水湿运化不利，痰湿内生；痰阻日久化热，加气郁化火，致心血煎熬成瘀，且心脉失紊未行抗凝亦致瘀血内生。痰瘀互结，遇情志波动气机阻抑更甚、劳累耗伤气阴之机，心脉失调失养，加之痰、瘀、气滞互结化火，热扰心神，共致发为心悸不适。故以连蒌胆星汤合延丹理脉汤加减清化痰热、疏肝行气、活血定悸。方中以黄连、瓜蒌取小陷胸汤之意清热豁痰宽胸。桑白皮、茯苓引水下行，使痰湿清化后下利而出，莱菔子助脾胃运化且降气化痰，桑白皮、茯苓、莱菔子三药药势之降，与升降散中的僵蚕、蝉蜕二升相配，斡旋气机，升降相因，促进痰、瘀清化疏利，则郁火自消，心神得安。且僵蚕、蝉蜕、地龙组成角药，搜风通络、息风止颤。延胡索、丹参、甘松、郁金行气活血，与地龙合用加强活血抗凝之力。而后据症予蔓荆子、天麻、珍珠母、远志等随症加减，使患者房颤未再复发，病情平稳，心神安宁。

12. 持续性房颤，频发室性期前收缩，Ⅱ度房室传导阻滞，心阴不足、虚火扰心案

石某，男，52岁。于2014年2月12日初诊。

主诉：间断心悸、心烦1个月，加重1周。

病史：患者1个月前无明显诱因突发心悸，心烦，失眠，于当地医院就诊，据心电图结果诊断为房颤，频发室性期前收缩。静脉注射盐酸胺碘酮注射液后转窦，随后口服盐酸胺碘酮片0.2g（1次/日），但服药2周后上述症状再次出现，遂于1周前来我院就诊。来诊症见：间断心悸，胸闷憋气，心烦，急躁易怒，失眠多梦，口苦咽干，五心烦热，潮热盗汗，小便黄，大便干燥。舌红嫩，苔薄黄而少，脉弦细代促。既往体健。辅助检查：动态心电图检查示房颤，频发室性期前收缩，Ⅱ度房室传导阻滞。经食道超声心动图示LA38mm，LV51mm，LVEF64%，FS29%，左心耳无血栓形成。甲状腺功能（–），生化全项（–）。查体：双肺（–），心率114次/分，心律绝对不齐，心音强弱不等，杂音（–）。

西医诊断：持续性房颤，频发室性期前收缩，Ⅱ度房室传导阻滞。

中医诊断：心悸。

辨证：心阴不足，虚火扰心。

治法：滋阴清热，息风宁心。

处方：炒酸枣仁30g，玄参15g，炙鳖甲12g（先煎），百合12g，地骨皮

15g，青蒿 15g，麦冬 12g，蝉蜕 12g，火麻仁 15g，琥珀粉 3g（冲服），知母 12g。14 剂，水煎服，日 1 剂，早晚分服。

二诊（2014 年 2 月 26 日）：患者服上药后，潮热盗汗、大便干燥症状消失，心悸、胸闷憋气、急躁易怒、失眠多梦、口苦咽干、五心烦热、小便黄较前减轻。舌红嫩，苔薄黄少，脉弦细代促。上方去火麻仁、地骨皮，加北沙参 12g，郁金 12g。服 14 剂。

三诊（2014 年 3 月 13 日）：患者服上药后口苦咽干、五心烦热症状消失，心悸、胸闷憋气、急躁易怒、失眠多梦较前减轻，二便调，纳可。舌红嫩，苔薄黄，脉弦细。动态心电图检查示窦性心律，阵发性房颤，频发房性期前收缩，偶发室性期前收缩，阵发性室上性心动过速。上方去炙鳖甲，加玫瑰花 9g，佛手 12g。服 14 剂。

四诊（2014 年 3 月 28 日）：患者服上药后憋气、急躁易怒症状消失，心悸、胸闷、失眠多梦较前改善，自觉气短、乏力。上方加葎草 12g，仙鹤草 15g。继服 14 剂。

五诊（2014 年 4 月 11 日）：患者服上药后胸闷、心悸、气短症状消失，仍感乏力、失眠、早醒、醒后入睡难、多梦。舌红嫩暗，苔薄黄，脉弦细。上方加白芍 15g。服 14 剂。

六诊（2014 年 4 月 25 日）：患者服上药后乏力、早醒症状消失，失眠、多梦较前减轻。舌红暗，苔薄黄，脉弦细。上方去知母，加延胡索 12g。14 剂，水煎服，日 1 剂，早晚分服。

七诊（2014 年 5 月 9 日）：患者服上药后，失眠较前减轻，多梦症状消失，舌红暗，苔薄黄，脉弦涩。上方去北沙参、青蒿，加丹参 15g。继服 14 剂。动态心电图检查示窦性心律，偶发房性期前收缩。超声心动图检查示 LA39mm，LV50mm，LVEF67%，FS31%。上方先后服 28 剂，随后 1 个月内口服丹栀逍遥丸 10 粒（3 次 / 日），巩固疗效。随访一年，房颤未复发。

按语：患者为中年男性，心阴不足，心火上扰，虚风内伏导致房颤持续不解，每因情志因素诱发而加重。故以麦冬、玄参滋阴清热，酸枣仁酸甘化阴，鳖甲、青蒿、地骨皮为青蒿鳖甲汤化裁滋阴又清透虚热。蝉蜕平肝潜阳息风，清上扰之虚火。知母滋阴清热。琥珀粉镇惊安神、收敛上扰之虚火，患者大便干燥，为阴虚肠道津液缺乏，在麦冬、玄参基础上，加火麻仁，以润肠通便。二诊，患者大便干燥明显缓解，提示阴虚症状较前改善，故去火麻仁，加北沙参，与麦冬、玄参组成增液汤，进一步滋阴以清浮越之火邪。患者急躁易怒，考虑肝阴不足，肝郁有火，予以郁金以疏肝理气解郁。三诊时患者阴虚症状明显改善，故予以玫瑰花、佛手继续调理肝气。接下来针对时有心率增加的情况，予以仙鹤草解毒补虚，巩固心率。五诊患者症状明显改善，唯眠差、多梦，予以白芍柔肝、养血、敛阴、平抑肝阳。经对症加减，房颤未发。

13. 阵发性房颤，快慢综合征，起搏器植入、射频消融术后，痰火扰心案

马某，男，89岁。2021年12月12日初诊。

主诉：间断心慌10年余。

病史：患者10年前无明显诱因出现心慌，于301医院就诊，诊断为阵发性房颤、快慢综合征，行心脏起搏器置入术。后心慌反复间断出现，发作频率较前增多。2017年于阜外医院行射频消融术，术后规律口服酒石酸美托洛尔片、盐酸索他洛尔片控制心律，症状未见明显缓解。现为求进一步诊治于我院就诊。来诊症见：间断心慌，无胸闷胸痛，平均2～3天发作一次，每次持续1天，自汗，口干，干咳，纳眠可，夜尿频，5～6次/晚，大便干，日1～2次，舌红，苔黄腻，脉滑。既往高血压病史5年，收缩压最高达180mmHg，平素口服缬沙坦氨氯地平片、酒石酸美托洛尔片降压，血压控制不稳定；脑动脉硬化、咳嗽变异性哮喘、轻度贫血、前列腺增生病史。否认冠心病、高脂血症、糖尿病病史。辅助检查：心电图示窦律，P波增宽，Ⅰ度房室传导阻滞，T波改变。动态心电图检查示总心搏数86751次/24小时，最高心率72次/分，平均心率60次/分，最低心率60次/分，房性期前收缩总数241次，单个房性期前收缩225次，成对房性期前收缩8对，房速4阵，共14次，最快113次/分，总时长5s。起搏心电图报告示起搏总数86289次，心房起搏86215次，12导同步动态心电图报告示窦性心律，房性期前收缩，成对房性期前收缩，短阵房性心动过速，室性期前收缩，心房起搏心律，房室顺序起搏心律，心室起搏，T波改变。超声心动图示左房稍大，各房室腔大小形态正常，右心腔内可见起搏电极回声，主动脉瓣瓣叶增厚，二尖瓣瓣根稍增厚，主动脉瓣、三尖瓣轻度反流。（2021年9月9日）

西医诊断：①心律失常，阵发性房颤，快慢综合征，射频消融术后，永久起搏器植入术后；②高血压3级（很高危）。

中医诊断：心悸。

辨证：痰火扰心。

治法：清热化痰，宁心止悸。

处方：连蒌胆星汤加减。

药用：黄连 6g，法半夏 9g，瓜蒌 15g，炒白术 12g，莱菔子 15g，郁金 12g，天麻 15g，地龙 12g，炒僵蚕 12g，蝉蜕 12g，甘松 12g，丹参 15g。14 剂，水煎服，日 1 剂，早晚分服。

二诊（2021 年 12 月 26 日）：服药后心慌频率及持续时间较前减少，仍有自汗，口干，干咳症状，但较前有所改善，纳眠可，二便调。考虑阴虚火旺，伤津明显，上方去炒白术，瓜蒌加量 30g，加玄参 15g，桑白皮 30g，桔梗 12g 养阴清热化痰。14 剂，水煎服，日 1 剂，早晚分服。

三诊（2022 年 1 月 10 日）：服药后心慌、口干、干咳症状减少，仍有气短，动则汗出。上方去玄参、桑白皮，加太子参 12g，麦冬 9g，五味子 9g 收敛阴津。14 剂，水煎服，日 1 剂，早晚分服。

按语：患者为老年男性，阵发性房颤病史 10 年，起病时合并缓慢性心律失常，诊断快慢综合征，经心脏起搏器植入、射频消融术、口服抗心律失常药物等治疗，仍间断出现心慌不适，发作频率及持续时间均较长，严重影响生活质量，而西药干预已受限，故寻求中医治疗。根据笔者辨治经验，房颤反复发作多郁热，缠绵难愈多痰湿，结合患者高龄起病，据症舌脉，考虑属体虚劳倦，脾胃虚弱，痰湿内生，日久化热，进而痰热中阻，上攻于心，则心中悸动。故治疗当清热化痰、宁心止悸为主，依然重视气机与瘀血的调理。处方以连蒌胆星汤加减。因痰热合邪，如油入面，胶着难解，使病程缠绵，当苦寒清解与辛温开化并举。故用黄连、瓜蒌等苦降清解之品与半夏、白术等辛温开化之品合用，以解痰热胶着之势，清热燥湿化痰、宽胸散结。且以地龙、僵蚕搜剔经络之风痰、顽痰，郁金化痰解郁、清心经痰热，甘松、丹参行气活血贯穿始终。使患者心慌发作频率及持续时间缩短，生活质量得以改善。

14. 持续性房颤，频发室性期前收缩，Ⅱ度房室传导阻滞，心脾两虚、心神失养案

马某，女，41 岁。2014 年 4 月 10 日初诊。

主诉：间断心慌 2 个月，加重伴气短乏力 10 天。

病史：患者 2 个月前因工作劳累出现心慌、头晕、濒死感，就诊于当地医

院，查心电图提示房颤，频发室性期前收缩，经盐酸普罗帕酮注射液复律后，予盐酸普罗帕酮片150mg（3次/日）一周维持治疗，心慌、头晕症状消失。患者于10天前劳累后再次出现心慌加重，伴气短、乏力、胸闷，活动后加重，遂来我院就诊。来诊症见：心慌，气短，胸闷，动则加剧，神疲乏力，懒言，失眠，多梦，心烦，腹胀，纳差，头晕，记忆力减退，面色不华，便溏。舌淡胖，苔薄白，脉细弱代促。否认高血压、冠心病、糖尿病和脑血管病史。辅助检查：甲状腺功能（-），生化全项（-）。心电图提示房颤，频发室性期前收缩。动态心电图检查示房颤，频发室性期前收缩，Ⅱ度房室传导阻滞。超声心动图（经食道）示LA38mm，LV49mm，LVEF63%，FS28%，左心耳无血栓形成。

西医诊断：持续性房颤，频发室性期前收缩，Ⅱ度房室传导阻滞。

中医诊断：心悸。

辨证：心脾两虚，心神失养。

治法：健脾益气，宁心安神。

处方：藤银归脾汤加减。

药用：生黄芪30g，灵芝10g，西洋参10g，炒白术12g，五味子9g，葎草12g，仙鹤草30g，天麻12g，炒酸枣仁30g，茯苓30g，甘松12g，鸡血藤15g，银耳9g。14剂，水煎服，日1剂，早晚分服。

二诊（2014年4月24日）：患者诉服上方后，头晕、腹胀症状消失，大便逐渐成形，心悸、气短、乏力、胸闷、失眠、多梦、心烦、纳差、记忆力减退较前减轻，面色不华，二便调。上方去天麻、五味子，加浮小麦15g，桔梗12g。继服14剂。

三诊（2014年5月9日）：患者诉服上方后，纳差、胸闷、乏力症状消失，心悸、气短、失眠、多梦、心烦较前减轻，面有光泽，二便调。24小时动态心电图检查提示窦性心律，阵发性房颤，频发房性期前收缩，短阵室上性心动过速。上方加制远志9g，当归12g，去浮小麦、仙鹤草。继服14剂。此后复诊在初诊方基础上随症略施加减，先后共计服用汤药110余剂，此后继服归脾丸（3次/日）1个月，巩固疗效，随访一年房颤未复发。

按语：此案患者虽为中青年女性，既往无明显的心脑血管疾病史，但因长期加班，劳体劳神过度而损伤脾气、耗伤心血，导致心脾两伤。一方面，气血生化不足，心神失养；另一方面，心脾两虚，虚而生风，扰动心神，均可发为心悸。藤银归脾汤化裁于归脾汤，在补益心脾、养心安神的基础上还能润燥息风、宁心安神。方中以黄芪为君，黄芪、白术、西洋参、茯苓补脾益气以生血，西洋参味苦性凉，补气而不化燥。灵芝味甘，可入心经，能补心血、益心气、安心神，故可用治气血不足、心神失养所致心神不宁。银耳、枣仁、五味子滋阴润燥、养心安神；甘松、鸡血藤、葎草行气活血，使补而不滞；天麻息风，可止眩晕定心悸。诸药合用，心脾同治、气血并补，同时注重养阴安神，避免药过温燥生热加重心悸。

15. 阵发性房颤，Ⅱ度窦房阻滞，频发室性期前收缩，痰浊痹阻、瘀热扰心案

田某，男，81 岁。2021 年 8 月 15 日初诊。

主诉：间断心悸 8 年余。

病史：患者 8 年前饮食不节后出现心悸，于复兴医院就诊，行相关检查后诊断为心房颤动，经治疗后转窦（具体不详），平素规律口服盐酸普罗帕酮片 100mg（1 次 / 日），酒石酸美托洛尔片 25mg（2 次 / 日）控制心律。后心悸仍反复间作，每年发作三四次，现为求进一步诊治遂来我院就诊。来诊症见：阵发心悸，乏力，头晕，视物模糊，纳眠可，二便调。舌红暗胖大，舌边有瘀斑，苔薄黄，脉弦滑代。既往糖尿病史 10 余年，口服阿卡波糖片，自诉血糖控制良好。查体：血压 140/80mmlHg，双肺未闻及异常呼吸音，心率 72 次 / 分，心律不齐，期前收缩 1 ～ 2 次，A2>P2，各瓣膜未闻及杂音。辅助检查：动态心电图示总心率数 82252 次，RR 间期 >2s，共 9 次，最长间期 2.8s，平均心率 68 次 / 分，最快心率 99 次 / 分，最慢心率 49 次 / 分。房性期前收缩总数 5050 次，单发 2331 次，成对 875 次，房速 260 阵，总时长 8 分 0 秒，最长房速 11 次，94 次 / 分，最快房速 129 次 / 分。室性心律 2535 次，单发 2531 次，成对 2 对，二联律 2 阵，三联律 20 阵。结论：窦性心律不齐，Ⅰ度房室传导阻滞，Ⅱ度窦房传导阻滞，频发室性期前收缩，多发性短阵房性心动过速。超声心动图示 LA41mm，RA46mm，LVEF62.90%，FS34.20%。左、右房内径轻度扩大，左室下壁室壁运动略减弱，二尖瓣环增厚伴二尖瓣少至中量反流，主动脉瓣略增厚，三尖瓣少至中量反流，左室收缩功能正常，左室舒张功能降低。凝血功能 INR1.18，甲状腺功能（–），糖化血红蛋白 7.1%，钾 3.90mmol/L，尿酸 329μmol/L，总胆固醇 2.92mmol/L，甘油三酯 0.63mmol/L，

低密度脂蛋白 1.74mmol/L，N 末端 B 型钠尿肽前体 347ng/L。

西医诊断：①阵发性房颤，Ⅰ度房室传导阻滞，Ⅱ度窦房传导阻滞，频发室性期前收缩，房性心动过速；② 2 型糖尿病；③高血压。

中医诊断：心悸。

辨证：痰浊痹阻，瘀热扰心。

治法：化痰宣痹，清热通络。

处方：连蒌胆星汤合延丹理脉汤加减。

药用：黄连 6g，法半夏 9g，全瓜蒌 15g，茯苓 30g，丹参 15g，延胡索 12g，甘松 12g，僵蚕 12g，蝉蜕 12g，穿山龙 30g，地骨皮 30g。14 剂，水煎服，日 1 剂，早晚分服。

二诊（2021 年 8 月 29 日）：服药后患者心悸明显改善，乏力、头晕、视物模糊较前减轻，纳眠可，二便调，舌红暗胖大，舌边有瘀斑，苔薄黄，脉弦滑代。守方加天麻 12g。继服 14 剂，水煎服，日 1 剂，早晚分服。

三诊（2021 年 9 月 13 日）：患者服药后心悸、头晕、视物模糊进一步缓解，诉腰酸乏力，耳鸣，上方去僵蚕、蝉蜕，加熟地黄 15g，山茱萸 15g，杜仲 10g，怀牛膝 10g 补益肝肾。继服 14 剂，水煎服，日 1 剂，早晚分服。

按语：此老年男性患者 8 年前饮食不节后发作房颤，经转复复律。后阵发性房颤反复间作，以口服普罗帕酮片维持窦律，然出现 RR 间期延长，合并房室、窦房传导阻滞。同时，患者仍存在短暂性的阵发性房性心动过速等快速性心律失常，这种矛盾性导致临床的治疗存在困难。分析患者发病经过且据症舌脉，辨证为痰浊痹阻，瘀热扰心，属心肝有余、脾肾不足，故致快速性心律失常与缓慢性心律失常合并出现。患者高龄，脾肾本亏，温运无力，然饮食不节，恣食肥甘，运化不及，痰湿内生，上泛于心，阻抑心阳，心脉鼓动无力，故见脉缓。然脾胃失运，胃中浊气郁蒸，酿湿生热化为痰浊。痰浊内伏日久，阻滞气机，瘀血内生，痰瘀互结日久化热，热侵血脉，扰动心神，故见脉速。故治宜兼顾寒热，同时调畅气血。以连蒌胆星汤合延丹理脉汤加减清热化痰、行瘀通络。黄连、半夏、瓜蒌经典角药清热燥湿化痰，合穿山龙性温走窜，通经络之顽痰死血，上四味药以黄连、瓜蒌清解合半夏、穿山龙温化，寒温同行，寒使痰热得清，温使痰饮得化。合茯苓宁心、利湿以杜生源，丹参、延胡索、甘松行气活血，且以地骨皮清血分余热，僵蚕、蝉蜕祛风定悸止颤。全方寒热平调，使脉律和缓，亢抑相平。

16. 持续性房颤，心动过缓，气虚血瘀、阳气不足案

谢某，男，58岁。2022年3月11日初诊。

主诉：心慌胸闷2年余，加重10天。

病史：患者2年前出现心慌，未予特殊诊治，10天前症状加重，于当地医院行动态心电图检查示窦性心律，异位心律，阵发性心房扑动，心房颤动，交界性逸搏心律。大于2.0s的长间歇869个，最长达8.48s。自诉有心脏停搏感伴明显胸闷，休息平卧后缓解。无黑蒙、无晕倒。患者CHA2DS2-VASc评分为1分，拒绝服用利伐沙班片及行射频消融、起搏器等治疗，为求进一步中医治疗来我院就诊。来诊症见：时有心慌，胸闷，活动后明显，伴有大汗出，一般体力活动不受限，无明显头晕，无黑蒙，纳可，眠差，二便调。舌质暗淡，苔薄白。脉代。否认高血压、糖尿病、冠心病史。平素饮酒较多，曾长期每日饮白酒150～250mL，未戒酒。辅助检查：动态心电图检查提示窦性心律，异位心律，平均心室率82次/分，最慢心室率29次/分，监测期间见阵发性心房扑动-心房颤动、交界性逸搏及交界性逸搏心律。大于2.0s长间歇869个，最长达8.48s（2022年3月10日）。超声心动图示LA40mm，RA35mm，LV52mm，LVEF71%，二尖瓣少量反流，三尖瓣少量反流，左室假腱索（2022年3月10日）。

西医诊断：持续性房颤，心动过缓，交界性逸搏心律，RR长间歇。

中医诊断：心悸。

辨证：气虚血瘀，阳气不足。

治法：益气活血，温振心阳。

处方：升陷汤加减。

药用：黄芪30g，党参15g，升麻6g，生白术20g，防风8g，麻黄5g，细辛2g，菊花20g，醋延胡索15g，桔梗9g，甘草6g，牛膝12g，麦冬15g，醋五味子9g，肉桂2g，桂枝6g。7剂，水煎服，日1剂，早晚分服。

二诊（2022年3月22日）：患者自诉服药后胸闷、心慌症状明显好转，平素慢速爬山不受影响。但是剧烈活动后症状反复。自汗明显，眼睛干热，大便略干。动态心电图检查示持续心房扑动，平均心室率85次/分，最慢心率58次/分，最快心率138次/分；部分检测时段T波改变（2022年3月21日）。舌质暗淡、苔白略腻微黄，脉代。上方去黄芪、肉桂，加山楂9g，决明

子 6g。7 剂，水煎服，日 1 剂，早晚分服。

三诊（2022 年 4 月 8 日）：患者自诉心跳较前有加快，心电图示心率 92 次 / 分，自诉仍有心脏停搏感，无明显胸闷心慌症状，无黑蒙，无头晕。二便调，纳可，睡眠仍较差。舌质暗淡，苔薄白，脉代。患者拒绝应用抗凝药物。故加龙血竭 2g，三七粉 6g（冲服）以增强活血之功。继服 7 剂。

四诊（2022 年 4 月 18 日）：患者自测心率 49 次 / 分，胸闷心慌好转，仍感乏力，仍睡眠差。舌质暗，苔白稍腻，脉结。继续服用 7 剂。

五诊（2022 年 5 月 11 日）：动态心电图检查示持续心房扑动、心房颤动，大于 1.5s 长间歇 1 次，未见大于 2s 长间隙，平均心率 89 次 / 分，最慢心率 57 次 / 分。患者症状改善明显，仍睡眠较差，入睡困难。舌质暗，苔白稍腻，脉代。予酸枣仁 30g，僵蚕 8g 祛风定悸、养血安神。继服 7 剂。

六诊（2022 年 5 月 19 日）：患者胸闷明显，心电图示窦性心律，心率 44 次 / 分，伴有长间歇。舌质暗偏青紫，苔薄白，脉迟。方去酸枣仁、僵蚕。当晚服药，第二天早上随访患者：诉自测心律齐，心率 46 次 / 分，感觉好转。7 剂药服完后，随访患者，诉心律齐，心率 48 ～ 57 次 / 分。无明显不适感。

七诊（2022 年 6 月 7 日）：心脏彩超检查期间心率 62 次 / 分，心律齐，二尖瓣少量反流，三尖瓣少量反流。仍有失眠，较前稍好转。动态心电图检查示窦性心律，异位心律，平均 49 次 / 分，最慢 38 次 / 分，发生于凌晨 2：20。最快 91 次 / 分，发生于 10：12，房性期前收缩 114 个，房性逸搏及房性逸搏心律。长间歇 2.05s，见于凌晨 2：08（2022 年 6 月 7 日）。舌质暗，苔薄白，脉结。减麻黄为 2g，加合欢花 15g。继续服用 10 剂。服药后 1 个月，随访患者，诉上述症状未见发作，并时常出外爬山、活动不受影响。

按语：患者为中年男性，年轻时曾从事长跑等耐力性运动，平素饮酒较多，不吸烟。患者 CHA2DS2-VASc 评分较低，最主要的危险为心脏的长间歇、心动过缓。这也是房颤治疗过程中一类常见症状。综合患者舌脉：舌质暗淡，苔薄白，脉代。笔者认为，患者主要原因在于心之脏器功能受损，主要的治疗在于恢复脏器功能，《医门法律》曰“五脏六腑，大经小络，昼夜循环不息，必赖胸中大气斡旋其间”。故在方中运用黄芪、党参、白术、升麻、桔梗以益气升提，取补中益气之义，又含升陷汤之理，是治疗的基石。方中麻黄、细辛为温通，提升心率。同时方用肉桂、桂枝以温通心阳。笔者临证善用延胡索以增加心率，同时还起到行气化瘀之功。在治疗时重视养阴药的应用，主要的作用在于滋养心肌，可谓治病求本。经多次对症调理，患者症状明显改善，生活质量得以明显提高。

17. 阵发性房颤，病态窦房结综合征起搏器植入术后，肝肾阴虚、气虚血瘀案

张某，女，76 岁。2022 年 1 月 29 日初诊。

主诉：反复心慌、胸闷 2 年，加重 1 个月。

病史：患者 2019 年 12 月无明显诱因突然出现黑蒙，晕倒后由 120 收入急诊住院治疗，诊断为病态窦房结综合征。予心脏起搏器植入术。术后患者心慌、胸闷症状频发伴乏力、头晕。无咳嗽、咳痰、恶心呕吐等症。查心电图提示房颤。予琥珀酸美托洛尔缓释片 47.5mg（1 次 / 日）口服控制心率，利伐沙班片 10mg（1 次 / 日）口服抗凝，心悸、胸闷仍间断发作。服药期间曾有黑便。近 1 个月患者心悸，胸闷较前加重，伴有乏力、头晕，偶有黑蒙。为求进一步中西医结合治疗来我院就诊。来诊症见：间断心悸、胸闷，头晕，劳累后明显，气短乏力，畏寒肢冷，易汗出，夜间盗汗，腰膝酸软，纳差，眠一般。小便调，大便秘结，排出无力。舌淡红暗，苔薄白，脉沉细涩。既往史：2016 年 12 月经冠状动脉造影诊断为冠心病并行支架置入术；高血压病史 10 年，血压最高 200/110mmHg，现服用硝苯地平控释片 30mg（2 次 / 日），卡维地洛片 10mg（1 次 / 日），自诉血压控制良好；2 型糖尿病病史 5 年，现口服盐酸二甲双胍片 0.5g（3 次 / 日），阿卡波糖片 50mg（3 次 / 日），格列喹酮片 30mg（3 次 / 日），皮下注射精蛋白锌重组人胰岛素混合注射液早 18IU，晚 10IU，自诉血糖控制良好；高脂血症病史 5 年，现口服阿托伐他汀钙片 20mg（1 次 / 晚），依折麦布片 10mg（1 次 / 日）。

西医诊断：①心律失常，阵发性房颤，病态窦房结综合征，起搏器植入术后；②冠心病 PCI 术后；③高血压 3 级（极高危）；④ 2 型糖尿病。

中医诊断：心悸。

辨证：肝肾阴虚，气虚血瘀。

治法：滋补肝肾，益气活血。

处方：黄芪 50g，麸炒白术 30g，生龙骨 30g（先煎），桂枝 15g，火麻仁 18g，甘松 15g，茯神 30g，党参 20g，郁金 15g，醋延胡索 15g，珍珠母 30g（先煎），丹参 18g，醋五味子 15g，白芷 20g，玫瑰花 15g。14 剂，水煎服。

日 1 剂，早晚分服。

二诊：两周后患者复诊，心悸、胸闷较前好转，乏力较前好转，心悸减轻，偶有盗汗，五心烦热，舌淡红，苔薄白，脉细。心电图示房颤律，RR 间期较前规整，心室率 62 次 / 分。原方加地骨皮 30g 清肺热除烦。继服 14 剂。

三诊：服药 1 个月余，患者诉诸症好转，原方继服 1 个月。

按语：患者为老年女性，既往冠心病、病态窦房结综合征、起搏器植入后，患者房颤起病与冠脉供血不足及起搏器植入关系密切，均与心气不足，气虚血瘀关系密切。患者长期糖尿病病史，舌淡红暗，苔薄白，脉沉细涩。临床腰膝酸软等肝肾不足表现明显，故辨证为肝肾阴虚，气虚血瘀。治以滋补肝肾、益气活血。方以黄芪桂枝五物汤合桂枝甘草龙骨牡蛎汤加减。二诊患者阴虚阳亢症状明显，加地骨皮滋阴潜阳。

18. 阵发性房颤，房室传导阻滞伴长 RR 间期，痰热内蕴、热扰心神案

张某，男，42 岁。2021 年 11 月 9 日初诊。

主诉：间断心慌 9 年余，加重 2 个月。

病史：患者 9 年前无明显诱因出现心慌，就诊于航天医院，行动态心电图提示窦性心律，心房颤动，Ⅱ度Ⅰ型房室传导阻滞（2 ∶ 1 下传）；心脏彩超示心脏结构及心功能未见明显异常；诊断为阵发性房颤。自诉平素无明显不适，未予治疗。近 2 个月心慌频发，发作时伴汗出、乏力，现为求中医药治疗，遂来我科就诊。来诊症见：心慌，偶有汗出、乏力，常觉疲乏困倦，夜间打鼾，左侧胁肋部疼痛，纳眠可，二便调。舌暗红胖大，苔黄厚腻，脉弱弦代。既往有睡眠呼吸暂停低通气综合征病史 10 年；室性期前收缩病史 9 年；病态窦房结综合征病史 5 年；高血压 1 级（很高危）、高脂血症、高尿酸血症病史 2 年，均未予系统治疗。查体：血压 126/78mmHg；辅助检查：尿酸 559.9μmol/L，甘油三酯 1.72mmol/L；动态心电图示阵发性房颤，总心搏 89898 次 /24 小时，平均心率 74 次 / 分，最慢心率 38 次 / 分，最快心率 227 次 / 分（2021 年 7 月 28 日）；便携式睡眠监测报告示符合睡眠呼吸暂停低通气综合征表现；以阻塞性呼吸暂停为主伴中度睡眠低氧血症（2021 年 8 月 24 日）。

西医诊断：①心律失常，阵发性房颤，室性期前收缩，Ⅱ度Ⅰ型房室传导阻滞，长 RR 间期，病态窦房结综合征；②睡眠呼吸暂停低通气综合征；③高

血压 1 级（很高危）；④高脂血症；⑤高尿酸血症。

中医诊断：心悸。

辨证：痰热内蕴，热扰心神。

治法：清热化痰，宁心止悸。

处方：连蒌胆星汤合升降散加减。

药用：黄连 6g，法半夏 9g，全瓜蒌 12g，丹参 15g，延胡索 12g，菖蒲 10g，生薏苡仁 30g，苍术 15g，茯苓 30g，僵蚕 12g，蝉蜕 12g，地骨皮 30g，珍珠母 15g（先煎）。7 剂，水煎服，日 1 剂，早晚分服。

二诊（2021 年 11 月 16 日）：患者诉服上方后诸症减轻，偶有心慌，左侧胁肋部疼痛，近日无明显诱因出现心前区隐痛，程度轻微，偶有疲乏困倦，夜间打鼾，纳眠可，小便调，大便 2 ～ 3 次 / 日。舌红胖大，苔黄腻，脉弦细代。考虑患者肝气郁结，化热乘脾，故上方去瓜蒌、地骨皮，加炒白术 12g，天麻 12g，甘松 12g 平肝行气、健脾化痰。继服 14 剂。

三诊（2021 年 11 月 30 日）：患者自诉服药后诸症减，劳累后偶有心慌，夜间打鼾减轻，纳眠可，二便调。舌暗略红，苔薄黄，脉弦。辅助检查：动态心电图：窦性心律，阵发性房颤，总心搏 92998 次 /24 小时，平均心率 68 次 / 分，最慢心率 36 次 / 分，最快心率 151 次 / 分。大于 2s 的 RR 间期 5 个，房性期前收缩 15683 次，成对期前收缩 2071 对，房速共有 270 阵；室性逸搏总数 157 次，成对期前收缩 5 对，室性逸搏心率共有 3 阵。前方去菖蒲，加桑白皮 30g，郁金 12g 清余热以收功。继服 14 剂。

按语：患者为中年男性，既往无明显的器质性心脏病变，临床以纯实证多见。患者形体肥胖，有明显的代谢综合征倾向，主要因生活习惯不良，饮食不节，外加工作压力较大，思虑过度，耗伤脾气，脾虚生湿，湿聚成痰，痰湿郁久化热，扰动心神发为心悸。热侵血脉，血流加速，产生促脉或数脉；痰湿伤及中阳，日久导致脾阳亏虚，痰湿上泛于心，心阳不振，心脉鼓动无力则见脉缓或脉迟。阳虚则寒，痰湿瘀血等阴邪病理产物聚集，痹阻心脉，心脉不通，亦可发为心悸，出现结脉或代脉。如此反复循环，形成快慢综合征。肥人多湿痰、气虚，湿困脾，热耗气，脾气亏虚，故见乏力、困倦，气虚不摄，故见汗出。方中黄连、瓜蒌、半夏乃经典角药——小陷胸汤，其中全瓜蒌甘寒滑润，清热涤痰、宽胸散结而通胸膈之痹；黄连苦寒泄热除痞，二者共为君药。半夏辛温化痰散结，茯苓、薏苡仁健脾利湿，以杜生痰之源，苍术燥湿，增强理气化痰之力，为佐药；石菖蒲化痰湿、开窍闭、宁心神、和胃气；痰火较甚者，火热最易血结致瘀者，延胡索味辛、苦，性温，归肝、脾经；丹参，功能行气、活血、止痛，能行血中气滞，气中血滞，故专治一身上下诸痛。该药温则能和畅，和畅则气行；辛则能润而走散，走散则血活。以僵蚕、蝉蜕取升降散双升之意，升达阳气、通达血脉；珍珠母质重潜镇，功主安神定悸；地骨皮清热除蒸凉血。诸药合用，寒温相济，复诊药物随症稍作加减，力求阴阳调和，气血和顺，则心悸得止。

19. 持续性房颤，心动过缓，心脏起搏器植入术后，痰湿阻滞案

王某，女，70岁。2021年11月9日初诊。

主诉：心慌3年。

病史：患者3年前无明显诱因出现心慌伴头晕、憋气、乏力，于阜外医院就诊，诊断为心房颤动，予控制心室率、抗凝等治疗后症状未见缓解（具体治疗不详），后心慌反复发作，1个月前于我院住院治疗，诊断为冠心病、慢性心衰、持续性房颤。予沙库巴曲缬沙坦50mg（1次/日）降压缓解心衰症状、利伐沙班片10mg（1次/日）抗凝、螺内酯片20mg（1次/日）利尿，后症状好转出院，出院后仍有心慌。为求进一步中西医结合治疗来诊，来诊症见：心慌、头晕、乏力，双下肢浮肿，右下肢为甚，舌体发麻，口干口苦，喜温饮，食欲不振，夜间不能平卧，咳嗽，痰黄难咳，眠差，二便调。舌暗红胖大，苔中黄，脉弦滑代。既往史：2010年因心动过缓安装起搏器、乳腺癌术后。否认高血压、糖尿病、高脂血症病史。

西医诊断：①持续性房颤，心脏起搏器植入术后；②冠心病，心功能Ⅲ级（NYHA分级）。

中医诊断：心悸。

辨证：痰湿阻滞。

治法：化痰祛湿。

处方：术苓化湿汤加减。

药用：黄连6g，法半夏9g，桑白皮30g，生薏苡仁30g，苍术15g，茯苓30g，泽泻15g，甘松12g，僵蚕12g，蝉蜕12g，天麻12g，丹参15g，穿山龙

30g。7剂，水煎服，日1剂，早晚分服。

二诊：服药后心慌，头晕，乏力有所减轻，仍咳嗽咳痰，腰腿酸痛，二便调，舌脉如前。前方加桔梗12g宣肺止咳，加怀牛膝12g补肝肾、强筋骨，继服14剂。

三诊：服药后，诸症减轻，仍觉纳差，二便调，舌脉如前，去桔梗、怀牛膝，加砂仁6g（后下）化湿醒脾开胃。继服14剂。

按语：本案为老年女性持续性房颤伴起搏器植入术后患者。患者年老，脾肾亏虚，脾虚则水湿运化失司，聚而成痰，痰湿阻滞于心，发为心悸。痰湿阻滞四肢，故见周身乏力；阻碍气机，清阳不升，故见头晕。水湿下聚则下肢水肿。痰湿日久生热，故见口干口苦、苔中黄。舌暗红胖大，脉弦滑代，穿山龙健脾化痰祛湿。内痰常随气而行，引动内风，发为房颤，故穿山龙、天麻配伍僵蚕、蝉蜕祛风除湿化痰；痰阻致瘀，故用丹参活血化瘀。黄连、桑白皮清泄郁久之热。诸药合用，使中焦运化有权，痰湿化解，阴阳得复，诸症大减。

20. 阵发性房颤，长RR间歇起搏器植入术后，阴阳两虚案

曹某，女，67岁。2021年12月16日初诊。

主诉：阵发心悸4年，加重半月。

病史：患者4年前无明显诱因发作心悸，伴头晕汗出，乏力嗜睡，于当地社区医院诊断为阵发性房颤。2018年出现心慌，伴有晕厥，每月发作1～2次，约3分钟缓解。2019年2月于北京某三甲医院诊断为房颤伴长RR间歇，植入双腔起搏器，后未发作晕厥，住院期间发现左心耳血栓，冠脉CTA（-），未行射频消融，口服利伐沙班20mg（1次/日）半年后复查血栓消失。半月前因劳累后房颤发作频繁，每周2～3次，每次持续4～5小时缓解，口服盐酸普罗帕酮片150mg（2次/日）、富马酸比索洛尔片7.5mg（1次/日）、利伐沙班片15mg（1次/日）效果不明显，为求中医治疗来我院就诊。来诊症见：心慌头晕，乏力，出汗，口干口苦，饭后胃胀，烧心反酸，咽中有痰，质黏难咳，腰腿疼痛，下肢麻木水肿，入睡困难，便溏，日2～3次。舌暗红，少苔，舌尖红，边有瘀斑，双寸脉浮，关、尺脉沉细无力。既往高血压病史10年，血压最高190/104mmHg，目前服缬沙坦胶囊80mg（1次/日），富马酸比索洛尔片7.5mg（1次/日）；高脂血症10年，目前服瑞舒伐他汀片10mg（1次/日）；空腹血糖升高2年余，未服药；陈旧脑梗3年。兄妹4人，两弟弟患有房颤、

2 型糖尿病。

西医诊断：①阵发性房颤，长 RR 间歇，起搏器植入术后；②高血压；③高脂血症。

中医诊断：心悸。

辨证：阴阳两虚，痰郁风动。

治法：阴阳双补，化痰息风，安神止悸。

处方：生黄芪 15g，太子参 10g，麦冬 10g，五味子 6g，桂枝 12g，炙甘草 9g，煅龙骨 30g（先煎），煅牡蛎 30g（先煎），炒白术 15g，茯苓 12g，桑白皮 15g，地骨皮 15g，浙贝母 10g，丹参 15g，僵蚕 10g，蝉蜕 9g。7 剂，水煎服，日 1 剂，早晚分服。

二诊（2021 年 12 月 23 日）：本周未发作房颤，活动后仍气喘、心慌、乏力、汗出，下肢水肿，便溏。上方减蝉蜕、地骨皮、浙贝母，加葶苈子 15g，防己 10g，干姜 6g。7 剂水煎服，日 1 剂，早晚分服。

三诊（2021 年 12 月 30 日）：心慌减轻，多梦，动则气喘乏力，汗出减轻，饭后胃胀，仍下肢水肿。舌淡暗，苔黄厚腻，脉沉缓。上方去桑白皮、葶苈子、僵蚕、麦冬、五味子，加制附子 9g（先煎），降香 10g，砂仁 6g（后下），14 剂，水煎服，日 1 剂，早晚分服。

四诊（2022 年 1 月 13 日）：气喘，乏力，汗出进一步减轻，大便已成形，多梦、胃胀、水肿好转。诉头晕、腰痛，血压升高。舌淡暗，苔薄黄腻，脉沉缓。上方去防己、龙骨、牡蛎、附子，加天麻 15g，葛根 15g，杜仲 10g，怀牛膝 10g。14 剂，水煎服，日 1 剂，早晚分服。

按语：患者为花甲之年，气阴渐亏，复因长期思虑过度，脾气虚弱，气血生化乏源，心气、心血不能及时得到充养，血虚生内热，热扰心神，则心慌。气阴两虚日久，心阳不能升发，加上久病阳气消耗过度，心阳萎靡，心脉鼓动无力，故见脉缓。心阳不振，痰湿瘀血等阴邪鸱张，阴盛格阳，阴阳格拒则晕厥。治疗当益气滋阴、振奋心阳、化痰息风为法。药用生黄芪、太子参、麦冬、五味子补心气、滋心阴。桂枝、炙甘草振奋心阳。桑白皮、地骨皮、浙贝母清热化痰、祛痰湿，炒白术、茯苓健脾，杜绝痰湿之源。僵蚕、蝉蜕息风定悸。丹参活血化瘀，煅龙骨、煅牡蛎以镇心安神、敛汗止悸。房颤快慢综合征多虚实夹杂、阴阳两虚之证，治疗上当以平衡阴阳、补虚泻实为法，方可获得良效。

房颤合并其他疾病

1. 阵发性房颤，射频消融术后，反流性食管炎，寒热错杂案

相某，女，75岁。2021年12月20日初诊。

主诉：阵发心慌3年。

病史：患者2018年3月出现心慌，头晕，汗出，乏力，就诊北京某三甲医院诊断为阵发性房颤，予盐酸普罗帕酮片150mg（3次/日）治疗。房颤仍发作频发，大约每月发作2次，每次持续短则7～8小时，长则17～18小时缓解。于2020年11月26日行射频消融手术治疗。术后规律服用利伐沙班片15mg（1次/日）、盐酸决奈达隆片400mg（2次/日），3个月后停药。目前口服索他洛尔片40mg（2次/日）治疗，现为求中西医结合治疗来诊。来诊症见：胸闷，后背痛，憋气，怕风，怕冷，小腹疼痛，口干喜饮，口舌生疮，胃胀，烧心反酸，不耐凉物，五心烦热，自汗，入睡困难，大便正常。舌淡暗，舌体胖大，苔白厚腻，左脉沉细，右脉滑数。既往史：高血压病20年，最高血压170/88mmHg，口服缬沙坦胶囊80mg（2次/日）、硝苯地平控释片30mg（1次/日）治疗，血压维持在140/90mmHg。反流性食管炎1年，间断口服雷贝拉唑肠溶片20mg（1次/日）。

西医诊断：①阵发性房颤，射频消融术后；②反流性食管炎。

中医诊断：心悸。

辨证：木郁克土，土虚生痰，痰火扰心。

治法：调和肝脾，化痰清火，养心安神。

处方：甘草泻心汤合瓜蒌薤白半夏汤加减。

药用：生甘草15g，炙甘草15g，法半夏9g，干姜3g，黄芩9g，黄连6g，党参12g，全瓜蒌15g，当归12g，白术15g，茯苓15g，丹参15g，炒酸枣仁30g，知母10g，川芎9g。14剂，水煎服，日1剂，早晚分服。

二诊（2021年1月5日）：服药14剂后，患者胸闷憋气明显减轻，后背冷、口疮、失眠均好转。仍手足烦热，夜间需露在被子之外，上方加黄柏9g，

砂仁 6g（后下），醋龟甲 15g（先煎）。继服 14 剂。

三诊（2021 年 1 月 20 日）：服药后失眠、烦躁、手足心热减轻，胃胀、反酸好转，上方继服 28 剂，巩固疗效。

按语：患者老年女性，长期情志不遂，日久肝气郁结，肝郁化火，肝火冲胃，胃火燔灼，谷气腐熟过度，浊气上冲，则口舌生疮、烧心反酸。木郁克土，脾虚生痰，痰为阴邪，损伤中阳，脾阳不足则怕冷，小腹冷痛。痰随火升，痰火上扰心神，则见心慌。故治疗上当以疏肝清胃、健脾化痰、养心安神为法。药用黄芩、黄连、知母、生甘草清肝胃之火，瓜蒌、半夏燥湿化痰，去有形之痰湿。党参、炒白术、茯苓、炙甘草健脾益气，杜绝生痰之源。当归、丹参、川芎活血化瘀。炒酸枣仁养血安神。全方标本兼顾、寒热互施，气血同调，使痰火荡涤、气血调畅则疾病向愈。

2. 阵发性房颤，胃食管反流病，肝胃不和、痰凝血瘀案

宋某，男，58 岁。2022 年 1 月 22 日初诊。

主诉：间断心慌胸闷 2 个月余。

病史：患者 2021 年 11 月底早餐后散步时突感心慌胸闷，于附近诊所查心电图，诊断为心房颤动，后行动态心电图检查提示阵发性房颤，未予重视。2021 年 12 月 3 日因胸闷于北京某三甲医院住院治疗，行经食道超声未发现左心耳血栓形成，建议其手术治疗，患者拒绝。12 月 10 日出院时突感心慌胸闷，查心电图为房颤，予富马酸比索洛尔片控制心室率后好转。出院后坚持服用富马酸比索洛尔片 2.5mg（1 次 / 日）、利伐沙班片 15mg（1 次 / 日）。为求进一步中西医结合治疗，来我院就诊。来诊症见：心悸、胸闷，频发耳鸣，偶有眩晕，无一过性黑蒙，食后偶有腹胀，情绪急躁，纳可，眠可，偶有便秘，夜尿 2 ～ 3 次。舌紫暗，苔黄厚腻，脉弦涩。既往史：冠心病 7 年，现口服用单硝酸异山梨酯 20mg（2 次 / 日）；高血压病史 8 年，现口服用氯沙坦氢氯噻嗪片 12.5mg（1 次 / 日）；高脂血症病史 5 年，未规律服用降脂药；糖尿病病史 5 年，现服用二甲双胍片 0.5g（3 次 / 日）；反流性食管炎病史 5 年，间断中药治疗。长期因严重膈肌痉挛中药调理。辅助检查：心电图示窦性心律，心率 77 次 / 分。

西医诊断：①阵发性房颤；②冠心病；③高血压。

中医诊断：心悸。

辨证：肝胃不和，痰凝血瘀。

治法：疏肝解郁，健脾化痰，活血化瘀。

处方：小陷胸汤合左金丸加减。

药用：姜半夏 12g，姜厚朴 15g，黄连 12g，瓜蒌 15g，薤白 9g，高良姜 9g，制吴茱萸 5g，茯苓 40g，醋香附 12g，郁金 15g，龙胆 9g，蝉蜕 10g，炒僵蚕 12g。14 剂，水煎服。日 1 剂，早晚分服。

二诊（2022 年 2 月 5 日）：两周后患者复诊，耳鸣减轻，眩晕感消失，情绪较前平稳，心悸减轻，偶反酸。舌紫暗，苔黄厚腻，脉涩，心电图示房颤律，RR 间期较前规整，心室率 65 次 / 分。原方加三棱 10g，莪术 10g，去龙胆。继服 14 剂。

三诊（2022 年 3 月 4 日）：服药 1 个月余，患者诉耳鸣减轻，心悸偶有，仍偶反酸，上方加瓦楞子 30g。

按语：本案患者即为长期膈肌痉挛及食道反流诱发阵发性房颤的发生。中医证候表现为典型的肝胃不和证。治疗上的核心点为“辛开苦降”，并重视黄连的使用。小陷胸汤合左金丸为该类型房颤治疗核心。小陷胸汤原治伤寒表证误下，邪热内陷，与痰浊结于心下的小结胸病。痰热互结心下或胸膈，气郁不通，故胃脘或心胸痞闷，按之则痛。治宜清热涤痰、宽胸散结。方中全瓜蒌甘寒，清热涤痰、宽胸散结，用时先煮，意在“以缓治上”而通胸膈之痹。臣以黄连苦寒泄热除痞，半夏辛温化痰散结，两者合用，一苦一辛，体现辛开苦降之法；与瓜蒌相伍，润燥相得，是为清热化痰、散结开痞的常用组合。左金丸证乃肝郁化火犯胃靶方。方中重用苦寒之黄连为君药，一则清心火以泻肝火，即所谓“实则泻其子”，肝火得清，自不横逆犯胃；二则清胃热，胃火降则其气自降，如此标本兼顾，对肝火犯胃之呕吐吞酸尤为适宜。吴茱萸辛苦而温，入肝、脾、胃、肾经，辛能入肝散肝郁，苦能降逆助黄连降逆止呕之功，温则佐制黄连之寒，使黄连无凉遏之弊，且能引领黄连入肝经，为佐药。二药辛开苦降，寒热并用，泻火而不凉遏，温通而不助热，使肝火得清，胃气得降，则诸症自愈。

3. 阵发性房颤，糖尿病，阴虚火旺、热扰心神案

洪某，男，82 岁。2022 年 5 月 28 日初诊。

主诉：阵发性心慌、汗出 2 年，加重 1 周。

病史：患者 2 年前劳累后出现心慌、汗出，就诊于北京某三甲医院，具体

检查检验未见，诊断为心房颤动，予对症处理，患者心慌、汗出缓解后未持续用药。后患者常在劳累后自觉心慌、汗出，口服富马酸比索洛尔片稳定心率，症状可缓解。1周前患者无明显诱因心慌、汗出加重，自行休息及口服药物后缓解不明显，现为求中西医结合诊治来我科就诊。来诊症见：心慌，潮热盗汗，多饮多食，心烦，五心烦热，躁狂，口苦口干，尿频色黄，便秘，失眠多梦，颧红。舌红少津，脉细数、结代。既往史：高血压病30余年，血压最高150/90mmHg，现口服富马酸比索洛尔片5mg（1次/日），近期血压140/80mmHg左右；2型糖尿病病史30余年；反流性食管炎病史2个月；青光眼病史10余年。辅助检查：心电图示心房颤动，Ⅱ、Ⅲ、aVF、V2～V6导联ST段下移，aVR导联ST段抬高；超声心动图检查示LA32mm，LV41mm，RA32mm，LVEF60%，主动脉瓣退变，二尖瓣退变并反流（轻度），左室舒张功能减低。头部MRI示双侧侧脑室旁、放射冠、半卵圆中心多发斑点及斑块状脑白质高信号、双侧侧脑室旁腔隙灶、老年性脑改变；凝血七项示D–二聚体0.15mg/FEU，活化部分凝血活酶时间24.5s；生化检验示总胆固醇3.32mmol/L，高密度脂蛋白0.68mmol/L，低密度脂蛋白2.21mmol/L，甘油三酯1.66mmol/L。

西医诊断：①心律失常，阵发性房颤；②2型糖尿病；③高血压1级。

中医诊断：心悸。

辨证：阴虚火旺，热扰心神。

治法：滋阴清热，交通心肾。

处方：甲枣宁脉汤加减。

药用：玄参15g，麦冬12g，炒酸枣仁30g，地骨皮30g，醋鳖甲12g（先煎），茯苓15g，珍珠母15g（先煎），醋龟板12g（先煎），青蒿12g，盐知母12g，北沙参15g，干石斛12g，天冬12g。7剂，水煎服，日1剂，早晚分服。

二诊（2022年6月4日）：患者服药后心慌、汗出，多饮多食，心烦明显改善，仍有便秘。心电图：窦性心动过缓，心室率65次/分。予上方加火麻仁30g，生地黄20g，去北沙参、干石斛。继服7剂。

三诊（2022年6月11日）：诸症改善，仍偶有心慌、汗出，多饮多食。予上方加黄芪12g，五味子9g，去醋龟板，继服1周。继续上方加减调理巩固1个月后心慌、胸闷未发作，停药。

按语：此证型为下消，热邪在肾，多因年老而致阴气自半，热病损耗肾阴；再加上饮食不节、睡眠紊乱耗伤阴血；精亏血少，阴虚阳亢，则虚热虚火内生；肾阴亏损，阴精不能上承，因而心火偏亢，失于下降所致。心在上焦，属火；肾在下焦，属水。心中之阳下降至肾，能温养肾阳；肾中之阴上升至心，则能涵养心阴。心火和肾水应互相升降、协调，彼此交通平衡。肾阴不足、虚火上扰心神，两者失去协调关系，则导致心肾不交。心神受扰，心神不宁，故可见心悸、汗出、失眠多梦、面赤；病机要点为肾虚心亢，热而生风。肾阴虚则潮热盗汗、五心烦热、口干、尿赤便秘、颧红；心阳亢心神不宁则心烦、面赤、烦躁，失眠多梦。治疗以滋阴清热、交通心肾为法。患者服药后心悸、多饮多食、心烦明显改善，仍有便秘。考虑与阴亏肠燥相关，加生地黄20g，火麻仁 30g 滋阴润肠通便。三诊患者仍偶有心慌、汗出、多饮多食，考虑气阴两虚，加黄芪 12g，五味子 9g，以益气养阴。全方共奏滋阴清热、交通心肾之功。

4. 阵发性房颤，支气管扩张，气滞血瘀、风痰阻络案

王某，男，68 岁。2021 年 12 月 14 日初诊。

主诉：阵发性心慌气短 4 余年，加重 2 周。

病史：患者 4 余年前情绪激动后出现阵发性心慌、气短，就诊于北京某三甲医院，完善相关检验检查后诊断为心房颤动，不规律服用盐酸胺碘酮片100mg（1 次 / 日）控制心室率、达比加群酯 300mg（1 次 / 日）抗凝，服用药物时症状控制可。2021 年 9 月 30 日患者单位体检，于北京某医院查动态心电图检查示总心搏 106514 次 /24 小时，最慢心率 50 次 / 分，平均心率 75 次 / 分，最快心率 180 次 / 分，阵发性房颤，阵发性心动过速；房性期前收缩 76 个，成对房性期前收缩 12 对，室性期前收缩 71 个。患者未予重视。2 周前患者自觉心慌发作频繁，日发作 10 ～ 15 次，持续 0.5 ～ 2 小时，发作时伴有气短、胸闷，偶有胸痛，情绪激动时加重，现患者为求中医诊治于我院门诊就诊。来诊症见：阵发心慌、气短，持续时间长短不等，发作时伴有汗出，情绪激动时加重，时有乏力，咳嗽咳痰，痰质黏，色黄难咳，胸中烦热，纳眠可，二便调。舌暗红，苔黄，脉弦滑。既往支气管扩张、肺部结节病史 5 年余，未系统诊治，否认高血压、冠心病、糖尿病等病史。辅助检查：超声心动图检查示左房增大（38mm），二尖瓣反流，三尖瓣反流（2021 年 10 月 8 日）；胸部 CT 结果提示右肺上叶前段支气管近端管壁增厚，管腔变窄，远端支气管扩张，双肺少许索条，慢性炎症可能，双肺多发小结节（2021 年 9 月 7 日）。

西医诊断：①心律失常，阵发性房颤；②支气管扩张；③肺部结节。

中医诊断：心悸。

辨证：气滞血瘀，风痰阻络。

治法：理气活血，化痰息风。

处方：连蒌胆星汤加减。

药用：郁金 12g，甘松 12g，丹参 15g，黄连 6g，法半夏 9g，桑白皮 15g，全瓜蒌 15g，浙贝母 12g，桔梗 9g，僵蚕 12g，藤梨根 15g，茯苓 30g。14 剂，水煎服，日 1 剂，早晚分服。

二诊（2021 年 12 月 27 日）：服药后患者自诉心慌胸闷较前好转，房颤日发作 2 次左右，发作时间 20 ～ 60 分钟，咳嗽咳痰症状明显减轻，痰质转清，较前易咳出，未诉胸中烦热，未见明显气短、乏力。患者胸中痰热已化，上方去桑白皮、全瓜蒌、藤梨根、桔梗、浙贝母等清肺化痰之品，加薏苡仁 30g，苍术 15g，珍珠母 15g（先煎），蝉蜕 12g，延胡索 12g 加强健脾行气化痰、息风除湿之功，佐以镇静安神。继服 14 剂。

按语：本案患者为老年男性，平素情绪波动，急躁易怒，肝失条达，气机郁结。气滞则血行不畅，久而化生瘀血。且肝气郁结，克于脾土，脾虚运化失司，水湿内停，凝聚为痰。久病气滞、血瘀、痰湿凝结，化热生风，扰动心神，致心悸频繁发作。治疗以理气活血、化痰息风为法。治以丹参、郁金、延胡索活血行气兼清血分郁热，使瘀化而脉管通利，热去则血脉清净，气血畅达则心神自安。后以黄连、半夏、桑白皮、全瓜蒌、茯苓取连蒌胆星汤之意，合浙贝母、桔梗清热化痰，僵蚕化痰息风止悸，藤梨根助茯苓利湿且清解余热。服药后患者房颤发作次数显著减少，余热扰心病机得解，故继以活血行气外，加强化痰息风之力，祛除房颤复发之夙根，使心神得宁而心悸止。

5. 阵发性房颤，低血压状态，痰瘀痹阻、阴虚风动案

孙某，女，37 岁。2021 年 12 月 19 日初诊。

主诉：间断心慌 10 个月余。

病史：患者 10 个月前无明显诱因出现心慌，未予重视。2021 年 7 月 21 日单位体检查动态心电图示窦性心律不齐、阵发性心房扑动、Ⅰ度房室传导阻滞、Ⅱ度Ⅱ型房室传导阻滞、偶发室性期前收缩、阵发室性心动过速、频发室上性期前收缩、早期复极综合征。未予重视。后心慌症状间断出现，2021 年 9 月 14 日于北京某三甲医院就诊复查动态心电图检查示总心搏数 108825 次 /24

小时，最快心率187次/分，最慢心率50次/分，平均心率79次/分，阵发性房颤129阵（8766次），总时长1小时22分钟，最长房颤3分钟，最快房颤161次/分，房性期前收缩12308次，二联律511阵，三联律441阵。后规律口服普罗帕酮、酒石酸美托洛尔治疗，心慌仍间断出现，服药后症状缓解。现为求进一步诊治于我院就诊。来诊症见：间断心慌，心悸，日发作3～5次，持续时间小于5分钟，伴手抖，与体位改变及经期前后有关。偶有胸闷胸痛，口干，心烦易怒，纳差，入睡困难，二便调。舌红暗胖大，苔中黄稍腻，脉弦滑代。既往低血压数年，血压90/60mmHg，否认冠心病、糖尿病病史。辅助检查：动态心电图示窦性心律，总心搏数119635次/24小时，阵发性房颤，最长复律间期（0.84s），室性期前收缩，房性期前收缩，阵发性房性心动过速，超声心动图（–）、甲状腺B超（–）、甲状腺功能（–）（2021年12月15日）。

西医诊断：①心律失常，阵发性房颤；②低血压状态。

中医诊断：心悸。

辨证：痰瘀痹阻，阴虚风动。

治法：化痰息风，活血安神。

处方：半夏白术天麻汤加减。

药用：法半夏9g，炒白术12g，天麻12g，甘松12g，僵蚕12g，蝉蜕12g，茯苓15g，泽泻12g，珍珠母15g（先煎），丹参15g，郁金12g，炒酸枣仁30g。7剂，水煎服，日1剂，早晚分服。

二诊（2021年12月26日）：患者诉仍心慌胸闷、憋气伴乏力，爬楼梯后憋气明显，偶欲吐、恶心，生理期时上述症状明显，情绪烦躁易怒，诉服中药后有尿频症状，患者入睡困难，食欲不振，纳少易饥，口干饮多，大便调，舌红暗，苔中黄，脉弦细。患者痰湿症状较前减轻，阴虚火旺症状开始凸显，患者尿频，考虑上方泽泻淡渗利水有伤阴之弊，故去泽泻。以养阴清热息风为法，兼顾巩固健脾祛湿。

药用：炒栀子6g，淡豆豉12g，当归12g，白芍12g，柴胡10g，郁金12g，法半夏9g，炒白术12g，僵蚕12g，蝉蜕12g，延胡索12g，炒酸枣仁30g。继服14剂。

三诊（2022年1月9日）：患者诉心慌胸闷较前减轻，偶有爬楼梯后憋气、胸闷心慌伴恶心欲吐，稍头晕，午睡后偏头痛，尿频减轻。近1周口干明显，饮多不解渴，口周溃疡，左胸部偶闷痛，近半年易做噩梦，食欲不振，大便调，舌红胖大，边有齿痕，苔中黄，脉弦滑。结合舌脉，患者仍有中焦痰湿，其食欲不振、头晕、口干乃是中焦痰湿、清阳不升所致，故前方去郁金、延胡索，加天麻 12g 平肝止眩，茯苓 30g，砂仁 6g（后下）健脾化湿、醒脾开胃安神。继服 14 剂。

按语：此患者为青年女性，近 1 年来间断心慌不适，3 个月前诊断为阵发性房颤，虽规律口服普罗帕酮、酒石酸美托洛尔控制心律、稳定心率，心慌仍间断出现，无法脱离抗心律失常药物治疗。患者既往低血压数年，结合其经期前后发作频繁伴手抖、口干心烦易怒、入睡困难等症状表现，考虑患者素体阴虚，经前阴血下注冲任胞宫及经后血虚，均致阴血更虚，心体失养，心脉紊乱，发为心悸；阴津亏虚，筋脉失于濡养，心悸心搏紊乱更致脉络亏虚，故见手抖；阴虚不能制阳，阳亢于上，不入于阴，故见口干、心烦易怒且入睡困难。故患者阴虚为本，久生虚热，煎扰阴津阴血，使瘀热内生，炼液为痰，痰瘀互结痹阻气机，蕴热生风，使心悸更著。故以化痰息风、活血安神治其标，养阴息风、镇心安神治其本。故以半夏、白术、茯苓、天麻化痰息风，甘松合丹参、郁金行气活血，珍珠母、枣仁镇心安神、养阴息风，僵蚕清热解郁、活络通经、化痰散结，合蝉蜕祛风定悸止颤。

6. 阵发性房颤，冠脉肌桥，气滞血瘀、心脉痹阻案

苏某，女，62 岁。2021 年 11 月 10 日初诊。

主诉：发作性心慌伴有胸痛 1 年。

病史：患者 2020 年 11 月紧张激动后出现心慌，伴有汗出，胸前区刺痛，就诊于北京某三甲医院，甲状腺功能五项未见异常，动态心电图示频发房性期前收缩，短暂性的阵发性房性心动过速，阵发性房颤；超声心动图检查示 LA39mm、左室舒张功能减低；冠脉 CTA 示前降支中段肌桥（收缩期狭窄 60%），建议患者行射频消融手术，后因患者房颤自行转复终止，心慌症状减轻，故未予系统诊治。后患者心慌间断发作，多于情绪激动或者紧张发作，发作时胸口刺痛，痛无定处，未系统诊治，为求中医治疗遂来我科。来诊症见：心悸，喜叹息，胸肋胀满，嗳气不舒，乏力，纳差，口苦，咽干，失眠、夜寐欠佳。舌紫暗，苔薄白，舌体略胖大有齿痕，脉弦滑。既往史：高脂血症 5 年，现口服瑞舒伐他汀钙片 10mg（1 次 / 晚）。辅助检查：总胆固醇 4.68mmol/L，低密度脂蛋白 2.7mmol/L，甘油三酯 1.16mmol/L；超声心动图检

查示 LA39mm，LV45mm，左室舒张功能减低；动态心电图示频发房性期前收缩 3356 次 /24 小时，短暂性的阵发性房性心动过速 6 次 /24 小时，阵发性房颤 2 次 /24 小时（2020 年 11 月 17 日）。

西医诊断：①阵发性房颤；②冠状动脉肌桥；③高脂血症。

中医诊断：心悸。

辨证：气滞血瘀，心脉痹阻。

治法：理气安神，活血通脉。

处方：酸枣仁汤合血府逐瘀汤加减。

药用：炒酸枣仁 30g，桃仁 9g，茯苓 15g，川芎 12g，丹参 15g，红花 12g，当归 12g，熟地黄 15g，牛膝 9g，桔梗 12g，赤芍 12g，枳壳 12g，延胡索 12g，黄连 6g，柴胡 9g，琥珀粉 3g（冲服）。14 剂，水煎服，日 1 剂，早晚分服。

二诊（2021 年 11 月 24 日）：上方服用 2 周后患者心慌较前明显缓解、胸闷、胸痛缓解，睡眠明显改善，饮食可，二便调，仍自觉乏力，懒言，手脚四肢欠温，舌紫暗较前略好转，苔白，舌体略胖大有齿痕，脉细弱。四诊合参考虑证属气虚血瘀。治法：益气活血通脉。方药：芪珀生脉汤合黄芪桂枝五物汤加减。生黄芪 30g，茯苓 15g，川芎 12g，桂枝 12g，白芍 12g，麦冬 12g，五味子 12g，炒酸枣仁 30g，僵蚕 12g，蝉蜕 12g，玄参 30g，丹参 20g，甘松 12g，琥珀粉 3g（冲服），生姜 6g。14 剂，水煎服，日 1 剂，早晚分服。经此方服用 4 周后（2021 年 12 月 21 日），患者无心慌，无胸闷胸痛不适，饮食可，睡眠好，诸症缓解无不适。再次复查动态心电图示窦性心律。自觉较前精神状态明显好转，纳可，二便调。

按语：此例患者年近六旬，年老耗损精气，致使胸阳式微，心阳不振，因情绪诱因发病，肝为风木之脏，主疏泄而藏血，精神刺激情志抑郁不畅，均可使肝失疏泄，气有一息之不行，则血有一息之不行。肝气郁结，气机阻滞，则血行不畅，必然导致心血瘀阻，表现为心悸、胸痛。故早期用血府逐瘀汤、酸枣仁汤，此患者心脏冠脉肌桥位于左冠状动脉主支中段，当房颤发作时，心室率增快，导致心脏收缩期冠脉缺血发作，中医考虑肝风而致心血瘀阻，耗损心阳，持续加重时出现四肢不温，血压偏低类似西医所说早期低心排、低灌注的表现，为中医所说厥证的早期表现。阴阳不相顺接，则四末不温，而厥逆的病机，同样适用于人体所有的脉管系统疾病。从临床实践来看，冠脉肌桥在心率突然增快时所致胸痛发生如果进一步恶化，最终会因阳气衰微，不能温煦四末，导致手足厥逆、大汗淋漓等阳脱的表现，甚至可诱发恶性心律失常导致心源性猝死。故此患者后期治疗以提振心阳、益气活血为主，黄芪桂枝五物汤主之，《金匮要略方论本义》"黄芪桂枝五物汤，在风痹可治，在血痹亦可治也"。芪珀生脉为临床气阴并补、安神定悸之验方，与黄芪桂枝五物汤合用可起到扶阳益阴、定悸通脉之神效。

7. 阵发性房颤，髋关节置换术，肝郁气滞、气阴两虚案

佟某，女，81岁。2022年1月22日初诊。

主诉：间断心慌胸闷14年。

病史：患者2008年于北京某三甲医院行髋关节置换术3天后出现心慌胸闷，经心内科会诊后诊断为心房颤动，经控制心室率等治疗后好转，具体用药情况不详。后上述症状间断发作，2016年因心慌胸闷加重，于北京某三甲医院行射频消融术后好转。术后坚持口服富马酸比索洛尔片5mg（1次/日）、利伐沙班片10mg（1次/日），心慌胸闷等症状较前缓解，但仍有发作。为求进一步中西医结合治疗，来我院就诊。来诊症见：心悸、胸闷，气短乏力，活动后为甚，口干，自汗出，腰膝酸软，偶有头痛，眩晕，无一过性黑蒙。偶有胃痛，食后腹胀，偶有嗳气反酸，情绪急躁，纳可，眠差，二便调。舌红紫暗，苔薄白，脉弱涩结代。既往史：高血压病10年，口服厄贝沙坦氢氯噻嗪片150mg/12.5mg（1次/日），苯磺酸左旋氨氯地平片5mg（1次/日）；高脂血症8年，口服阿托伐他汀钙片20mg（1次/晚）；糖尿病12年，口服盐酸二甲双胍片、注射胰岛素，用量不详；2008年于北京某三甲医院行髋关节置换术，具体不详。辅助检查：超声心动图检查示LVEF55%，LV55mm，二、三尖瓣反流；心电图示房颤律，心室率82次/分。

西医诊断：①阵发性房颤；②射频消融术后。

中医诊断：心悸。

辨证：肝郁气滞，气阴两虚。

治法：疏肝解郁，益气养阴。

处方：延丹理脉汤合芪珀生脉汤加减。

药用：延胡索15g，北柴胡6g，郁金12g，炒酸枣仁30g，法半夏9g，生黄芪40g，麦冬20g，五味子12g，珍珠母30g（先煎），当归15g，僵蚕15g，蝉蜕9g，黄连6g。14剂，水煎服，日1剂，早晚分服。

二诊（2022 年 2 月 6 日）：2 周后患者复诊，心悸减轻，仍乏力，夜尿多。舌质暗淡，舌体胖大边有齿痕，舌苔薄白，脉缓结代。心电图示房颤律，RR 间期较前规整，心室率 66 次 / 分。原方改黄芪 50g，加山药 30g。继服 14 剂。

三诊（2022 年 3 月 10 日）：服药 1 个月余，患者诉近 1 周未再感心悸，乏力感消失，纳眠可，二便调。舌质淡，舌体胖大，舌苔薄白，脉缓结代。心电图示房颤律，RR 间期较规整，心室率 61 次 / 分。嘱原方继服。

按语：患者为老年女性，骨科术后继发房颤，6 年前行射频消融术治疗，术后复发。房颤病史较长，平素心悸气短乏力明显，活动后加重，舌胖大。乃因年老体弱，心气阴两虚，心不任物所致，符合房颤日久的基本中医证候：气阴两虚证。患者又因患病日久，心神不安，情绪急躁，肝气逆乱，本证兼见肝郁气逆。故以基本方芪珀生脉汤联合延丹理脉汤加减，益气养阴、疏肝理气定悸。患者服药两周后效果明显，乏力心悸症状减轻，故调整用药增加黄芪使用量，肾为根本，五脏病久则及肾，夜尿多，使用山药平补肾气。

8. 持续性房颤，肾功能不全，气阴两虚、痰瘀互结案

陶某，男，85 岁。2022 年 6 月 17 日初诊。

主诉：发作性心慌 1 年，加重 1 周。

病史：患者 1 年前无明显诱因出现间断心慌，未予重视，于北京某三甲医院住院治疗时查心电图示心房颤动，未口服抗凝药物。其后患者间断心慌未予重视，1 周前因视物模糊就诊于我院眼科，住院期间自觉心慌加重伴气短，心前区不适，现为求进一步中西医结合治疗来诊。来诊症见：间断心慌、气短，偶有胸闷，心前区不适，无胸痛，无头晕，无一过性黑蒙，乏力，视物模糊，口干口苦，纳少，眠一般，入睡困难，大便 2 日 1 行。舌暗红，苔薄白，脉弦滑。既往史：高脂血症 3 年余，现口服阿托伐他汀钙片 20mg（1 次 / 晚）；慢性肾功能不全 3 期（CKD3 期）2 年。查体示心率 78 次 / 分，心律绝对不齐，第一心音强弱不等，未闻及病理性杂音。辅助检查：生化检验示葡萄糖 6.68mmol/L，肌酐 111μmol/L，总胆固醇 4.7mmol/L，甘油三酯 3.7mmol/L；胸部 CT 示主动脉及冠状动脉硬化；心电图示心房颤动，完全性右束支传导阻滞。

西医诊断：①心律失常，持续心房颤动；②高脂血症；③慢性肾功能不全。

中医诊断：心悸。

辨证：气阴两虚，痰瘀互结。

治法：益气养阴，化痰通脉。

处方：芪珀生脉汤合化痰活血方。

药用：生黄芪 30g，党参 12g，玄参 15g，鸡血藤 15g，麦冬 12g，百合 12g，生地黄 12g，三七粉 3g（冲服），丹参 15g，浙贝母 12g，法半夏 9g，瓜蒌 15g，延胡索 12g，琥珀粉 3g（冲服），红花 12g，降香 6g。14 剂，水煎服，日 1 剂，早晚分服。

二诊（2022 年 7 月 1 日）：上方服用 2 周后患者间断心慌发作明显减少，气短、胸闷、心前区不适好转，活动后乏力，视物模糊，口干口苦，纳少，仍有眠差。舌紫暗，苔白腻，脉弦滑。四诊合参考虑气阴两虚为本，血瘀、痰湿互结阻滞心脉，方药：芪丹通心汤加减。生黄芪 30g，丹参 15g，炒白术 15g，茯苓 15g，地龙 12g，甘松 12g，僵蚕 12g，蝉蜕 12g，虎杖 12g，当归 15g，茯苓 30g，法半夏 9g，苍术 15g，生薏苡仁 30g，葛根 15g，伸筋草 12g。14 剂，水煎服，日 1 剂，早晚分服。

三诊（2022 年 7 月 15 日）：经此方服用 2 周后，患者心慌好转，继服 2 周后睡眠好转，乏力气短好转。日常活动无心慌、胸闷发作。

按语：患者为老年男性，年老体虚，气血亏虚，精血不足，气血推动无力，肝肾不足，气阴亏虚，心脉不得濡养，故见心慌；气虚推动血行乏力，久而成瘀，痰瘀互结阻于心脉，故见胸闷；肝血不足，血不藏神，故夜寐欠安。病机要点为气阴两虚、痰瘀互结于心络，发为心悸不止，治疗当先以芪珀生脉汤为主，方中君药黄芪功善补气，党参兼能补血生津，百合、生地黄、玄参滋阴益气养津止渴，配伍使心气速补，且润而不燥。固本而祛邪，琥珀粉祛心风定心悸，风息则心神安宁，《名医别录》载其“主安五脏，定魂魄”。祛瘀用丹参、三七、红花配伍可化瘀止血、活血定痛，止血不留瘀，化瘀不伤正。瘀久化热，痰热郁结，佐以瓜蒌、半夏、浙贝母三药配伍清热化痰、宽胸散结。复诊结合舌脉四诊，患者痰湿已化将尽，但血瘀仍存，气虚血脉运行迟滞，予以芪丹通心汤，方中取黄芪葛根汤之意，黄芪具有补元气而升清阳、补益心脾之功效；葛根具有升清阳、生津降糖、通心脉功效。两药配伍，黄芪补气升阳，葛根升清活血，二者相辅相成，可加强益气升清、通心脉止眩之功效。佐以茯苓、白术健脾益气，生薏苡仁、苍术祛湿化浊；僵蚕、蝉蜕祛散心风化痰热，地龙既能清热息风，又性走窜，搜风刮络，三者相须为用，使热去风息络通，心神自安，心风自止，心神乃安。

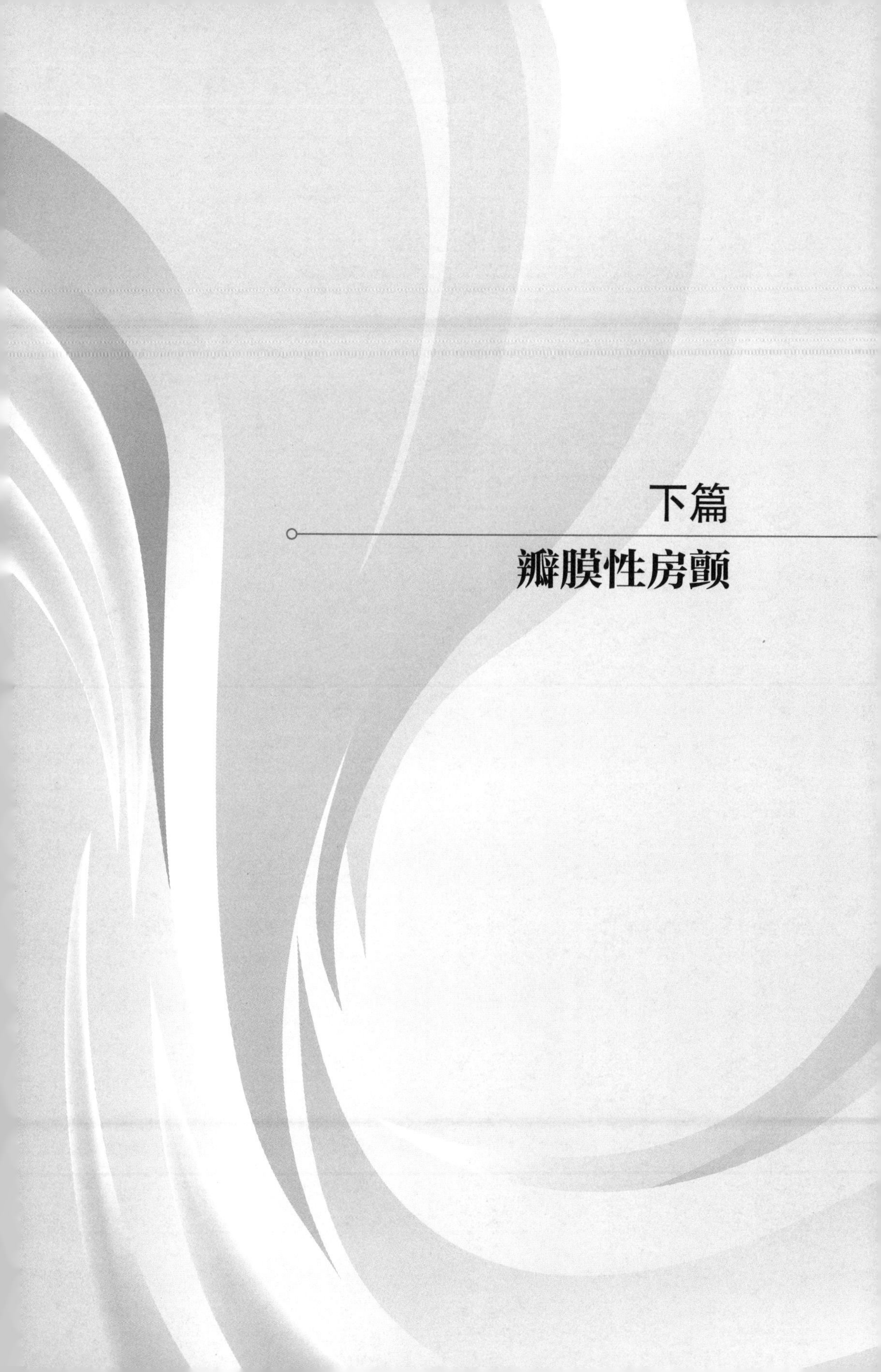

下篇

瓣膜性房颤

心脏瓣膜病房颤

1. 持续性房颤，主动脉瓣关闭不全，心气不足、痰瘀互阻案

江某，男，67岁。2018年3月3日初诊。

主诉：阵发心慌3个月，加重伴头晕6天。

病史：患者于3个月前因劳累后阵发心悸，气短，胸闷，就诊于当地医院，心电图示异位心律，房颤，偶发室性期前收缩，ST–T改变，诊断为心律失常、房颤、偶发室性期前收缩。经多家医院药物治疗，房颤控制不佳仍时有发生。此前因情绪变化致心悸，气短，胸闷再次发作，并伴眩晕、头痛。遂来我院就诊。来诊症见：阵发心悸，胸闷，气短，眩晕，头胀痛，两胁胀痛，纳差，大便干燥，口干，干咳，反酸，呃逆，小便调。舌淡暗胖大，舌面瘀斑，苔白腻，脉弦滑代促。既往史：主动脉瓣关闭不全28年。查体示血压132/66mmHg，双肺（–），心率125次/分，心律绝对不齐，心音强弱不等，主动脉瓣第1、2听诊区可闻及舒张期杂音，肝脾不大，双下肢水肿（+），甲状腺听诊（–）。辅助检查：心电图示房颤，偶发室性期前收缩，ST–T改变；动态心电图示房颤，偶发室性期前收缩，Ⅱ度房室传导阻滞，ST–T改变；超声心动图检查示LA37mm，LV63mm，LVEF51%，FS30%，RA26mm，RV21mm，左房左室大，右房右室内径正常，室间隔及左室后壁厚度与运动幅度无异常，主动脉瓣三叶瓣缘回声稍增强；彩色多普勒超声示主动脉瓣中度反流，余瓣膜无异常；血同型半胱氨酸18.2mmol/L。

西医诊断：①心律失常，心房颤动，偶发室性期前收缩，Ⅱ度房室传导阻滞；②主动脉瓣关闭不全（轻度）；③高同型半胱氨酸血症。

中医诊断：心悸。

辨证：心气不足，痰瘀互阻。

治法：补气活血，化痰定悸。

处方：生黄芪30g，法半夏9g，炒白术12g，党参12g，甘松12g，僵蚕12g，蝉蜕12g，丹参15g，旋覆花12g，代赭石30g（先煎），茯苓30g，天麻

12g，厚朴 12g。7 剂，水煎服，日 1 剂，早晚分服。

二诊（2018 年 3 月 11 日）：患者服上药后大便干燥、纳差、两胁胀痛症状消失，心悸、胸闷、气短、眩晕、头痛、口干、干咳、反酸、呃逆较前减轻，小便调。舌淡暗胖大，舌面瘀点，苔白腻，脉弦滑代。查体示血压 136/64mmHg，双肺（–），心率 92 次 / 分，律不齐，期前收缩 3 ～ 4 次 / 分，P2>A2，主动脉瓣第 1、2 听诊区可闻及舒张期杂音，肝脾不大，双下肢水肿（–）。上方去厚朴，加蔓荆子 15g，玄参 15g。继服 7 剂。

三诊（2018 年 3 月 18 日）：患者服上药后胸闷、心悸、头痛症状消失，气短、眩晕、口干、干咳、反酸、呃逆较前减轻，二便调，纳可。舌淡暗胖大，舌面瘀点，苔白腻，脉弦滑代。查体示血压 128/60mmHg，双肺（–），心率 88 次 / 分，律齐，P2>A2，主动脉瓣第 1、2 听诊区可闻及舒张期杂音，双下肢水肿（–）。上方去蔓荆子、蝉蜕、党参，加桑白皮 15g，苍术 15g。继服 7 剂。

四诊（2018 年 3 月 26 日）：患者服上药后口干、干咳、反酸、呃逆症状消失，气短、眩晕较前减轻，二便调，纳眠可。舌淡暗胖大，舌面瘀点，苔薄白，脉弦滑。查体示血压 122/60mmHg，双肺（–），心率 84 次 / 分，律齐，P2>A2，主动脉瓣第 1、2 听诊区可闻及舒张期杂音，动态心电图检查示窦性心律，偶发室性期前收缩，ST–T 改变。上方去玄参，加天麻 12g。继服 7 剂。

患者随后上方加减变化继服 28 剂，临床症状平稳，房颤随访 6 个月未发作。

按语：主动脉瓣关闭不全临床多继发于风湿性心脏病、感染性心内膜炎等疾病，造成心脏舒张期血流自主动脉流入左心室，左心室舒张末压升高。长期慢性病变导致左室发生代偿扩大肥厚。患者长期慢性主动脉瓣病变，射血分数下降，伴心房轻度增大，导致房颤发生。中医认为慢性主动脉瓣功能不全属于局部心气不足或痰浊痹阻、瓣膜无力所致，长期关闭不全又会进一步导致瘀血的形成。本案患者有气短、纳差等气虚表现，又有呃逆、苔腻等痰阻之象，属气虚与痰阻并见。治疗当兼顾虚实，故用参、芪、苓、术健脾益气，气壮则胃自开；又以旋覆代赭汤加减降气化痰，气和而食自化；气血生化有源，生意盎然，方可据润燥加减，息风定悸。本案虽为心病，治疗重视胃气，持中央而运四旁，故收效于帷幄。

2. 阵发性房颤，射频消融术后，主动脉瓣置换术后，肝郁化火案

张某，男，58岁。2022年5月24日初诊。

主诉：心慌8年余。

病史：患者8年前无明显诱因出现心悸，于当地医院就诊，诊断为房颤。行射频消融术，术后恢复尚可。2018年感冒后发热，伴心悸气短，2019年就诊于北京某三甲医院诊断为主动脉瓣赘生物、葡球菌血症、感染性心内膜炎、房颤。予对症治疗，并行主动脉瓣置换术、冠脉搭桥术，术后服用华法林等对症治疗。2019年睡眠中突发头晕耳鸣，于我院行针灸治疗，未见明显好转，后心悸频繁发作来诊。来诊症见：头晕，耳鸣，心悸，胸闷憋气，烦躁，乏力汗出，入睡困难，纳可，小便可，大便干。舌暗红，苔中黄，脉弦滑细促。既往史：高血压20余年，最高达180/100mmHg，现口服酒石酸美托洛尔片12.5mg（2次/日）、硝苯地平控释片30mg（1次/日），血压控制在130/80mmHg左右；脑梗死病史5年；2型糖尿病4年，现口服盐酸二甲双胍片0.5g（3次/日）、阿卡波糖片50mg（3次/日）控制血糖，未规律监测。

西医诊断：①阵发性房颤，射频消融术后；②心脏瓣膜病，主动脉瓣置换术后；③冠心病，冠状动脉搭桥术后；④高血压3级（很高危）；⑤2型糖尿病；⑥陈旧脑梗死。

中医诊断：心悸。

辨证：肝郁化火。

治法：疏肝降火。

处方：炒栀子6g，淡豆豉12g，白芍15g，珍珠母30g（先煎），地骨皮30g，当归12g，炒白术12g，炒酸枣仁30g，柴胡10g，天麻12g，延胡索12g，茯苓30g，蝉蜕12g。14剂，水煎服，日1剂，早晚分服。

二诊（2022年6月7日）：患者诉头晕、耳鸣、心悸、烦躁等症明显好转，仍有胸闷憋气，睡眠稍改善，梦多，睡眠深度不足。舌暗红，苔薄黄，脉弦滑细数。上方加青蒿10g，黄芩12g。继服14剂。

三诊（2022年6月21日）：诸症明显减轻，仍胸闷憋气，偶有心悸。依上方调治月余，心慌明显好转。后继续围绕冠脉巩固治疗3个月。

按语：本案房颤与心脏瓣膜病、感染性心内膜炎及相关手术如瓣膜置换、冠脉搭桥等有关。多种疾病错杂，气机逆乱，阻于胸中，《素问·六微旨大论》

云“出入废则神机化灭，升降息则气立孤危”。故见头晕、耳鸣、心悸、胸闷憋气等，结合烦躁、汗出、眠差、舌黄等，当知气郁化火，热极生风致悸，急当散而泻之。患者心悸伴见烦躁，“反复颠倒、心中懊侬，栀子豉汤主之”。取山栀子、淡豆豉清透宣散，合地骨皮透解虚热。导气调滞莫不离肝脾，用白芍、当归、枣仁、柴胡、茯苓等，仿逍遥散意。另予天麻、珍珠母镇摄肝阳，延胡索、蝉蜕透解内风。二诊仍见热象，时值夏日，脉弦而细，当清少阳，用青蒿、黄芩。故能定其血气，各守其乡。

3. 持续性房颤，联合瓣膜病，二尖瓣狭窄伴关闭不全，三尖瓣、主动脉瓣关闭不全，气阴两虚、心脉瘀阻案

李某，女，79岁。2021年12月25日初诊。

主诉：间断心慌胸闷3年。

病史：患者2018年无明显诱因出现心慌胸闷，伴晕厥，于北京某三甲医院急诊住院治疗，诊断为心脏瓣膜病，二尖瓣狭窄伴关闭不全，主动脉瓣狭窄伴关闭不全；心律失常，心房颤动；心功能Ⅱ级（NYHA分级），予控制心室率治疗后好转出院。出院后口服酒石酸美托洛尔片等治疗，具体用药不详。后心慌间断发作，伴有剑突下憋闷明显。多次于北京某三甲医院住院治疗。2019年8月因心慌症状加重，于北京某三甲医院就诊，超声心动图检查示左房增大，二尖瓣狭窄（轻度）伴反流（轻－中度）；瓣口面积约2.42cm^2；主动脉瓣反流（轻－中度）；三尖瓣反流（中度），肺动脉收缩压38mmHg，LVEF70%。建议换瓣治疗，但考虑患者年龄、身体状况予以保守治疗。现口服华法林钠片3mg（1次/晚）、酒石酸美托洛尔片12.5mg（2次/日）、地高辛片0.125mg（1次/日）、托拉塞米、螺内酯治疗。为求进一步中西医结合治疗，来我院就诊。来诊症见：心慌，剑突下憋闷明显，气短乏力，活动后为甚，畏寒怕冷，头晕，无一过性黑蒙。纳差，小便调，大便干结，五六日一行。舌质暗淡，舌体胖大边有齿痕，舌苔薄白；脉缓结代。既往史：高脂血症3年、高同型半胱氨酸血症3年，均未服用药物治疗。否认高血压病史，糖尿病病史，脑血管病史。

西医诊断：①持续性房颤；②瓣膜性心脏病，二尖瓣狭窄伴关闭不全，主动脉瓣关闭不全，三尖瓣关闭不全；③心功能Ⅱ级。

中医诊断：心悸。

辨证：气阴两虚、心脉瘀阻。

治法：益气养阴，通脉定悸。

处方：芪珀生脉汤合升陷通瘀汤加减。

药用：生黄芪30g，北沙参12g，麦冬12g，五味子12g，炒酸枣仁20g，僵蚕12g，蝉蜕12g，玄参30g，丹参20g，琥珀粉4g（冲服），甘松15g，三七粉3g（冲服）。14剂，水煎服，日1剂，早晚分服。

二诊（2023年1月9日）：2周后患者复诊，心悸明显减轻，乏力感明显好转，畏寒较前略有好转，睡眠情况明显好转，大便仍偏干。舌质暗淡，舌体胖大边有齿痕，舌苔薄白；脉缓结代。心电图：房颤律，RR间期较规整，心室率64次/分。原方去北沙参，加火麻仁15g，人参10g，桂枝12g。继服14剂。

三诊（2023年1月25日）：服药2周后，患者诉较前比未再感心慌，乏力感消失，畏寒明显好转，睡眠明显改善，大便正常。舌质淡，舌体胖大，舌苔薄白；脉缓结代。心电图：房颤律，RR间期较规整，心室率66次/分。

按语：患者老年女性，为瓣膜性房颤典型病例，具有代表性。患者由于二、三尖瓣关闭不全引起左右心房扩大，心房发生组织重构及电学重构，引起房颤的发生。该类型房颤中医病机上体现出典型的心阴、心气亏虚，气虚血瘀的特点，导致心主血脉的生理功能不能正常进行，心神失养，则出现房颤的发作。气阴两虚是房颤的主要病机，但房颤的证候变化十分复杂。从临床患者的表现来看，单纯表现为气阴两虚的不十分多见，多数以虚中有实，虚实夹杂并见。气阴两虚可导致多种病理变化，主要体现在两方面：一方面影响心脏的功能活动，体现于气血的运行；另一方面，体现于对其他脏腑功能活动的影响。由于心气不足，气血运行不畅，痰浊、血瘀、水湿、气滞等病邪的形成是本病的一大特点。治疗上当虚实兼顾，并根据不同时期虚实偏重不同随症用药。

4. 持续性房颤，二尖瓣、主动脉瓣关闭不全，气阴两虚、瘀血阻络案

安某，女，74岁。2021年6月21日初诊。

主诉：间断喘憋、心慌3个月。

病史：患者3个月前上楼时出现喘憋、心慌，平地行走100m亦可发作，就诊于当地医院，查心电图示心房颤动。超声心动图检查示LVEF50%，LA45mm，LV46mm，RA40mm，二尖瓣重度反流，三尖瓣、主动脉瓣、肺

动脉瓣反流（轻度）。诊断为心力衰竭，心房颤动。予口服酒石酸美托洛尔片12.5mg（2次/日）及中成药治疗，未见明显缓解。2022年6月16日就诊于北京某三甲医院，查心电图示心房颤动，超声心动图检查示LVEF45%，LA82mm×54mm，LV59mm，RA72mm×41mm，二尖瓣大量反流，主动脉瓣中大量反流，肺动脉轻度高压，心包少量积液，左心功能减低。诊断为心力衰竭、心房颤动。加予口服阿替洛尔片、利伐沙班片、托拉塞米片，患者现为求中西医结合治疗就诊于我科。来诊症见：间断喘憋、心慌，动辄发作，休息后可缓解。偶有胸痛，纳眠一般，夜间可侧卧，双下肢不肿。舌暗红，苔白，脉弦细。既往史：心脏瓣膜病史10年，未系统诊治。辅助检查：血气分析示氧分压77.5mmHg，二氧化碳的总浓度21.7mmol/L，pH值7.476；心梗六项示肌钙蛋白Ⅰ0.075μg/L；生化检验示白蛋白37.7g/L，钾3.30mmol/L，尿酸438μmol/L，乳酸2.35mmol/L。

西医诊断：①心脏瓣膜病，二尖瓣、主动脉瓣关闭不全；②心律失常，持续性房颤；③心功能Ⅲ级（NYHA分级）；④高血压1级。

中医诊断：心悸。

辨证：气阴两虚，血瘀阻络。

治法：益气养阴，活血通脉。

处方：炙甘草汤合血府逐瘀汤加减。

药用：炙甘草30g，党参12g，当归18g，大枣15g，桂枝9g，熟地黄30g，阿胶珠12g（烊化），麦冬12g，北柴胡9g，火麻仁12g，桃仁12g，红花12g，生姜6g，丹参15g，赤芍12g，穿山龙12g。14剂，水煎服，日1剂，早晚分服。

二诊（2022年7月5日）：上方服用2周后患者心慌较前明显缓解，胸痛消失，活动后仍有气短，休息后可缓解，夜寐仍欠佳，饮食可，二便调。舌淡苔白，舌体胖大有齿痕迹，脉弱滑，考虑心气不足、心阳不振证。治以益气养阴、升阳通脉为法，方药：升陷汤加减。药用：黄芪30g，升麻9g，柴胡9g，玄参15g，茯苓15g，葛根15g，生白术12g，丹参20g，党参15g，熟地黄30g，甘松12g，炒白芍12g，生龙骨、生牡蛎各30g（先煎），酸枣仁30g，合欢皮12g。继服14剂。

三诊（2022年7月19日）：经此方服用2周后，患者心慌、喘憋明显缓解，继服2周后睡眠好转，乏力气短好转，夜间可平卧。

按语：患者气阴不足，气为阴所化，阴为气所生，气虚日久阴血必亏，阴虚不愈，久必及气，而成气阴两虚之证，气虚无以运血，阴虚络脉不利，久则血行不畅，血瘀阻滞，心脉痹阻则发为喘病，症状可见喘憋、心慌。瘀血阻络则生痛，故见间断胸痛。治疗先以炙甘草汤合血府逐瘀汤合用，《伤寒论》182条："脉结代，心动悸，炙甘草汤主之。"该方具有滋阴养血补气温阳、宁心复脉之功效。血瘀于脉中，气机阻滞，清阳郁遏不升，而胸痛、心慌；舌暗红，脉弦细均为瘀血之象，瘀久化热，瘀热扰心，则心悸怔忡，失眠多梦。血府逐瘀汤既能升达清阳，又可降泄下行，逐瘀滞，使气血和调。二诊后患者气短为甚，脉象弱滑，动则为甚，考虑大气下陷，心应悬于大气之中，大气既陷，而心无所附，故而心神不宁。升陷汤以黄芪为主药，既善补气又善升气，与胸中大气有同气相求之义，佐以知母凉润者济之，柴胡为少阳之药，引气自左上升，升麻为阳明之药，引气自右上升，桔梗为药之舟楫，载诸药之力上达胸中。故而大气渐满，气短自平，心神乃安。

5. 持续性房颤，三尖瓣关闭不全，气阴两虚、痰瘀互结证

石某，男，61岁。2022年5月9日初诊。

主诉：间断胸闷、心慌4年，加重1周。

病史：患者4年前于我院骨科住院时发作胸闷、心慌，查心电图示心房颤动、心房扑动，患者未予重视，未系统诊治。1周前患者劳作时再次出现胸闷、心慌较前加重，容易受惊吓，自觉害怕容易受外界干扰，安静休息3～5分钟后，症状稍缓解，随后就诊于我科门诊，查心电图示心房颤动；超声心动图检查示右心及左房增大，二尖瓣反流（轻－中度），三尖瓣反流（重度）；血常规、生化检验均未见异常，现患者自觉症状未见明显缓解，为求进一步系统诊治就诊。来诊症见：胸闷、心慌，偶有喘憋，劳作后加重，无胸痛及肩背放射痛，无头晕头痛，无一过性黑蒙，乏力，无咳嗽咳痰，偶有反酸烧心，纳可，眠差易醒，小便调，大便日1行，成形。舌淡暗，苔白腻，脉弦。查体示第一心音强弱不等，心率82次/分，心律绝对不齐，可及二尖瓣、三尖瓣听诊区可闻及收缩期3/6级吹风样杂音。辅助检查：胸CT示心脏饱满。超声心动图检查示右心及左房增大，二尖瓣反流（轻－中度），三尖瓣反流（重度）（2022年4月29日）；腹部超声示肝淤血、胆囊壁粗糙增厚；凝血七项示D－二聚体定量0.38mg/FEU；生化检验示肌酐54μmol/L，葡萄糖5.12mmol/L，钾3.93mmol/L；

心电图示心房颤动，心室率 61 次 / 分。

西医诊断：①心律失常，心房颤动，心房扑动；②心脏瓣膜病，非风湿性二尖瓣、三尖瓣关闭不全；③高血压 1 级（高危）。

中医诊断：心悸。

辨证：心胆气虚，痰瘀互结。

治法：益气养阴，化痰通络。

处方：参英定悸汤和礞石通脉汤加减。

药用：党参 15g，炒白术 15g，浮小麦 15g，延胡索 12g，茯苓 15g，丹参 15g，炒酸枣仁 30g，鸡血藤 15g，当归 9g，炙甘草 6g，紫石英 15g（先煎），制没药 10g，僵蚕 12g，三七粉 3g（冲服），青礞石 15g（先煎），生牡蛎 30g（先煎），法半夏 9g。14 剂，水煎服，日 1 剂，早晚分服。

二诊（2022 年 5 月 23 日）：上方服用 1 周后患者胸闷、心慌较前改善，喘憋好转，劳作后加重，无胸痛及肩背放射痛，无头晕头痛，乏力，偶有反酸烧心，纳可，眠差易醒，小便调，大便日 1 行，成形。舌淡暗，苔白腻，脉弦滑。证属气阴两虚，痰瘀互结。治以益气养阴、化痰活血为法。方药：芪珀生脉汤合化痰活血方。药用：生黄芪 30g，党参 12g，玄参 15g，炒酸枣仁 30g，麦冬 12g，百合 12g，生地黄 12g，三七粉 3g（冲服），丹参 15g，浙贝母 12g，法半夏 9g，瓜蒌 15g，延胡索 12g，琥珀粉 3g（冲服），僵蚕 12g，蝉蜕 12g。继服 14 剂。

三诊（2022 年 6 月 7 日）：经此方服用 2 周后，患者无胸闷、心慌明显不适，纳可，继服 2 周后睡眠好转，乏力好转。无头晕。可连续徒步行走 5000m。

按语：心主神志，胆主决断，心对人体精神活动起主宰作用，而胆主决断，某些精神活动又取决于胆。二者在神志上相辅相成，相互为用。先天不足、后天虚损、饮食不节、七情损伤均可损伤心胆之气，导致心虚胆怯的形成。《济生方》言："惊悸者，心虚胆怯之所致也。"西医学认为胆怯实际是迷走神经张力不足所导致，而迷走神经张力不足与房颤发生关系密切。因此房颤心胆气虚证的重点是调节神经支配的不协调。故以参英定悸汤先补益心胆之气，该方以党参为君，酸枣仁可养心补肝、宁心安神、敛汗、生津。浮小麦能除虚热、止汗。"汗为心之液"，汗出过多，则气随液脱，出现心气不足，故敛汗则能补心气、敛心阴。酸枣仁、浮小麦共为臣药。紫石英其为心经要药，能镇心安神，《名医别录》云其“补心气不足，定惊悸，安魂魄”，既辅佐党参以补气，又可辅佐枣仁以安神镇心。复诊考虑年老气阴不足，津液与血液运行迟缓，津液凝聚为痰，痰浊停滞于心脉，痹阻脉络，津血同源而导致痰瘀互结；另外心与脾胃有脉络相通，二者互相影响。过食肥甘冷饮，嗜好烟酒，脾虚不运，酿生痰浊，肾主水，水泛则为痰。湿浊阻于胸中，留于心脉，痰瘀互结，心脉瘀阻而成病。故“痰之化无不在脾，而痰之本无不在肾”。故以芪珀生脉汤合化痰活血方益气养阴化痰活血。

6. 持续性房颤，主动脉瓣重度关闭不全，心气不足、痰瘀互结案

李某，男，72岁。2014年6月11日初诊。

主诉：阵发心悸2个月，加重1周。

病史：患者2个月前突发阵发心悸，胸闷，气短，就诊于当地医院查心电图示房颤，频发室性期前收缩，诊断为心律失常，房颤，频发室性期前收缩，经多家医院予药物治疗（具体不详），症状未见明显缓解。1周前上述症状再发，并较前加重，伴眩晕，咳嗽，咳痰，双下肢水肿，遂来我院就诊。来诊症见：阵发心悸，气短，神疲乏力，气喘，胸闷，动则加重，咳嗽，咳痰，痰白清稀，痰量较多，脘痞，腹胀，纳差，失眠多梦，小便量少，大便困难。舌淡暗胖大，边有齿痕，有瘀点，苔白腻，脉弦滑结代。既往老年退行性心脏瓣膜病，主动脉瓣关闭不全；前列腺恶行肿瘤切除术后，化疗中。查体示血压158/56mmHg，双肺呼吸音清，两肺底可闻及散在细小湿啰音，无干啰音，心率119次/分，心律绝对不齐，第一心音强弱不等，心尖区可闻及舒张期杂音，主动脉瓣第1、2听诊区可闻及舒张期杂音，肝脾不大，双下肢水肿（++）。辅助检查：动态心电图检查示房颤，频发室性期前收缩，阵发性室上性心动过速，Ⅱ度房室传导阻滞；超声心动图检查示LA42mm，LV63mm，RA24mm，RV23mm，LVEF61%，FS23%，左房左室大，房室间隔及右房室内径正常，二尖瓣后叶舒张期开放受限，主动脉瓣舒张期反流信号（中量），肺动脉收缩压52mmHg；生化检验示甘油三酯3.66mmol/L，低密度脂蛋白4.06mmol/L；N端B型脑钠肽前体1892pg/mL；血常规（–）；甲状腺功能（–）。

西医诊断：①心律失常，持续心房颤动，频发室性期前收缩，阵发性室上性心动过速，Ⅱ度房室传导阻滞；②退行性心脏瓣膜病，主动脉瓣关闭不全

（重度），二尖瓣狭窄（轻度）；③心功能Ⅱ级（NYHA 分级）；④高脂血症。

中医诊断：心悸。

辨证：心气不足，痰瘀互阻。

治法：益气活血，化痰定悸。

处方：芪丹通心汤合泻肺利水方加减。

药用：生黄芪 30g，丹参 15g，桑白皮 30g，藤梨根 15g，蜂房 6g，茯苓 30g，苍术 15g，葶苈子 15g，郁金 12g，莪术 12g，浙贝母 12g，甘松 12g，僵蚕 12g，莱菔子 15g。7 剂，水煎服，日 1 剂，早晚分服。

二诊（2014 年 6 月 18 日）：患者服上药后，气喘，大便困难，小便量少症状明显缓解，心悸，气短，胸闷，咳嗽，咳痰，痰白清稀，脘痞，腹胀，纳差，神疲乏力，失眠多梦，较前减轻。舌淡暗胖大，边有齿痕，舌面瘀点，苔白腻，脉弦滑代。查体示血压 154/54mmHg，双肺（–），心率 94 次 / 分，心律不齐，期前收缩 1 ～ 2 次 / 分，心尖区可闻及舒张期杂音，主动脉瓣第 1、2 听诊区可闻及舒张期杂音，肝脾不大，双下肢水肿（–）。上方去葶苈子，加鸡内金 12g，法半夏 9g。继服 7 剂。

三诊（2014 年 6 月 26 日）：患者服上药后，腹胀，纳差，脘痞，胸闷症状消失。咳嗽，心悸，气短，失眠，多梦较前减轻，咳白痰量少，二便调。舌淡暗稍胖大，边有齿痕，舌面瘀点，苔薄白，脉弦滑。查体示血压 150/52mmHg，双肺（–），心率 86 次 / 分，律齐，心尖区可闻及舒张期杂音，主动脉瓣第 1、2 听诊区可闻及舒张期杂音，双下肢水肿（–）。上方去莱菔子、僵蚕，加鸡血藤 15g，地龙 12g。继服 7 剂。

按语：本案患者年老发病，既往并无风湿性心脏病和病毒性心肌炎病史，故其病机以心气不足为本，病之初主要为虚实夹杂，治疗多以扶正祛邪为治则，治以补气化痰、活血泻肺为法。黄芪、茯苓补益心脾之气，补虚培元；丹参为调心血之要药，与郁金、莪术合用，可加强活血化瘀之效；桑白皮、葶苈子破水泻肺，苍术燥湿化痰，莱菔子理气化痰，浙贝母散结化痰，僵蚕通络化痰，甘松醒脾祛湿，兼有定悸之功；藤梨根解毒活血，露蜂房攻毒祛风，诸药合用，可使心气顺接，心脉通畅。全方补泻同筹，使扶正而不恋邪，祛邪而不伤正。余药随症加减，即奏桴鼓之效。

7. 永久性房颤，三尖瓣重度关闭不全，大气下陷、水湿内停案

李某，女，77岁。2021年12月6日初诊。

主诉：胸闷喘憋反复发作7年余，伴双下肢水肿1周。

病史：患者自述2014年出现胸闷喘憋，伴双下肢水肿，当地医院查超声心动图检查示LA57mm，LV52mm，RA47mm，RV59mm，LVEF43%，肺动脉压35mmHg。结果示室间隔运动减低，全心增大，主肺动脉及左右肺动脉增宽，主动脉瓣退变并轻度反流，二尖瓣中度反流，三尖瓣重度反流，肺动脉轻度高压，左室收缩功能减低。2019年因胸闷喘憋反复发作于我院行动态心电图检查示总心搏数106178次/22小时，最快心率105次/分，最慢心率57次/分，平均心率76次/分，室性心搏总数79次/22小时，室上性心搏总数0次/22小时，结论示心房颤动，室性期前收缩，心率变异性分析SDNN＜50ms。1周前劳累后出现胸闷憋气加重，伴有双下肢水肿，为求进一步治疗来我院就诊。来诊症见：胸闷喘憋伴有双下肢水肿，夜间基本可平卧，活动后喘促甚，行走50～60m即需休息一次，乏力，偶因受寒后一过性心前区疼痛，喝热水或热敷心前区后可缓解，偶心悸，头晕伴天旋地转感，头部位置改变后加重，恶心呕吐，晨起咳嗽、咳少量白色黏痰，食后脘胀，无反酸烧心，无发热、咳血、盗汗，纳可，眠可，小便可（需利尿药辅助），大便日一次（需药物辅助排便）。舌暗淡，苔白腻，脉沉细。既往史：高血压病史17年余，最高达到160/90mmHg，现规律口服富马酸比索洛尔片1.25mg（1次/日）控制血压，血压控制在130～140/80～90mmHg；2型糖尿病病史9年，既往规律口服盐酸二甲双胍片0.5g（2次/日），格列齐特缓释片30mg（1次/日），血糖控制尚可，后自行停用降糖药，未规律监测血糖；高脂血症病史多年，未规律服药。辅助检查：总胆固醇3.27mmol/L，低密度脂蛋白1.75mmol/L，甘油三酯0.62mmol/L。

西医诊断：①心律失常，持续性房颤；②全心增大，三尖瓣重度反流。

中医诊断：心悸。

辨证：大气下陷，水瘀互结。

治法：补气升陷，活血利水。

处方：升陷汤合当归芍药散加减。

药用：生黄芪30g，蜜桑白皮30g，葶苈子15g，桔梗6g，当归10g，茯

苓15g，川芎9g，地骨皮15g，泽泻9g，麸炒枳实9g，炒僵蚕9g，蝉蜕6g，柴胡10g，法半夏9g，白术30g，浙贝母15g，白芍10g，太子参15g。7剂，水煎服，日1剂，早晚分服。

二诊（2021年12月13日）：患者胸闷喘憋，双下肢水肿明显减轻，因出现鼻腔少量出血，停用利伐沙班片3天。考虑患者伴有少量出血，上方去炒僵蚕、蝉蜕，加三七粉3g（冲服），姜炭6g，黄芩炭9g止血，芦根15g，白茅根15g清热利尿。继服7剂。

三诊（2021年12月20日）：服药后诸症减轻，无自觉心慌，夜间可平卧，无头晕。患者时有盗汗，手足心热，上方去三七粉、姜炭、黄芩炭，加地骨皮15g，青蒿15g。继服14剂。

患者门诊坚持调理4个月之后，诸症消失，病情稳定。3个月后随访无心慌、盗汗等不适症状。

按语：三尖瓣关闭不全合并房颤，多以本虚为主，本虚为大气下陷，标实是由于大气下陷，肺脾肾功能失调而出现的水湿内停，方以黄芪、桔梗升提大陷之气，张锡纯言谓“黄芪既善补气，又善升气，且其质轻松，中含氧气，与胸中大气有同气相求之妙用”，桑白皮、葶苈子泻肺利水，茯苓、白术健脾燥湿，泽泻入肾利水。同时桑白皮助肺金肃降，启动“龙虎升降”之大轮轴，助肝木升发，又加桔梗，可增全方升阳上行之力，诸药共奏补气升陷、活血利水之功。后因口服抗凝药物出现少量出血，以三七粉、姜炭等止血药物对症治疗，兼以芦根、地骨皮等清内热。因此，锚定治法，多管齐下能使机体恢复到一种相对平衡的良性状态，临床屡获良效。

8. 持续性房颤，二尖瓣主动脉瓣中度关闭不全，痰瘀互结、痹阻心脉案

席某，男，59岁。2022年4月12日初诊。

主诉：阵发心慌2年，加重2周。

病史：患者2年前无明显诱因出现阵发心慌，伴头晕、乏力，足底踩棉花感，就诊于北京某三甲医院，完善相关检查后诊断为心脏瓣膜病、持续性心房颤动。予口服沙库巴曲缬沙坦钠片25mg（2次/日）、富马酸比索洛尔片5mg（1次/日）、达比加群酯胶囊110mg（2次/日）、托拉塞米片5mg（1次/日）、稳心颗粒5g（3次/日）治疗后心慌缓解。患者2周前无明显诱因出现心慌加重，伴胸闷、头晕，无胸痛、黑蒙。为求进一步治疗来诊。来诊症见：阵发心

慌，伴胸闷、头晕，无胸痛、黑蒙。纳可，眠一般，多梦，小便调，大便不成形。舌暗红，有瘀斑，舌底络脉迂曲，苔白腻，脉细结代。既往史：高尿酸血症、高脂血症、睡眠呼吸暂停低通气综合征病史 5 年，颈动脉硬化病史 2 年。辅助检查：心电图示心房颤动伴差异性传导；T 波改变（2022 年 1 月 16 日）。超声心动图检查示双房及左室增大，二尖瓣中大量反流，三尖瓣少中量反流，主动脉瓣轻度狭窄并中量反流，主动脉窦部及升主动脉增宽（2022 年 3 月 29 日）。心脏 MRI 示双房增大并左室收缩运动减弱且不协调，主动脉瓣轻度狭窄并关闭不全（中度）（2021 年 7 月 8 日）。

西医诊断：①心脏瓣膜病，持续心房颤动；②心功能Ⅰ级（NYHA 分级）；③高血压 2 级（很高危）；④高脂血症；⑤颈动脉硬化。

中医诊断：心悸。

辨证：痰瘀互结，痹阻心脉。

治法：化痰祛瘀，活血通络。

处方：延丹理脉汤合升降散加减。

药用：丹参 15g，玄参 15g，醋延胡索 12g，甘松 12g，蜜桑白皮 30g，炒僵蚕 12g，蝉蜕 12g，茯苓 30g，太子参 12g，北沙参 12g，郁金 12g，黄连 6g。14 剂，水煎服，日 1 剂，早晚分服。

二诊（2022 年 4 月 26 日）：心慌、胸闷减轻，仍时有头晕，活动后气短，饱食后咽中痰阻，吞之不下，咳之不出，右足跟疼痛。上方去僵蚕，加半夏 9g，天麻 12g 化痰祛风止眩，石菖蒲 10g，萆薢 15g 利湿化浊、祛风除痹，加桔梗 12g 祛痰清咽。继服 14 剂。

三诊（2022 年 5 月 10 日）：心慌、胸闷明显改善，头晕、咽喉异物感、足跟痛减轻。仍时有气短，眠差多梦。上方加生黄芪 20g 健脾益气，珍珠母 20g（先煎）镇惊安神。继服 14 剂。

按语：继发于心脏瓣膜病的房颤，其发病多与邪舍于心或先天不足，扃牖畸变，阻碍心之气血运行有关。所谓扃牖，在《说文解字》中释为门窗之意，与西医学中瓣膜的概念接近，心之扃牖为心主血脉功能的重要结构基础。故扃牖之启闭失常会进一步导致心之气血运行无度，日久形成瘀血、痰浊等病理产物，痰瘀互结，痹阻心脉，心神失养，搏动失序，发为心悸。延丹理脉汤为笔者临床用于活血化瘀、通络止痛之验方，方中延胡索功能行气、活血、止痛。能行血中气滞、气中血滞，专治一身上下诸痛；丹参活血祛瘀、通经止痛、清心除烦；郁金活血止痛、行气解郁、清心凉血，三者共为角药，为活血通络之良品；僵蚕、蝉蜕取升降散升清化痰祛风之意，以息风定悸。余药随症加减，即奏桴鼓之效。

9. 持续性房颤，三尖瓣关闭不全，气阴两虚、心血瘀阻案

郎某，女，74岁。2022年4月26日初诊。

主诉：间断心慌4年，加重1周。

病史：患者4年前无明显诱因出现心慌、胸闷，就诊于社区医院查心电图示心房颤动，后转诊至北京某三甲医院，诊断为持续性房颤，予口服酒石酸美托洛尔片25mg（1次/日）、利伐沙班片15mg（1次/日）治疗，诉服药后咳血，自行停药后心慌复发，就诊于外院后继续服用上述药物。此后心慌反复发作，1周前无明显诱因，心慌再次发作，自觉较前明显加重，遂来诊。来诊症见：心慌，胸痛伴后背痛，服丹参滴丸可稍缓解，气短、乏力、多汗，活动后加重，口干欲饮，体位改变时头晕，腹胀，小腹痛，纳可，眠一般，二便调。舌淡暗，苔薄黄，脉细涩结代。既往甲状腺功能减退病史5年，口服左甲状腺素钠片50μg（1次/日）补充甲状腺素。辅助检查：凝血酶原活动度125.58%，血糖6.4mmol/L，血红蛋白108g/L；超声心动图检查示双房增大，左室壁节段性运动异常，二尖瓣后瓣钙化伴反流（轻度），二尖瓣反流（中-重度），肺动脉高压（轻度），左室舒张功能减低；动态心电图示持续性房颤，最快心室率达190次/分，偶发室性期前收缩，偶见长R–R间期；甲状腺彩超提示甲状腺弥漫性病变（2022年3月20日）。

西医诊断：①老年退行性瓣膜病，三尖瓣反流（中-重度），二尖瓣钙化伴反流（轻度）；②持续性房颤；③心功能Ⅱ级（NYHA分级）；④甲状腺功能减退；⑤轻度贫血。

中医诊断：心悸。

辨证：气阴两虚，心血瘀阻。

治法：益气养阴，活血化瘀。

处方：生脉散合延丹理脉汤加减。

药用：生黄芪30g，北沙参12g，玄参15g，丹参20g，五味子12g，麦冬12g，酸枣仁30g，甘松12g，僵蚕12g，蝉蜕12g，茯苓30g，延胡索12g。14剂，水煎服，日1剂，早晚分服。

二诊（2022年5月10日）：患者服上方后诸症皆减，但胸背痛改善较前不甚明显，大便偏稀，日行2次，上方加郁金12g，穿山龙30g加强活血通络之功效，加黄连6g和胃止泻。继服14剂。

三诊（2022年5月24日）：患者服上方后心慌明显改善，胸痛伴背痛较前减轻，大便较前成形。上方加三七粉3g（冲服）继续行活血化瘀之功。继服14剂。

按语：患者为老年女性，正气渐亏，外加长期患有甲状腺功能减退症，素体虚弱，功能减退，心气不足，血脉推动无力而成瘀；此外，气虚日久发展为气滞，进一步加重瘀血的形成。心气怯弱，使心神不能自主；瘀血痹阻心脉，使心神不得滋养，皆可发为心悸。生脉散为益气养阴之经典方剂，笔者以黄芪代人参，不仅益气，还可活血；在养阴敛阴之麦冬、五味子的基础，加入北沙参、酸枣仁养阴安神；茯苓健脾益气，强健后天之本，共奏益气养阴、补虚培正之功。延丹理脉汤则行活血化瘀、通络除痹之效，延胡索、丹参行气活血、甘松理气醒脾，加僵蚕、蝉蜕活络通经，可为活血之引经药。诸药合用，气阴得补，气畅血行，心神得养，心悸自除。

10. 持续性房颤，二尖瓣成形术后，心力衰竭、湿热蕴结案

徐某，男，44岁。2021年12月26日初诊。

主诉：间断喘憋7年，加重3天。

病史：患者7年前无明显诱因出现间断喘憋，活动后加重，难以平卧，就诊于当地医院，予药物保守治疗后症状好转出院。后因症状反复于北京某三甲医院行二尖瓣成形术，术后长期口服华法林、酒石酸美托洛尔等药物，此后患者因受凉后间断咳嗽咳痰，喘憋加重，先后2次于当地医院就诊，予降压、抗凝、降低心率等对症治疗。2021年11月23日患者因着凉后症状再次加重于当地医院就诊，查心电图示窦性心律，快速心房颤动。超声心动图检查示LA46mm，LV48mm，LVEF58%。二尖瓣修复术后，左房增大，主动脉瓣反流，三尖瓣反流。予利尿、抗凝、扩血管、控制心率、抗感染、化痰等治疗后症状好转出院。3天前无明显诱因症状加重，遂来诊。来诊症见：间断喘憋、气短，活动及言语后明显，无明显心慌，心烦，时有下肢水肿，纳差，眠差，小便费力，大便调。舌暗红稍胖大，苔黄腻，脉弦滑结代。既往史：高血压病10余年，目前血压波动在120～130/80～90mmHg。

西医诊断：①持续心房颤动；②心力衰竭；③心脏瓣膜病。

中医诊断：心悸。

辨证：湿热蕴结。

治法：祛湿清热。

处方：黄连 6g，桑白皮 30g，葶苈子 15g，萆薢 15g，茯苓 30g，泽泻 15g，甘松 12g，郁金 12g，延胡索 12g，丹参 15g，炒僵蚕 12g，蝉蜕 12g，天麻 12g。14 剂，水煎服，日 1 剂，早晚分服。

二诊：服药后喘憋减轻，双下肢水肿较前减轻，仍有心烦，纳差，眠差，二便调。舌暗红稍胖大，苔黄腻，脉弦滑结代。前方去桑白皮，加炒栀子 10g 清心除烦。继服 14 剂。

三诊：服药后诸症减轻，舌暗红稍胖大，苔淡黄腻，脉弦滑结代。前方去延胡索、炒栀子。继服 14 剂，

按语：患者为青年男性，持续性房颤伴心力衰竭，心脏瓣膜病。久病损伤脾胃，水湿失于运化，水湿内蕴，郁久发热，扰动心神，发为心悸。湿热蕴结于胸，故见喘憋、心烦；水湿聚于下肢，故见下肢水肿。湿邪困于脾胃，则见纳差。舌暗红稍胖大，苔黄腻，脉弦滑结代，皆为湿热蕴结之象。故方用黄连、桑白皮、葶苈子、萆薢、茯苓、泽泻、甘松清热祛湿。湿热蕴久，热动生风，发为房颤，故清热祛湿之基础上故配伍天麻、僵蚕、蝉蜕祛风除湿止痉；湿热日久易与血相搏结，故用丹参、郁金凉血活血，延胡索活血化瘀。诸药合用，使湿热尽去，心神自安。

11. 持续性房颤，二尖瓣脱垂，心肾不交、阴虚火旺案

马某，男，公司职员，42 岁。2017 年 3 月 12 日初诊。

主诉：阵发心悸两个月，加重 7 天。

病史：患者两个月前因劳累后阵发心悸，气短，头晕，于当地医院就诊，查心电图示频发室性期前收缩，房颤，ST–T 改变。诊断为心房颤动，频发室性期前收缩，经多家医院就诊，房颤控制不佳。7 天前上述症状再次发作，并较前加重，伴胸闷、失眠，遂来我院就诊。来诊症见：心悸，气短，胸闷，眩晕，失眠，耳鸣，五心烦热，多梦，腰膝酸软，干咳，盗汗，口渴咽干，疲倦无力，健忘，大便干燥，小便黄。舌红嫩暗，苔薄黄而少，脉弦细促代。既往二尖瓣脱垂史 24 年。查体示血压 124/82mmHg，双肺（–），心率 119 次 / 分，

心律绝对不齐，心音强弱不等，心尖区可闻及 3 级收缩期杂音，肝脾不大，双下肢水肿（+）。辅助检查：心电图提示房颤，频发室性期前收缩，ST-T 段改变；动态心电图示房颤，频发室性期前收缩，Ⅱ度房室传导阻滞，窦性停搏，ST-T 段改变；超声心动图检查示 LA36mm，LV63mm，RA23mm，RV25mm，LVEF63%，FS31%，左房左室大，右房右室内径正常，心房间隔及室间隔连续性完整，厚度正常，二尖瓣瓣体及瓣环回声增强，收缩期二尖瓣前后叶均脱入左房约 2cm，前后叶瓣缘不能闭合；彩色多普勒超声示收缩期左房内探及大量反流信号，余瓣膜均正常。提示左房左室大，二尖瓣脱垂，二尖瓣关闭不全（重度），肺动脉高压（轻度）。

西医诊断：①心律失常，房颤，频发室性期前收缩，窦性停搏，Ⅱ度房室传导阻滞；②二尖瓣脱垂；③心功能Ⅱ级（NYHA 分级）；④左房左室大。

中医诊断：心悸。

辨证：心肾不交，阴虚火旺，心神失养。

治法：交通心肾，滋阴清热，安神宁心。

处方：芪珀生脉饮合交泰丸加减。

药用：玄参 15g，北沙参 12g，炒酸枣仁 30g，丹参 15g，僵蚕 12g，蝉蜕 12g，生地黄 10g，百合 12g，地骨皮 15g，黄连 6g，肉桂 3g，葎草 12g，麦冬 12g，茯苓 30g。7 剂，水煎服，日 1 剂，早晚分服。

二诊（2017 年 3 月 20 日）：患者服上药后大便干燥、小便黄、胸闷症状消失。心悸、气短、眩晕、失眠、多梦、五心烦热、耳鸣、干咳、盗汗、口渴咽干、健忘、神疲乏力，腰膝酸软症状减轻。查体示血压 128/86mmHg，双肺（-），心率 96 次 / 分，心律不齐，期前收缩 2 ～ 3 次 / 分，P2>A2，心尖区可闻及 3 级收缩期杂音，双下肢水肿（-）。舌红嫩暗，苔薄黄而少，脉弦细代。上方去僵蚕，加桑叶 9g，天麻 12g。继服 7 剂。

三诊（2017 年 3 月 28 日）：患者服上药后口渴咽干、眩晕症状消失。心悸、气短、失眠多梦、五心烦热、耳鸣、健忘、神疲乏力、腰膝酸软较前减轻，二便调，纳可。查体示血压 122/80mmHg，双肺（-），心率 84 次 / 分，律齐，P2>A2，心尖区可闻及 3 级收缩期杂音，双下肢水肿（-）。舌暗红，苔薄黄而少，脉弦细。上方去天麻、北沙参，加山茱萸 9g，灵磁石 30g（先煎）。继服 7 剂。

四诊（2011 年 4 月 5 日）：患者服上药后心悸、耳鸣、多梦症状消失，气短、失眠、五心烦热、健忘、神疲乏力、腰膝酸软较前减轻，纳可，二便调。查体示血压 118/74mmHg，双肺（–），心率 82 次 / 分，律齐，P2>A2，心尖区可闻及Ⅲ级收缩期杂音。舌暗红，苔薄黄，脉弦细。上方去桑叶、灵磁石，加五味子 9g。继服 7 剂。

五诊（2017 年 4 月 13 日）：患者服上药后气短、五心烦热、腰膝酸软症状消失，失眠、健忘、神疲乏力较前减轻。查体示血压 126/78mmHg，双肺（–），心率 80 次 / 分，律齐，P2>A2，心尖区可闻及 3 级收缩期杂音。舌红暗，苔薄黄，脉弦细。动态心电图检查示窦性心律，偶发房性期前收缩，ST–T 段改变。上方去地骨皮，加郁金 12g，琥珀粉 3g（冲服）。继服 7 剂。

患者上方加减变化，继服 4 周以巩固疗效。

按语：患者为中年男性，既往二尖瓣脱垂史 24 年，病程日久，素体亏虚，气阴不足，阴虚为主，劳累后诱发心悸。元阴亏虚，既不能滋养五脏之阴，水不涵木，又不能上济于心，致心肝火旺，耗伤心阴，心脉失于濡养，阴虚生风，风动扰神而心悸。热扰清窍则见眩晕、耳鸣。热盛气虚津亏则盗汗、干咳、大便干燥。舌红嫩暗、苔薄黄而少、脉弦细促代为心肾不交，阴虚火旺，心神失养之象。本病以心肾不交，元阴亏虚，心神失养为本，心火亢盛为标，故治以交通心肾、滋阴清热、安神宁心之法。二诊患者服上药后大便干燥、小便黄、胸闷症状消失。心率下降，但节律仍不齐，考虑肝阳亢盛，去僵蚕，加桑叶 9g，天麻 12g 以清热平肝。三诊患者服上药后口渴咽干、干燥、眩晕症状消失。心室率明显下降，节律整齐，考虑肝阳亢已解，仍下焦亏虚，心神失守，故去天麻、北沙参，加山茱萸 9g，灵磁石 30g 以补肾敛阴、安神定悸。四、五诊考虑热解，阴液渐复，心神未定，故去桑叶、地骨皮、灵磁石，加五味子 9g，郁金 12g，琥珀粉 3g 以敛阴扶正、清心安神。全方共奏交通心肾、滋阴清热、安神宁心之功。

12. 持续性房颤，二尖瓣脱垂，气阴两虚、痰瘀互阻案

张某，男，63 岁。2011 年 6 月 4 日初诊。

主诉：阵发心慌 1 个月余，加重 6 天。

病史：患者 1 个月前因劳累引发阵发心悸、气短、胸闷、咳嗽，动则加重，伴头晕。就诊当地医院，查心电图示房颤，经药物保守治疗（具体不详），症状时好时坏。6 天前上述症状再次出现，并较前加重。遂来我院就诊。来

诊症见：心慌、气短、胸闷、头晕，动则加重，咳嗽咳白痰，量多，疲倦乏力，腹胀，纳差，口干，双下肢水肿，小便清长，大便溏。舌淡暗胖大，边有齿痕，苔薄白，脉细促结代。既往冠心病史、高脂血症病史。查体示血压106/74mmHg，双肺呼吸音清，未及干湿啰音。心率112次/分。心律绝对不齐，第一心音强弱不等。心尖区可闻及3级收缩期杂音，肝脾不大，双下肢水肿（+）。辅助检查：心电图示房颤，频发室性期前收缩，阵发性室上性心动过速，Ⅱ度房室传导阻滞，ST-T改变；超声心动图检查示LA45mm，LV63mm，肺动脉高压（中度）；二尖瓣脱垂，伴重度关闭不全，三尖瓣轻度反流；冠脉CTA示LAD弥漫性狭窄65%，LCX60%局限性狭窄，RCA弥漫性狭窄50%；生化检验示甘油三酯3.62mmol/L；总胆固醇7.11mmol/L，N端B型脑钠肽前体624mmol/L。

西医诊断：①心律失常，持续性房颤，频发室性期前收缩，阵发性室上性心动过速，Ⅱ度房室传导阻滞；②瓣膜性心脏病，二尖瓣脱垂并重度关闭不全；③冠心病；④高血脂。

中医诊断：心悸。

辨证：气阴两虚，痰瘀互阻。

治法：益气养阴，活血化痰，宁心安神。

处方：生黄芪30g，党参12g，法半夏9g，炒白术12g，茯苓30g，泽泻15g，桑白皮30g，葶苈子15g，甘松12g，僵蚕12g，蝉蜕12g，玄参15g，知母12g，桔梗12g，丹参15g。7剂，水煎服，日1剂，早晚分服。

二诊（2011年6月12日）：患者服上药后双下肢水肿、便溏、腹胀症状消失。心慌、气短、胸闷、咳嗽咳白色清稀痰、头晕、神疲乏力、纳差症状较前减轻。自觉口干，小便调。查体示血压118/76mmHg，双肺（-），心率94次/分，律齐，心尖区S1低，可闻及4级收缩期杂音。双下肢水肿（-）。舌淡暗稍胖大，苔薄白，脉细弱。上方去僵蚕、泽泻，加麦冬12g。继服7剂。

三诊（2011年6月20日）：患者服上药后咳嗽、咳白色清稀痰、纳差症状消失。气短、心慌、头晕、神疲乏力、口干较前减轻，诉失眠。查体示血压122/80mmHg，双肺（-），心率88次/分，律齐，心尖区S1低钝，可闻及3级收缩期杂音。双下肢水肿（-）。舌淡暗稍胖大，苔薄白，脉细弱。上方去葶苈子、桔梗，加天麻12g，炒酸枣仁30g。继服7剂。

四诊（2011年6月28日）：患者服上药后心慌、头晕症状消失，气短，神疲乏力，口干，失眠较前减轻，二便调。查体示血压126/78mmHg，双肺（-），心率84次/分，律齐，心尖区S1低钝，可闻及3级收缩期杂音。双下肢水肿（-）。舌淡暗稍胖大，苔薄白，脉细弱。上方去天麻、法半夏，加郁金12g。继服7剂。

五诊（2011年7月5日）：患者服上药后口干、失眠，气短症状消失，偶感神疲乏力，二便调。动态心电图检查示窦性心律，偶发室性期前收缩，偶发房性期前收缩，ST-T段改变。上方去蝉蜕。继服7剂。

患者上方继服4周，巩固疗效。

按语：患者为中年男性，二尖瓣脱垂病程多年，日久心气劳损，气不化精，心阴心血失于充养，气阴俱衰，心神无所依附，发为心悸。气虚血行无力、阴虚血行缓慢，导致瘀血内停，损耗心体，导致房颤反复发作，缠绵难愈，心气阴不足是发病根源，瘀血内蕴为主要致病因素。故首诊治疗当益气养阴、活血祛瘀并重，二诊瘀血渐消，加强益气养阴、养心安神之力，虚实兼顾，随症化裁，收获良效。

风湿性心脏病合并房颤

1. 永久性房颤，风心病，二尖瓣、主动脉瓣置换术后，感染性心内膜炎，热邪留恋、气阴两伤、水瘀互结案

张某，女性，65 岁。2020 年 1 月 3 日初诊。

主诉：胸闷憋气 15 年，加重伴发热 1 周。

病史：患者 15 年前出现胸闷喘憋，诊断为风湿性心脏病，行二尖瓣、主动脉瓣机械瓣置换手术。术后规律服用华法林治疗。近 7 年出现活动后呼吸困难，双下肢水肿，外院诊断为心力衰竭，长期口服利尿剂。1 周前胸闷憋气加重，伴有发热，心慌，体温波动在 37.6 ～ 38.3℃。入院查血培养示金黄色葡萄球菌。心电图示快速房颤。超声心动图检查示二尖瓣、主动脉瓣机械瓣置换术后，二尖瓣环赘生物，双房增大，二尖瓣中度反流，肺动脉高压（中度），左室舒张功能减低。既往史：2 型糖尿病；高脂血症。来诊症见：胸闷气短，乏力，动则心慌，汗出，低热，午后为甚，口干喜饮，纳呆，尿少，便溏，小腿浮肿。舌暗红，少苔，脉细数。治疗上予口服利奈唑胺片抗感染、强心、利尿等对症治疗改善心功能。

西医诊断：①感染性心内膜炎；②风湿性心脏病，二尖瓣，主动脉瓣机械瓣置换术后；③永久性房颤；④心功能Ⅲ级（NYHA 分级）。

中医诊断：心悸。

辨证：热邪留恋，气阴两伤，水瘀互结。

治法：清热透邪，益气养阴，活血利水。

方药：枣仁鳖甲汤合黄芪生脉散加减。

药用：生黄芪 30g，太子参 15g，麦冬 15g，五味子 9g，茯苓 30g，泽泻 15g，葶苈子 15g，青蒿 9g，生地黄 30g，炒酸枣仁 30g，醋鳖甲 9g（先煎），地骨皮 30g，赤芍 12g，炒白术 15g，丹参 15g，淡竹叶 9g。7 剂，水煎服，日 1 剂，早晚分服。

二诊（2020 年 1 月 10 日）：患者低热渐退，心慌好转，水肿缓解。仍食欲不佳，上方去淡竹叶、葶苈子。加山药 15g，鸡内金 15g 健脾助胃、增进食欲。

三诊（2020 年 1 月 17 日）：服上方 7 剂后，食欲增加，大便成形。继服 14 剂。

按语：本案为素患久病，正气内虚，温热之邪乘虚而入，侵及心脉。正气不足，无力祛邪，热邪留恋阴分，久而不去，耗气伤阴，心气不足，血行不畅而为瘀，瘀血阻脉，津行受阻，渗于脉外而为湿，水瘀互结，进一步损伤机体，病邪深入阴分，正虚无力祛邪，疾病缠绵难愈。心气、心阴不足为病之本。热邪、水湿、瘀血为病之标，病入阴分，非阴分之药不能祛邪外出。故用枣仁鳖甲汤养阴透热，清阴分之伏热。淡竹叶入气分，轻清宣透，使阴分之邪从气分透表而解。黄芪生脉散以益气养阴、扶助正气。生地黄、赤芍、丹参活血化瘀，葶苈子、茯苓、泽泻、白术利湿泄浊。全方配伍正邪兼顾、内外两清，使正胜邪退、血脉畅通，则病愈。

2. 阵发性房颤，风心病，二尖瓣狭窄，脾肾阳虚、水饮凌心案

及某，女，56 岁。2021 年 7 月 2 日初诊。

主诉：阵发心慌 3 年余。

病史：患者 32 年前于北京某三甲医院体检诊断为风心病、二尖瓣狭窄，瓣口面积 1.3cm^2，左房增大 51mm，肺动脉压正常，LVEF60%。2017 年底出现房颤，持续约数小时可自行转复。2018 ～ 2019 年平均 2 个月发作 1 次，均需到医院静脉滴注胺碘酮复律。2020 年房颤发作增加，平均每个月发作 1 次，均需至医院复律。2021 年 6 月 21 日再次发作房颤，静脉滴注及口服胺碘酮 1 周，心率波动在 60 ～ 70 次 / 分但房颤未转复，为求中医治疗遂来诊。来诊症见：胸闷气短，乏力，房颤发作时伴随心慌，出冷汗，便溏，口中和，不喜饮，双下肢水肿，食欲差，恶心、胃胀，咽中有痰，呛咳，尿少，烦躁失眠。舌紫暗，舌体胖大，苔水滑，有瘀斑，脉沉细。

西医诊断：①风湿性心脏病，二尖瓣狭窄；②持续性房颤；③心功能Ⅱ级（NYHA 分级）。

中医诊断：心悸。

辨证：脾肾阳虚，水饮凌心。

治法：温补脾肾，化饮止悸。

处方：真武汤、保元汤合桂枝甘草龙骨牡蛎汤加减。

药用：附子 9g（先煎）、茯苓 30g，干姜 9g，桂枝 12g，白芍 12g，炒白术 15g，甘草 12g，生龙骨、生牡蛎各 30g（先煎），生黄芪 30g，党参 15g，当归 9g，泽泻 15g，厚朴 15g，法半夏 12g，紫苏梗 15g，麦冬 9g，川芎 9g，三七粉 6g（冲服），炒神曲 15g。14 剂，水煎服，日 1 剂，早晚分服。

二诊（2021 年 7 月 16 日）：服药第 4 天房颤转复窦律，胸闷气短好转，大便成形，下肢水肿消失，气力增加，诉气短、咽干、咽痒，咳嗽，上方去法半夏、泽泻、厚朴，加北沙参 15g，玉竹 12g，桔梗 9g。继服 14 剂。

三诊（2021 年 7 月 30 日）：患者房颤未作，咳嗽、咽干痒症状减轻，诉失眠、大便略干、牙龈肿痛。上方去干姜、附子，加酸枣仁 30g，柏子仁 15g，生地黄 15g。继服 14 剂。

四诊（2021 年 8 月 14 日）：患者房颤未作，大便通畅、睡眠好转、牙龈肿痛减轻，上方继续服用 28 剂巩固疗效。后随访 3 个月，房颤未再发作。

按语：患者为中年女性，素体虚弱，罹患久病失治，操持烦劳，日久脾肾阳气亏虚，津液不归正化，留为痰饮，痰饮上凌心肺，则胸闷心慌。痰饮内停肠胃则纳差、恶心、腹胀、便溏。痰饮流于下肢则水肿。故治疗当以温补脾肾阳气为要。全身阳气振奋，则痰饮自化，犹如离照当空，阴霾自散。故药用真武汤温补脾肾阳气、保元汤合桂甘龙牡汤温补心阳，心脾肾阳气复常，痰饮自能消退，气血津液归于正化，则心气充沛，心血充盈，心脉通利则心神自安。

3. 持续性房颤，风心病，二尖瓣、主动脉瓣狭窄伴关闭不全，心气不足、痰瘀互结案

周某，男，66 岁。2011 年 3 月 6 日初诊。

主诉：阵发心悸 3 年，加重 1 周。

病史：患者 3 年前因劳累后出现阵发心悸，气短，胸闷，动则加重。在当地医院就诊，查心电图提示房颤，频发室性期前收缩。动态心电图检查示房颤，频发室性期前收缩，短阵室上性心动过速，Ⅱ度房室传导阻滞。遂确诊心律失常，房颤，频发室性期前收缩，阵发性室上性心动过速，Ⅱ度房室传导阻滞。经多家医院治疗间断维持窦性心律，频发室性期前收缩，但 1 年前转为持续性房颤。1 周前阵发心悸、胸闷、气短较前加重，遂来我院就诊。来诊症

见：阵发心悸、胸闷、气短，动则加重，头晕，无胸痛，失眠，多梦，咳嗽，咳白痰，腹胀，纳差，双下肢水肿，腰膝疼痛，乏力，大便溏。舌暗胖大，边有齿痕，苔薄白腻，脉弦滑代促。既往史：风湿性心脏瓣膜病16年；高脂血症病史11年。查体示血压122/74mmHg，心率108次/分，心律绝对不齐，心音强弱不等。心尖区可闻及2级收缩期杂音及舒张期杂音，主动脉瓣区听诊区可闻及舒张期杂音。肝脾不大，双下肢水肿（+）。辅助检查：甘油三酯3.2mmol/L，总胆固醇6.32mmol/L；动态心电图检查示房颤，频发室性期前收缩，频发房性期前收缩，短阵室上性心动过速，Ⅱ度房室传导阻滞，ST–T段改变；超声心动图检查示LA52mm，LVEF67%，FS34%。左房增大，主动脉瓣瓣叶增厚，回声增强，左右冠瓣粘连，主动脉瓣中–重度反流，二尖瓣瓣尖增厚粘连，开放轻度受限；二尖瓣瓣口面积为1.5cm^2，二尖瓣轻度反流，主动脉瓣轻度狭窄伴中–重度关闭不全，二尖瓣轻度狭窄伴轻度关闭不全，左房大；N端B型脑钠肽前体1224ng/L。

西医诊断：①心律失常，持续性房颤，频发室性期前收缩，频发房性期前收缩，阵发性室上性心动过速，Ⅱ度房室传导阻滞；②风湿性心脏病，联合瓣膜病，二尖瓣轻度狭窄合并轻度关闭不全，主动脉瓣轻度狭窄合并中度关闭不全，左房增大；③心功能Ⅱ级（NYHA分级）；④高脂血症。

中医诊断：心悸。

辨证：心气不足，痰瘀互结。

治法：益气活血，化痰定悸。

处方：生黄芪30g，炒白术12g，茯苓30g，桔梗12g，甘松12g，僵蚕12g，蝉蜕12g，鸡血藤15g，穿山龙30g，桑白皮30g，丹参15g，青风藤15g，天麻12g。7剂，水煎服，日1剂，早晚分服。

二诊（2011年3月13日）：患者服上药后头晕、大便溏、双下肢水肿症状消失，心悸、气短、胸闷、乏力、失眠、多梦、腹胀纳差、咳嗽咳白痰、乏力较前减轻，仍感觉腰膝疼痛。小便调。舌暗淡胖大，边有齿痕，苔薄白，脉弦滑代促。查体示血压128/70mmHg，心率102次/分，心律绝对不齐，心音强弱不等。心尖可闻及2级收缩期杂音及舒张期杂音，主动脉瓣区听诊闻及舒张期杂音，双下肢水肿（–）。上方去天麻、桔梗，加麦芽15g，九香虫9g。继服7剂。

三诊（2011年3月21日）：患者服上药后腹胀、纳差、心悸症状消失。胸闷、气短、乏力、失眠、多梦、咳嗽咳白痰较前减轻，腰膝疼痛。纳可，二便调。舌暗淡胖大，边有齿痕，苔薄白，脉弦滑代。查体示血压124/68mmHg，心率88次/分，心律不齐，期前收缩2～3次/分。心尖可闻及2级收缩期杂音及舒张期杂音，主动脉瓣区听诊区可闻及舒张期杂音，双下肢水肿（–）。心电图示窦性心律，频发室性期前收缩，ST–T段改变。上方去麦芽，加延胡索12g。继服7剂。

四诊（2011年3月29日）：患者服上药后胸闷、咳嗽、咳白痰症状消失，气短、乏力、失眠、多梦、腰膝疼痛较前减轻，纳可，二便调。舌暗淡胖大，边有齿痕，苔薄白，脉弦滑代。查体示血压130/72mmHg，心率83次/分，心律不齐，期前收缩1～2次/分。心尖可闻及2级收缩期杂音及舒张期杂音，主动脉瓣区听诊闻及舒张期杂音，双下肢水肿（–）。上方去桑白皮，加炒酸枣仁30g，仙鹤草30g。继服7剂。

五诊（2011年4月5日）：患者服上药后气短，多梦症状消失。乏力，失眠，腰膝疼痛较前减轻，纳可，二便调。舌暗淡，边有齿痕，苔薄白，脉弦滑代。查体示血压126/66mmHg，双肺（–），心率80次/分，律不齐，期前收缩1～2次/分。心尖可闻及Ⅱ级收缩期杂音及舒张期杂音，主动脉瓣区听诊闻及舒张期杂音，双下肢水肿（–）。心电图示窦性心律，ST–T改变。动态心电图检查示窦性心律，偶发室性期前收缩，偶发房性期前收缩，ST–T改变。上方去青风藤、九香虫，加合欢皮10g。继服7剂。

患者上方服用先后6周，房颤6个月未复发。

按语：此患者为老年男性，风湿性心脏病多年，素体正气亏虚，腠理空疏，因风寒湿气而成痹也。《素问·痹论》："脉痹不已，复感于邪，内舍于心。"风寒湿三邪侵蚀，迁延不愈，或复感外邪，内舍于心脉，反复日久，导致心脏瓣膜损害；导致联合瓣膜病。心气亏虚，无力推动全身血液循环，久则可致心气亏损，表现为心悸怔忡、头晕、气短神疲、大便溏等症。气虚不能推动血液运行，停积而为瘀。痹证久病入络亦为瘀，瘀积心中，引起心脏增大、心痛怔忡。瘀积肺中，可见咳吐痰、咳喘不宁。瘀积血脉中，可见唇舌紫暗、面晦腰膝疼痛，心五行属火，脾属土，心气虚，火不生土，必致脾气亏虚，运化失常，水不化津。心脾虚损，穷必及肾，致肾气渐衰，肾阳不足，温煦气化无权。加之血瘀阻肺，不能通调水道，水湿不能运化排泄，停积于脏腑经脉，久之必泛滥为肿，故可见全身水肿，尤以双下肢为甚。方用芪丹通心汤加减，方中重用黄芪大补元气，丹参活血通脉，鸡血藤养血活血，桑白皮《药性论》谓其“治肺气喘满，水气浮肿，主伤绝，利水道，消水气，虚劳客热，头痛，内补不足”。僵蚕、蝉蜕二药相配，专入气分，主升散，其“清、透、宣”，可清解上焦内外之郁火，使风自息。青风藤除湿祛风、行气利水，有镇痛镇静和抗炎、抗过敏等作用。对心血管系统的作用表现在多方面，如抗心律失常、抗心肌缺血等。九香虫理气止痛、温中助阳，用于胃寒胀痛，肝胃气痛，肾虚阳痿，腰膝酸痛。后期调理重在安神，故予合欢皮、酸枣仁理气宁心安神。

4. 持续性房颤，风心病，二尖瓣狭窄伴关闭不全，主动脉瓣关闭不全，气阴两虚、瘀血痹阻案

李某，男，61岁。2011年5月11日初诊。

主诉：阵发心慌、胸闷2年，加重7天。

病史：患者2年前因劳累引发阵发心悸，胸闷、气短，动则加重，伴头晕，咳嗽。遂在当地医院就诊，心电图提示异位心律，房颤，频发室性期前收缩，诊断为心律失常，持续性房颤，频发室性期前收缩。经盐酸普罗帕酮、胺碘酮、酒石酸美托洛尔等药物治疗均未转窦。患者拒绝抗凝治疗。2年来患者就诊于多家医院，病情时好时坏。7天前患者心悸再次发作，并较前加重，伴眩晕，气短，胸闷，动则加重，无胸痛，遂来我院就诊。来诊症见：心悸，胸闷，气短，眩晕，动则加重，干咳，咽干口苦，失眠，多梦，纳差，视物模糊，双眼干涩，精神疲倦，心烦，小便少，大便干。舌红嫩暗，舌体瘦小，苔薄黄花剥，脉弦细代促。既往风湿性心脏瓣膜病史21年，高脂血症病史14年。查体示血压112/64mmHg，双肺（–），心率121次/分，心律绝对不齐，心音强弱不等，心尖区可闻及2级收缩期杂音及舒张期杂音，主动脉瓣第1、2听诊区可闻及舒张期杂音，肝脾不大，双下肢水肿（+）。辅助检查：生化检验示甘油三酯3.11mmol/L，总胆固醇6.93mmol/L。心电图示异位心律，房颤，频发室性期前收缩，ST–T段改变；动态心电图检查示房颤，频发室性期前收缩，频发室上性期前收缩，Ⅱ度房室传导阻滞；超声心动图检查示RA45mm，LA44mm，LVEF62%，FS35%，左房增大，二尖瓣瓣尖增厚、粘连、开放受限。二尖瓣瓣口面积约1.7cm²，平均压差约8mmHg；二尖瓣中度反流；主动脉瓣中–重度反流，前向血流速度2.9m/s，二尖瓣轻度狭窄伴中度反流，主动脉瓣中–重度反流。双房大。N端B型脑钠肽前体844pg/mL。

西医诊断：①心律失常，持续性房颤，频发室性期前收缩，频发室上性期前收缩，Ⅱ度房室传导阻滞；②风湿性心脏病，联合瓣膜病，二尖瓣轻度狭窄合并中度关闭不全，主动脉瓣重度关闭不全，双房扩大；③心功能Ⅱ级（NYHA 分级）；④高脂血症。

中医诊断：心悸。

辨证：气阴两虚，瘀血痹阻。

治法：益气养阴，活血定悸。

处方：生黄芪 30g，北沙参 12g，炒酸枣仁 30g，玄参 15g，玉竹 15g，僵蚕 12g，蝉蜕 12g，甘松 12g，茯苓 30g，牛蒡子 12g，丹参 15g，五味子 9g，桑白皮 30g。7 剂，水煎服，日 1 剂，早晚分服。

二诊（2011 年 5 月 18 日）：患者服上药后，大便干燥、小便少、干咳症状消失。心悸、胸闷、气短、眩晕、口苦、失眠、多梦、疲倦、纳差症状较前减轻。舌红嫩暗，苔花剥薄黄，脉弦细代促无力。查体示血压 118/60mmHg，双肺（–），心率 106 次 / 分，心律绝对不齐，心音强弱不等，心尖区可闻及 2 级收缩期杂音及舒张期杂音，主动脉瓣第 1、2 听诊区可闻及舒张期杂音，双下肢水肿（–）。上方去牛蒡子、桑白皮，加天麻 12g，焦山楂 12g。继服 7 剂。

三诊（2011 年 5 月 26 日）：患者服上方后眩晕，纳差症状消失。心悸、胸闷、气短、口苦、失眠、多梦、疲倦较前减轻，纳可，二便调。舌红嫩暗，舌体瘦小，苔薄黄而少，脉弦细代无力。查体示血压 126/64mmHg，双肺（–），心率 90 次 / 分，心律不齐，期前收缩 4 ～ 5 次 / 分，心尖区可闻及 2 级收缩期杂音及舒张期杂音，主动脉瓣第 1、2 听诊区可闻及舒张期杂音。上方去焦山楂、天麻，加穿山龙 30g，莲子心 3g。继服 7 剂。

四诊（2011 年 6 月 3 日）：患者服上药后口苦、心悸、多梦症状消失，患者入睡困难、早醒、胸闷、气短、疲倦症状较前减轻，纳可，二便调。舌红嫩暗，舌体瘦小，苔薄黄，脉弦细代。查体示血压 134/60mmHg，双肺（–），心率 82 次 / 分，心律不齐，期前收缩 1 ～ 2 次 / 分，心尖区可闻及 2 级收缩期杂音及舒张期杂音，主动脉瓣第 1、2 听诊区可闻及舒张期杂音。上方去北沙参，加郁金 12g，生龙骨 30g（先煎）。继服 7 剂。

五诊（2011 年 6 月 10 日）：患者服上药后胸闷、早醒症状消失，入睡困难、气短、疲倦较前改善，纳可，二便调。舌红嫩暗，苔薄黄，脉弦细。查体示血压 128/62mmHg，双肺（–），心率 80 次 / 分，律齐，心尖区 S1 低，心尖区可闻及2级收缩期杂音及舒张期杂音，主动脉瓣第1、2听诊区可闻及舒张期杂音。心电图示窦性心律，ST–T改变；动态心电图检查示窦性心律，偶发房性期前收缩，偶发室性期前收缩，ST–T改变。上方去莲子心、五味子、龙骨，加鸡血藤15g。继服7剂。

患者上方加减变化共服21剂，临床控制良好，房颤随访5个月未复发。

按语：此患者为老年男性，素体虚弱，因风、寒、湿外邪乘虚侵入，迁延不愈，内伤于心脉，反复日久，损害心脏瓣膜；导致二尖瓣瓣尖增厚、粘连、开放受限。二尖瓣、主动脉瓣膜皆受损。房颤发作时可使心搏量下降1/4左右，患者常伴随头晕、心慌、乏力、气短、汗出等气阴不足的表现，且气阴不足的严重程度，与房颤发作的频率和持续时间明显相关，房颤反复发作由阵发转为持续，心气心血耗伤更明显。在房颤发作初期，心脏代偿做功尚可代偿身体所需，如疾病日久，心气、心阴亏虚，气失固摄、阴虚失养，则进入心脏扩大，心体失养的结构性心脏病阶段。此时不仅心气虚衰，还常发生宗气下陷。对于结构性心脏病患者，尤其是瓣膜性房颤患者，宗气下陷、气阴两虚是为发病之根本，表现为心悸，胸闷，气短，眩晕，动则加重，乏力倦怠。元阴亏虚，不能滋养五脏之阴，水不涵木，又不能上济于心，可导致心肝火旺之症，如咽干口苦、失眠、多梦、纳差、视物模糊、双眼干涩、心烦等。宗气虚衰，不能鼓舞五脏之阳，可致心阳不振，血脉失于温运，心脉痹阻不通，耗伤心阴，心脉失于濡养，因虚生风，风动而心悸；方用芪珀生脉汤加活血通脉方加减，方中用沙参养阴清肺、益胃生津。玄参善滋肾水、降心火、凉血解毒、利咽止渴。丹参活血养血、凉血清心、除烦安神。三药配伍，上益肺阴，以滋水之上源，下则滋肾水泻阴火，以壮水之下源，中调心血，清血分之热，补血分之虚，共奏滋阴降火、养血安神之功，重黄芪补益宗气，从心–神–血–气–脉一体观辨治房颤。

5. 持续性房颤，风心病，二尖瓣、主动脉瓣置换术，三尖瓣成形术后，气阴两虚、肝郁化热案

张某，女，48岁，公司职员，2012年5月11日初诊。

主诉：阵发心悸3个月，加重5天。

病史：患者于3个月前因劳累诱发阵发心悸、气短、胸闷、眩晕，于当地医院就诊，诊断为心律失常，房颤，频发室性期前收缩。心电图示房颤，频发

室性期前收缩，经静脉用胺碘酮（剂量不详）转为窦性心律，遂改为口服酒石酸美托洛尔片12.5mg（2次/日）维持窦律。5天前因工作加班，再次发作心悸、气短、胸闷、眩晕，查心电图示房颤，频发室性期前收缩，ST–T段改变。动态心电图检查示房颤，频发室性期前收缩，Ⅱ度房室传导阻滞，阵发性室上性心动过速，ST–T改变。遂来我院就诊。来诊症见：阵发心悸，气短，胸闷，动则加重，眩晕，头胀痛，两胁胀痛，疲倦，纳差，失眠，多梦，口干，烦躁易怒，胸脘痞闷，大便干，小便调。舌红苔薄黄，脉滑结代。既往风湿性心脏瓣膜病22年，1年前行三尖瓣成形术，二尖瓣机械瓣置换术，主动脉瓣机械瓣置换术，左心耳切除术。长期口服华法林钠片3.75mg（1次/日）。查体：血压122/74mmHg，双肺（–），心率116次/分，心律绝对不齐，心音强弱不等，二尖瓣、主动脉瓣听诊区可闻及金属音，肝脾不大，腹水征（–），双下肢无水肿。实验室检查：心电图示房颤，频发室性期前收缩，ST–T段改变；24小时动态心电图示房颤，频发室性期前收缩，Ⅱ度房室传导阻滞，阵发性室上性心动过速，ST–T改变；超声心动图检查示LA43mm，LVEF64%，FS37%，二尖瓣、主动脉瓣机械瓣环固定，瓣叶回声清晰，启闭无受限，瓣周未见异常回声，三尖瓣成形术后回声，瓣环环缩，瓣叶启闭正常；左房增大，三尖瓣成形术后，二尖瓣＋主动脉瓣成形术后，左心耳切除术后；甲状腺功能（–）；生化检验（–）。

西医诊断：①心律失常，房颤，频发室性期前收缩，阵发性室上性心动过速，Ⅱ度房室传导阻滞；②风湿性心脏瓣膜病，二尖瓣＋主动脉瓣机械瓣置换术后，三尖瓣成形术后，左心耳切除术后，左房扩大，心功能Ⅰ级（NYHA分级）。

中医诊断：心悸。

辨证：气阴两虚，肝郁化热，扰及心神。

治法：益气养阴，清热定悸。

处方：炒栀子6g，淡豆豉12g，炒酸枣仁30g，炒白术12g，当归12g，白芍10g，柴胡10g，桑白皮15g，茯苓30g，僵蚕12g，蝉蜕12g，玄参15g，郁金12g，葎草12g。7剂，水煎服，日1剂，早晚分服。

二诊（2012年5月17日）：患者服上药后纳差，大便干，胸脘痞闷症状消失，心悸、胸闷、气短、眩晕、口干、疲倦、失眠、多梦、头胀痛、两胁胀痛等症状减轻。查体：血压128/80mmHg，双肺（–），心率102次/分，心律绝对不齐，心音强弱不等，二尖瓣、主动脉瓣可闻及金属瓣音，杂音（-），双下肢水肿（-）。舌红苔薄黄，脉滑数结代。上方去淡豆豉、桑白皮，加延胡索12g。7剂，水煎服，日1剂，早晚分服。

三诊（2012年5月24日）：患者服上药后两胁胀痛、头胀痛、胸闷、多梦症状消失，心悸、气短、口干、眩晕、失眠、疲倦较前好转，纳可，二便调。查体：血压132/84mmHg，双肺（-），心率86次/分，心律不齐，期前收缩4～5次/分，二尖瓣及主动脉瓣可闻及金属瓣音，杂音（-），舌红暗苔薄黄，脉弦滑代。上方去白芍、僵蚕，加天麻12g，党参12g。7剂，水煎服，日1剂，早晚分服。

四诊（2012年5月31日）：患者服上药后气短、疲倦症状消失，心悸、失眠、眩晕、口干症状较前减轻，但诉双手关节疼痛。查体：血压124/86mmHg，双肺（-），心率82次/分，心律不齐，期前收缩1～2次/分，二尖瓣及主动脉瓣可闻及金属瓣音，杂音（-）。舌红暗苔薄黄，脉弦滑代。上方去党参、柴胡，加穿山龙30g。14剂，水煎服，日1剂，早晚分服。

五诊（2012年6月15日）：患者服上药后心悸、眩晕症状消失，入睡欠佳，早醒，偶有口干，双手关节疼痛减轻。查体：血压118/76mmHg，双肺（-），心率80次/分，律齐，二尖瓣及主动脉瓣可闻及金属瓣音，杂音（-）。舌红暗苔薄黄，脉弦滑稍数。24小时动态心电图检查示窦性心律，偶发室性期前收缩，偶发房性期前收缩，ST-T段改变。上方去葎草、天麻，加生龙骨30g（先煎），鸡血藤15g。14剂，水煎服，日1剂，早晚分服。

按语：患者为中年女性，素体禀赋不足，遭遇风寒湿邪侵袭，因正气不足，祛邪无力，外邪乘虚直中心脉，罹患心痹。久病失治，心气日损，心阴暗耗，心之气血两虚，养心乏资，则为心悸。血不养心，心神不安，故不寐。恰逢中年，操持烦劳，又境遇难遂，情怀怫郁，肝失疏泄，气机郁结，气郁日久化热，热扰心神，导致心悸阵作。气郁，肝失条达，血虚肝木失养，魂摇神漾，故寐其难，又易其怒也。故治疗当益气养阴滋化源、疏肝清热畅心脉、养血息风敛魂魄。药用玄参、当归、白芍滋阴养血，茯苓、炒白术健脾利湿，脾旺则气血生化有源，柴胡、郁金条达肝气，桑白皮、炒栀子清泻肝火，淡豆豉、僵蚕、蝉蜕质轻升散，使郁热从上宣解，热散则风息。葎草，味甘，性苦寒，功能主清心除烦、利尿消肿，现代药理研究该药具有抗心律失常作用。全方滋阴清热、养心安神，滋中寓清，心肝两顾，乃标本兼治之剂也。

6. 持续性房颤，风心病，二尖瓣、主动脉瓣关闭不全，心肺气虚、痰瘀互结案

席某，男，59岁。2011年7月12日初诊。

主诉：阵发心悸2个月，加重10天。

病史：患者2个月前因劳累引发阵发心悸，胸闷，眩晕，于当地医院就诊。心电图提示房颤，频发室性期前收缩，ST-T段改变。诊断为心律失常，房颤，频发室性期前收缩。虽历经多家医院，曾用多种药物治疗，均未获效。10天前患者心悸，眩晕，胸闷较前加重，并伴恐惧感。遂来我院就诊。来诊症见：心悸、胸闷、气短、眩晕，动则加重，神疲懒言，腹胀，纳差，气喘，咳嗽咳白黏痰，失眠，大便溏，四肢关节疼痛，自汗。舌红暗稍胖大，边有齿痕，苔薄黄，脉弦细代结无力。既往史：风湿性心脏瓣膜病24年。查体：血压116/56mmHg，双肺（-），心率114次/分，心律绝对不齐，心音强弱不等，心尖区可闻及2级收缩期杂音，主动脉瓣区可闻及舒张期杂音，肝脾不大，双下肢无水肿。实验室检查：生化检验示甘油三酯3.34mmol/L，总胆固醇6.42mmol/L，尿酸456μmol/L，甲状腺功能（-）；心电图示房颤，频发室性期前收缩，ST-T段改变；24小时动态心电图检查示房颤，频发室性期前收缩，短阵室上性心动过速，Ⅱ度房室传导阻滞，ST-T段改变；超声心动图检查示LA45mm，RA42mm，LVEF57%，FS31%，主动脉瓣增厚，回声增强，左冠脉交界处粘连、钙化，开放轻度受限，关闭欠佳，二尖瓣环增大，瓣叶轻度增厚，后叶活动减低，与前叶对合欠佳；多普勒检查提示主动脉瓣逆向血流速度偏快，平均跨瓣压13mmHg，舒张期中量反流，二尖瓣大量反流，三尖瓣少量反流；双房增大，主动脉瓣轻度狭窄并中度反流，三尖瓣少量反流。

西医诊断：①心律失常，房颤，频发室性期前收缩，阵发性室上性心动过速，Ⅱ度房室传导阻滞；②风湿性心脏瓣膜病，二尖瓣关闭不全，主动脉瓣轻度狭窄伴重度关闭不全，双房增大，心功能Ⅰ级（NYHA分级）。

中医诊断：心悸。

辨证：心肺气虚，痰瘀互结。

治法：益气活血，化痰定悸。

处方：生黄芪30g，炒白术12g，法半夏9g，桑叶10g，茯苓30g，桔梗12g，知母10g，穿山龙30g，丹参15g，甘松12g，僵蚕12g，蝉蜕12g，天麻

12g。7剂，水煎服日1剂，早晚分服。

二诊（2011年7月20日）：患者服上药后腹胀、纳差、便溏、气喘症状消失。心悸、气短、胸闷、眩晕、神疲懒言、自汗、失眠、咳嗽咳痰较前减轻。小便调，四肢关节疼痛较前减轻。查体：血压116/56mmHg，双肺（－），心率102次/分，心律绝对不齐，心音强弱不等，心尖区可闻及3级收缩期杂音，主动脉瓣区可闻及舒张期杂音。舌红暗稍胖大，边有齿痕，苔薄黄，脉弦结代无力。上方去僵蚕加生龙骨30g（先煎）。7剂，水煎服，日1剂，早晚分服。

三诊（2011年7月27日）：患者服上药后咳嗽、咳痰、眩晕症状消失，心悸、气短、胸闷、眩晕、神疲懒言、自汗、失眠较前减轻，四肢关节疼痛。查体：血压126/52mmHg，双肺（－），心率84次/分，心律不齐，期前收缩2～3次/分，心尖可闻及3级收缩期杂音，主动脉瓣区可闻及舒张期杂音。舌红暗稍胖大，边有齿痕，苔薄黄，脉弦结代无力。上方去桔梗、天麻，加延胡索12g，丹参15g。7剂，水煎服，日1剂，早晚分服。

四诊（2011年8月3日）：患者服上药后心悸、胸闷，懒言症状消失，气短，疲倦，失眠，自汗，四肢关节疼痛较前减轻，二便调，纳可。查体：血压128/56mmHg，双肺（－），心率82次/分，律不齐，期前收缩1～2次/分，心尖区可闻及3级收缩期杂音，主动脉瓣区可闻及舒张期杂音。舌红暗稍胖大，苔薄黄，脉弦代细。上方去桑叶，加仙鹤草30g。7剂，水煎服，日1剂，早晚分服。

五诊（2011年8月11日）：患者服上药后气短、疲倦、自汗症状消失，失眠，四肢关节疼痛较前减轻。查体：血压124/52mmHg，双肺（－），心率80次/分，律齐，心尖区可闻及3级收缩期杂音，主动脉瓣区可闻及舒张期杂音。舌红暗稍胖大，苔薄黄，脉弦细。动态心电图检查示窦性心律，偶发房性期前收缩，偶发室性期前收缩，ST–T段改变。上方去炒白术，加鸡血藤15g，青风藤15g，14剂，水煎服，日1剂，早晚分服。上方患者服用28剂，随访3个月，房颤未复发。

按语：患者为中年男性，罹患心病日久，外加工作劳累，久劳伤脾，中气虚弱，健运失司，痰湿内停，复因饮食不节，肥甘迭进，外来之痰湿源源不绝，更损脾气，心气亏虚，血行无力，痰湿阻脉，心脉不通，瘀血痹阻，则发心悸、胸闷。痰瘀互结，留滞经络，浊邪着而不去，营卫津液化生受阻，脏腑经络失养，则为患无穷。治疗当补益心脾固其本、化痰通瘀泄其浊。方中重用生黄芪30g大补心脾之气，使气旺则血行。白术、茯苓健脾祛湿，半夏燥湿化痰，甘松理气和胃，丹参、穿山龙活血化瘀通络。知母清心除烦。痰瘀浊邪久伏血脉，日久化热动风，上扰神明，故眩晕、惊悸不安。故加僵蚕、蝉蜕、天麻、桑叶以清久郁之痰火，息风定悸以安神。以防余邪蕴伏，伺机而发，此乃荡寇务尽之法。

7. 持续性房颤，风心病，二尖瓣、主动脉瓣关闭不全，阴虚血瘀、心神失养案

马某，男，58岁。2010年5月16日初诊。

主诉：阵发心慌2个月，加重1周。

病史：患者于2个月前因劳累后出现阵发心悸，气短，胸闷，随就诊于当地医院，心电图示房颤，偶发室性期前收缩，ST-T段改变，诊断为心律失常，房颤，偶发室性期前收缩。经多方诊治症状未能缓解。1周前上述症状再次出现并较前加重。遂来我院就诊。来诊症见：阵发心悸，胸闷，气短，动则加重，气喘，头晕，口干咽干，大便干，小便量少，失眠，腹胀，四肢关节疼痛。舌红嫩少津，舌面瘀斑，苔薄黄而少，脉细结代。既往史：风湿性心脏瓣膜病23年，药物保守治疗。查体：血压108/62mmHg，双肺（-），心率113次/分，心律绝对不齐，心音强弱不等，心尖区可闻及3级收缩期杂音，主动脉瓣1、2听诊区可闻及舒张期杂音，双下肢无水肿。实验室检查：心电图示房颤，偶发室性期前收缩，ST-T段改变；24小时动态心电图检查示异位心律，房颤，频发室性期前收缩，频发室上性期前收缩，阵发性室上性心动过速，ST-T段改变；超声心动图检查示LA51mm，RA56mm，LV57mm，RV 24mm，双房增大，主动脉瓣轻度狭窄伴中度反流（中度关闭不全），二尖瓣中度反流（中度关闭不全），三尖瓣少量反流，肺动脉中度高压；甲状腺功能检验（-）。

西医诊断：①心律失常，持续性房颤，频发室性期前收缩，频发室上性期前收缩，阵发性室上性心动过速；②风湿性心脏瓣膜病，二尖瓣中度关闭不全，主动脉瓣轻度狭窄伴中度关闭不全，三尖瓣轻度关闭不全，心功能Ⅰ级（NYHA分级）。

中医诊断：心悸。

辨证：阴虚血瘀，心神失养。

治法：养阴活血，宁心安神。

处方：北沙参12g，玄参15g，麦冬12g，炒酸枣仁30g，丹参15g，生地黄12g，百合12g，桃仁12g，红花12g，枳壳12g，火麻仁15g，茯苓30g，蝉蜕12g，僵蚕12g。7剂，水煎服，日1剂，早晚分服。

二诊（2010年5月24日）：患者服上药后大便干燥困难、小便量少、腹胀症状消失，心悸、胸闷、气短、气喘、头晕、口渴咽干、四肢关节疼痛、失眠较前改善。舌红嫩少津，舌面瘀斑，苔干黄而少，脉细结代。查体：血压114/60mmHg，双肺（–），心率96次/分，心律不齐，期前收缩2～3次/分，心尖区第一心音低钝，可闻及3级收缩期杂音，主动脉瓣1、2听诊区可闻及舒张期杂音，双下肢无水肿；心电图示窦性心律，频发室性期前收缩，ST–T段改变。上方去枳壳，加当归12g。7剂，水煎服，日1剂，早晚分服。

三诊（2010年5月31日）：患者服上药后胸闷、气喘、心悸症状消失，气短、头晕、口渴、咽干、失眠、四肢疼痛较前缓解，纳可，二便调。舌红嫩少津，舌面瘀斑，苔薄黄，脉细弱。查体：血压110/58mmHg，双肺（–），心率90次/分，律齐，心尖区第一心音低钝，可闻及3级收缩期杂音，主动脉瓣1、2听诊区可闻及舒张期杂音。上方去蝉蜕、僵蚕、北沙参，加天麻12g，延胡索12g。7剂，水煎服，日1剂，早晚分服。

四诊（2010年6月7日）：患者服上药后头晕、咽干消失。气短，口渴，失眠四肢疼痛较前减轻，纳可，二便调。舌红嫩，舌面瘀斑，苔干黄。查体：血压126/62mmHg，双肺（–），心率86次/分，律齐，心尖区第1心音低钝，可闻及3级收缩期杂音，主动脉瓣1、2听诊区可闻及舒张期杂音，双下肢无水肿。上方去天麻、火麻仁，加太子参12g。7剂，水煎服，日1剂，早晚分服。

五诊（2010年6月14日）：患者服上药后口渴、四肢疼痛症状消失，偶有气短、失眠，大便干，小便调，纳可。舌红嫩，苔薄白，脉弦细。查体：血压120/58mmHg，双肺（–），心率84次/分，律齐，心尖区第1心音低钝，可闻及3级收缩期杂音，主动脉瓣1、2听诊区可闻及舒张期杂音，双下肢无水肿。动态心电图检查示窦性心律，偶发室性期前收缩，偶发房性期前收缩，ST–T段改变。上方去麦冬、百合，加柏子仁15g。7剂，水煎服，日1剂，早晚分服。患者后续服上方28剂，临床症状基本消失。

按语：患者为中年男性，近花甲之年，气阴自半，复因久病药食所伤，心气心阴不断损耗，日久心阴匮乏，阴不制阳，虚热渐生，热扰心神，发为心悸。阴液不足，心血无以充养，血行缓慢而致瘀，瘀阻心脉，心血不生，阴虚血瘀互为因果，相互促进，导致疾病缠绵难愈。故以北沙参、玄参、麦冬、生地黄、百合滋阴清热以固其本；酸枣仁酸甘化阴，养血安神；丹参、桃仁、红花活血化瘀。蝉蜕、僵蚕平肝潜阳、息风定悸以治其标。后续复诊标实之症渐去，本虚之象凸显，调以益气养阴固本之法，并因机立法，随症化裁，终获良效。

8. 持续性房颤，风心病，二尖瓣、主动脉瓣关闭不全，气滞血瘀、痹阻心络案

童某，女，55岁。2010年2月5日初诊。

主诉：阵发心慌、胸闷2个月，加重5天。

病史：患者于2个月前因劳累后突发心悸，气短，胸闷，于当地医院就诊，心电图示房颤，偶发室性期前收缩，ST–T段改变。诊断为心律失常、房颤、偶发室性期前收缩。在当地医院多次住院就诊，效果不理想。5天前心慌胸闷再次发作，较前加重伴眩晕、失眠，遂来我院就诊。来诊症见：阵发心悸，胸闷，气短，两胁胀痛，喜叹息，眩晕，大便干燥难解，腹胀，食欲不振，呃逆，失眠，多梦，急躁易怒，四肢关节疼痛，双下肢麻木。舌暗红，有瘀斑，苔薄黄，脉弦代促。既往风湿性心脏瓣膜病21年，药物保守治疗。查体：血压132/80mmHg，双肺（–），心率115次/分，心律绝对不齐，心音强弱不等，心尖区可闻及2级收缩期杂音，主动脉瓣1、2听诊区可闻及舒张期杂音，肝脾不大，双下肢水肿。辅助检查：甲状腺功能（–）；生化检验示甘油三酯2.56mmol/L；动态心电图检查示房颤，频发室性期前收缩，偶发室上性期前收缩，Ⅱ度房室传导阻滞，ST–T段改变；超声心动图检查提示LA38mm，LV61mm，RA23mm，RV 25mm，LVEF51.6%，FS27.5%，主动脉瓣狭窄（轻度）并关闭不全（重度），二、三尖瓣关闭不全（中度），肺动脉高压（轻度），左室舒张功能减退。

西医诊断：①心律失常，持续性房颤，频发室性期前收缩，偶发室上性期前收缩，Ⅱ度房室传导阻滞；②风湿性心脏瓣膜病，二尖瓣关闭不全（中度），主动脉瓣狭窄（轻度）并关闭不全（重度），心功能Ⅱ级（NYHA分级）；③高脂血症。

中医诊断：心悸。

辨证：气滞血瘀，痹阻心络。

治法：理气活血，通络养心。

处方：柴胡 10g，枳壳 12g，炒白术 12g，白芍 15g，丹参 15g，延胡索 12g，僵蚕 12g，蝉蜕 12g，川芎 9g，当归 12g，鸡血藤 15g，茯苓 30g，穿山龙 30g。7 剂，水煎服，日 1 剂，早晚分服。

二诊（2010 年 7 月 13 日）：患者服上药后，大便干燥、腹胀、食欲不振症状消失。心悸、胸闷、气短、胁胀、喜叹息、眩晕、失眠、急躁易怒、多梦、四肢关节疼痛、双下肢麻木、呃逆均较前减轻。偶有口干渴，小便调。舌红暗有瘀斑，苔薄黄。脉弦细代数。查体：血压 136/78mmHg，双肺（–），心率 94 次 / 分，心律不齐，期前收缩 4 ～ 5 次 / 分，心尖区可闻及 3 级收缩期杂音，主动脉瓣听诊区可闻及舒张期杂音，三尖瓣可闻及 2 级收缩期杂音，双下肢无水肿。上方去枳壳、柴胡，加炒栀子 6g。7 剂，水煎服，日 1 剂，早晚分服。

三诊（2010 年 7 月 21 日）：患者服上药后，双下肢麻木，两胁胀，喜叹息，急躁易怒，胸闷症状消失。心悸、气短、眩晕、失眠多梦，四肢关节疼痛较前减轻，纳可，二便调。查体：血压 130/74mmHg，双肺（–），心率 90 次 / 分，心律不齐，期前收缩 2 ～ 3 次 / 分，心尖区可闻及 3 级收缩期杂音，主动脉瓣 1、2 听诊区可闻及舒张期杂音，三尖瓣可闻及 2 级收缩期杂音，双下肢无水肿。舌红暗有瘀点，苔薄黄，脉弦数代。上方去川芎，加地龙 12g，琥珀粉 3g（冲服）。7 剂，水煎服，日 1 剂，早晚分服。

四诊（2010 年 7 月 29 日）：患者服上药后心悸、气短、多梦症状消失，眩晕、失眠、四肢关节疼痛较前减轻，纳可，二便调。查体：血压 126/88mmHg，双肺（–），心率 86 次 / 分，律齐，P2>A2，心尖区可闻及 3 级收缩期杂音，主动脉瓣 1、2 听诊区可闻及舒张期杂音，三尖瓣可闻及 2 级收缩期杂音。舌红暗，有瘀点，苔薄黄，脉弦细。心电图示窦性心律，ST–T 段改变；动态心电图检查示窦性心律，偶发室性期前收缩，ST–T 段改变。上方加天麻 12g。7 剂，水煎服，日 1 剂，早晚分服。随后上方连续服用 28 剂，以巩固疗效。

按语：患者为中年女性，长期情怀不遂、忧思郁怒，肝气郁结，气滞血瘀，心脉痹阻，发为心悸。病起肝郁，瘀血为果，治疗当以疏肝理气、活血行瘀为法。以柴胡、枳壳、川芎、当归为主药，取血府逐瘀汤之义化裁，活血化瘀、行气止痛。加丹参、延胡索、穿山龙增强行气活血之功，荡涤脏腑经络瘀血。加白芍、鸡血藤养血活血之品，使活血而不伤血。见肝之病，知肝传脾，当先实脾，加白术、茯苓健脾。气郁日久，化火生风，故加僵蚕、蝉蜕平肝潜阳、息风定悸。诸药合用，使气血畅达、经络通利、热退风息、阴阳平和、心神安宁而病愈。

9. 持续性房颤，风心病，二尖瓣、主动脉瓣、三尖瓣关闭不全，心肾阳虚、瘀血阻滞案

钱某，男，66岁。2016年6月5日初诊。

主诉：阵发心慌5个月余，加重7天。

病史：患者5个月前因劳累后阵发心悸，气短，胸闷。就诊于当地医院，心电图示房颤，偶发室性期前收缩，ST-T段改变，诊断为心律失常，房颤，偶发室性期前收缩，经多家医院就诊，病情时有反复。7天前因劳累后再次发作，并伴头晕、气喘，遂来我院就诊。来诊症见：心悸，胸闷，气短，气喘动则加重，眩晕，头痛，以头顶为著，失眠，神疲乏力，畏寒，四肢怕冷，腹胀，食欲不振，小便清长，大便溏。舌淡暗胖大，舌面瘀斑，边有齿痕，苔薄白，脉沉结代促。既往史：风湿性心脏瓣膜病史36年余。查体：血压108/62mmHg，双肺（-），心率123次/分，心律绝对不齐，心音强弱不等，心尖区可闻及2级收缩期杂音，主动脉瓣1、2听诊区可闻及舒张期杂音，三尖瓣区可闻及2级收缩期杂音，肝脾不大，双下肢无水肿。实验室检查：心电图示房颤，频发室性期前收缩，阵发性室上性心动过速，Ⅱ度房室传导阻滞，ST-T段改变。24小时动态心电图检查示房颤，频发室性期前收缩，阵发性室上性心动过速，Ⅱ度房室传导阻滞，ST-T段改变；超声心动图检查示LA51mm，LV61mm，LVEF62%，FS33%，RA27mm，RV 23mm，二尖瓣脱垂，二尖瓣关闭不全（重度），双房扩大，左室增大，三尖瓣反流（重度），主动脉瓣关闭不全（中度），肺动脉高压（轻度）；甲状腺功能（-）。

西医诊断：①心律失常，房颤，频发室性期前收缩，阵发性室上性心动过速，Ⅱ度房室传导阻滞；②风湿性心脏瓣膜病，二尖瓣脱垂并关闭不全（重度），主动脉瓣关闭不全（中度），三尖瓣关闭不全（重度），心功能Ⅰ级（NYHA分级）；③肺动脉高压（轻度）。

中医诊断：心悸。

辨证：心肾阳虚，瘀血阻滞。

治法：温阳益气，活血定悸。

处方：桂枝9g，生黄芪30g，炒白术12g，桔梗12g，仙茅12g，淫羊藿15g，茯苓30g，桑白皮30g，柴胡10g，丹参15g，桃仁12g，红花12g，玉米须15g。7剂，水煎服，日1剂，早晚分服。

二诊（2016年6月13日）：患者服上药后腹胀、食欲不振、气喘，便溏症状消失。心悸、气短、胸闷、眩晕、神疲乏力、畏寒、四肢怕冷、失眠、头痛等较前减轻。舌淡暗胖大，舌面瘀斑，边有齿痕，苔薄白，脉沉弦促代。查体：血压122/58mmHg，双肺（-），心率112次/分，心律绝对不齐，心音强弱不等，心尖区可闻及2级收缩期杂音，主动脉瓣1、2听诊区可闻及舒张期杂音，三尖瓣区可闻及2级收缩期杂音，双下肢无水肿。上方去桔梗、柴胡，加川芎9g，白芷30g。7剂，水煎服，日1剂，早晚分服。

三诊（2016年6月21日）：患者服上药后头痛、胸闷较前消失，心悸、气短、神疲乏力、畏寒、四肢怕冷、失眠较前减轻。舌淡暗胖大，舌面瘀点，边有齿痕，苔薄白，脉沉弦促代。二便调，纳可。查体：血压126/54mmHg，双肺（-），心率104次/分，心律绝对不齐，心音强弱不等，心尖区可闻及3级收缩期杂音，主动脉瓣1、2听诊区可闻及舒张期杂音，三尖瓣区可闻及2级收缩期杂音，双下肢水肿（-）。上方加葎草12g，仙鹤草30g，蝉蜕12g。7剂，水煎服，日1剂，早晚分服。

四诊（2016年6月28日）：患者服上药后心悸、气短症状消失，畏寒、四肢怕冷、失眠、眩晕、疲倦乏力较前减轻。查体：血压120/52mmHg，双肺（-），心率92次/分，心律绝对不齐，期前收缩2～3次/分，P2>A2，心尖区可闻及3级收缩期杂音，主动脉瓣1、2听诊区可闻及舒张期杂音，三尖瓣区可闻及2级收缩期杂音，双下肢水肿（-）。纳可，二便调。舌淡暗，舌体稍胖大，舌面瘀点，苔薄白，脉沉弦代。上方去白芷、玉米须，加天麻12g。7剂，水煎服，日1剂，早晚分服。

五诊（2016年7月6日）：患者服上药后畏寒、眩晕、四肢怕冷症状消失，偶有神疲乏力，失眠，二便调，纳可。舌淡暗稍胖大，舌面瘀点，苔薄白，脉弦滑。查体：血压128/56mmHg，双肺（-），心率80次/分，律齐，P2>A2，心尖区可闻及3级收缩期杂音，主动脉瓣1、2听诊区可闻及舒张期杂音，三尖瓣区可闻及2级收缩期杂音。心电图示窦性心律，ST-T段改变；24小时动态心电图检查示窦性心律，偶发室性期前收缩，偶发房性期前收缩，ST-T段改变。上方去天麻、仙茅、淫羊藿、蝉蜕，加生龙骨30g（先煎）。7剂，水煎服，日1剂，早晚分服。患者上方随后加减继服4周，5个月未见房颤复发。

按语：风湿性心脏病后期合并心功能不全易出现低血压合并快速心室率，为房颤控制心室率带来了挑战。从中医角度认识风心病晚期状态多考虑久病耗伤阳气，损及根本，相火不能守其位，阳气浮越，出现心动过速的现象。本案患者除心悸、胸闷外，伴见神疲乏力、畏寒、四肢怕冷等阳气虚衰之象，阳虚不能化气，阴积成形，故见心脏扩大。治疗当标本同治，意在急挽将脱之阳，以桂枝、黄芪辛甘发散，温上焦心肺；仙茅、淫羊藿龙潜海底，养命门真火。妙用茯苓、玉米须，遵叶氏“通阳不在温，而在利小便”之意，交通上下，以复其阳。桑白皮、桔梗调肺以助行水，余药兼顾活血。后因阳气来复，则考虑房颤风邪作祟，随证加减，渐入风药，宁心止悸。

10. 持续性房颤，风心病，主动脉瓣狭窄，心气不足、痰瘀互阻案

刘某，女，62岁。2015年5月26日初诊。

主诉：阵发心慌，胸闷4个月，加重1周。

病史：患者4个月前因劳累后突发心悸，气短，胸闷，于当地医院就诊。心电图示房颤；24小时动态心电图检查示房颤，频发室性期前收缩，诊断为心律失常，房颤，频发室性期前收缩。经多家医院诊治，效果不理想。1周前上述症状再次发作，伴眩晕、乏力，遂来我院就诊。来诊症见：心悸，气短，气喘，胸闷，动则加重，眩晕，乏力，自汗，胸痛，两胁胀痛，腹胀纳差，小便调，大便困难。舌淡暗稍胖，舌面瘀点，苔薄白，脉弦细代促。既往史：风湿性心脏瓣膜病，主动脉瓣狭窄病史10年。查体：血压108/66mmHg，双肺呼吸音清，两肺底散在细小湿啰音，无干啰音，心率113次/分，心律绝对不齐，心音强弱不等。主动脉瓣听诊区可闻及2级收缩期吹风样杂音，肝脾不大，双下肢有水肿。辅助检查：心电图示房颤；24小时动态心电图检查示房颤，频发室性期前收缩；超声心动图检查示LA39mm，LV44mm，RV19mm，LVEF44%，FS26%，右房增大，主动脉瓣瓣环增厚，回声增强，开放受限。前向血流速度加快5.5m/s，二尖瓣、三尖瓣、主动脉瓣可见少量反流，肺动脉

压 56mmHg；N 端 B 型脑钠肽前体 1915pg/mL，甲状腺功能检验（–），甘油三酯 3.21mmol/L。

西医诊断：①心律失常，房颤，频发室性期前收缩；②风湿性心脏瓣膜病，主动脉瓣狭窄；③肺动脉高压（轻度）；④心功能不全，心功能Ⅱ级（NYHA 分级）。

中医诊断：心悸。

辨证：心气不足，痰瘀互阻。

处方：生黄芪 30g，炒白术 12g，法半夏 9g，穿山龙 30g，全瓜蒌 15g，丹参 15g，桑叶 9g，茯苓 30g，泽泻 15g，甘松 12g，蝉蜕 12g，僵蚕 12g，生龙骨 30g（先煎）。7 剂，水煎服，日 1 剂，早晚分服。

二诊（2015 年 6 月 3 日）：患者服上药后，气喘、腹胀、自汗症状消失，心悸、气短、眩晕、乏力、胸痛、两胁胀痛，纳差，大便困难较前减轻。舌淡暗稍胖，舌面瘀点，苔薄白，脉弦细代。查体：血压 114/78mmHg，双肺（–），心率 96 次 / 分，心律不齐，期前收缩 3 ～ 4 次 / 分，P2>A2，主动脉瓣可闻及 2 级收缩期喷射样杂音，双下肢水肿（–）。上方去桑叶，加枳壳 12g，郁金 12g。7 剂，水煎服，日 1 剂，早晚分服。

三诊（2015 年 6 月 11 日）：患者服上药后大便困难、心悸、两胁胀痛，腹胀症状消失，气短、胸闷、眩晕、乏力、纳差较前减轻，小便调。舌淡暗稍胖，舌面瘀点，苔薄白，脉弦细。查体：血压 106/70mmHg，双肺（–），心率 84 次 / 分，律齐，P2>A2，主动脉瓣可闻及 2 级收缩期粗糙杂音，双下肢水肿（–）。上方去枳壳、蝉蜕、僵蚕，加延胡索 12g，天麻 12g。7 剂，水煎服，日 1 剂，早晚分服。

四诊（2015 年 6 月 18 日）：患者服上药后眩晕、胸闷症状消失，气短乏力、纳差减轻。眠可。二便调。舌淡暗稍胖，苔薄白，脉弦细。查体：血压 118/74mmHg，双肺（–），心率 80 次 / 分，律齐，P2>A2，主动脉瓣可闻及 2 级收缩期粗糙杂音（–），双下肢水肿（–）。上方去生龙骨，加淡豆豉 12g。7 剂，水煎服，日 1 剂，早晚分服。

五诊（2015 年 6 月 26 日）：患者服上药后纳差，乏力症状消失，偶有气短，眠可，二便调。舌淡暗稍胖大，苔薄白，脉弦细。查体：血压 112/72mmHg，双肺（–），心率 80 次 / 分，律齐，P2>A2，主动脉瓣可闻及 2 级收缩期粗糙杂音（–）。上方去淡豆豉、天麻，加五味子 9g。7 剂，水煎服，日 1 剂，早晚分服。动态心电图检查示窦性心律，偶发室性期前收缩，ST-T 段改变。患者上方前后加减变化服用 28 剂，以巩固疗效。随访 5 个月房颤未复发。

按语：本案患者为老年女性，患有风湿性心脏病，加之常年劳累，耗伤心气，心气不足，无力推动血液运行，血行不畅，而成血瘀；水湿聚而成痰，痰瘀互阻于心，而致房颤日久不化。心气不足为本，痰瘀互阻为标，同时有气机郁结，痰瘀郁久化火，内风引动，肝阳上亢等因素。治疗当立足根本，扶正祛邪，标本兼顾。方中重用生黄芪，加炒白术补心气之不足；以茯苓、半夏、泽泻、瓜蒌祛湿化痰；因痰瘀日久引动内风，故用穿山龙祛风除湿，僵蚕化痰息风止颤，蝉蜕、生龙骨祛风、平肝、镇惊；脉促为风中有热象，故桑叶平肝、疏散风热；丹参活血化瘀，故全方诸药共奏补益心气、活血化痰、宁心定悸之功。二诊、三诊因痰瘀阻滞气机较重，又加强了行气之功，气行则血行。后期出现气短，又加五味子收敛固涩、益气宁心。本案治疗时针对病机演变，灵活运用“补气、行气、敛气”，着力逐层攻破病理要素，攻补兼施，效如桴鼓。

11. 永久性房颤，风心病，二尖瓣、主动脉瓣、三尖瓣关闭不全，肝胃郁热、肝风内动案

周某，女，76 岁。2022 年 4 月 12 日初诊。

主诉：间断心慌 50 余年，再发伴加重 5 年。

病史：患者 1965 年起无明显诱因出现心慌，未予重视。体检时发现心脏有杂音，就诊于当地医院，诊治经过不详，诊断为风湿性心脏病，对症治疗后好转。后心慌间断发作，未规律治疗。2016 年无明显诱因再次出现心慌，持续不缓解，就诊于外院急诊科，诊断为房颤，予对症治疗，14 小时后复律。2019 年 2 月无明显诱因心慌再次发作，至外院急诊，考虑房颤发作，治疗 30 小时，未成功复律，转为永久性房颤。2019 年 3 月、4 月分别因心率快导致心衰，于北京某三甲医院住院治疗，予强心等治疗后好转。出院后规律口服酒石酸美托洛尔片 25mg（2 次 / 日），达比加群酯胶囊 110mg（2 次 / 日），螺内酯片 20mg（1 次 / 日），地高辛 0.125mg（1 次 / 日），心率控制不佳，仍时有心慌，现为求进一步中西医结合治疗来诊。来诊症见：间断心慌、胸闷，乏力，气短，全身游走性疼痛。心烦，腹痛，腹胀，反酸，眠差，入睡困难，纳差，夜尿频，5 ～ 6 次 / 晚，大便正常。舌红暗胖大，边有齿痕，苔薄白，脉沉弦细滑。既往高血压 3 级（很高危），目前口服酒石酸美托洛尔片、螺内酯

片，暂未服用其他降压药物，血压未规律监测。辅助检查：生化检验示葡萄糖5.89mmol/L，尿酸324μmol/L，总胆固醇4.99mmol/L，甘油三酯1.8mmol/L，低密度脂蛋白3.33mmol/L；2019年2月超声心动图检查示LVEF57%，左右心房扩大，主动脉轻度狭窄、中度关闭不全，二尖瓣轻度狭窄、中度关闭不全，三尖瓣中量反流。

西医诊断：①永久性房颤；②风湿性心脏病，二尖瓣、主动脉瓣轻度狭窄，二尖瓣、主动脉瓣、三尖瓣中度关闭不全。

中医诊断：心悸。

辨证：肝胃郁热，肝风内动。

治法：清肝和胃，平肝息风。

处方：黄连6g，制吴茱萸3g，法半夏9g，天麻12g，甘松12g，桑白皮30g，茯苓30g，地龙12g，炒僵蚕12g，蝉蜕12g，炒莱菔子15g。28剂，水煎服，日1剂，早晚分服。

二诊（2022年5月10日）：患者诉心慌程度较前减轻，反酸、腹痛减轻。近1周自测血压不稳定，收缩压最高达170mmHg，仍乏力，口干，全身游走性疼痛。眠差，彻夜难眠，白天头目昏沉，咳嗽咳黄痰，纳差，大便可，夜尿频，4～5次/晚，近期眼干。舌红暗胖大，边有齿痕，苔薄白，脉沉弦细。前方去制吴茱萸、黄连加玄参15g，北沙参12g。继服28剂。

三诊（2022年6月14日）：患者诉心慌程度较前明显缓解，自测血压145/85mmHg，口干较前减轻，未再诉腹痛，睡眠较前改善，每天可睡5～6小时，咳嗽减轻，痰色转淡，诉仍有心烦，全身游走性疼痛，舌红暗稍胖大，苔薄白，脉沉弦细。前方加黄连6g，丹参15g，地骨皮30g，桔梗12g，白芍12g。继服28剂。

按语：风心病瓣膜受损继发房颤、心衰，需要降低心脏负荷。长期口服利尿剂易伤阴液，常见剥苔或镜面舌。然而患者以肝胃不和症状为主。考虑阴虚内热为本，肝胃郁热为标。用黄连、吴茱萸，取法左金丸，黄连多而吴茱萸少，引药入肝，取“中满者，泻之于内”之意。半夏与黄连配伍，能辛开而苦降，合吴茱萸之辛温更能开达气机，妙用莱菔子一味，降气导邪而出。天麻平镇肝阳、甘松醒理脾胃，又皆能息风。桑白皮、茯苓通利水道，地龙平肝息风通络，僵蚕、蝉蜕清透息风。二诊、三诊气机得复，则去连、萸之燥，从清热养阴入手。本案辨病机深浅之妙，察攻补先后之机，故收桴鼓之效。

12. 持续性房颤，风心病，主动脉瓣、二尖瓣置换术后，心衰，气虚水停、瘀血阻络案

叶某，男，74 岁。2022 年 5 月 27 日初诊。

主诉：间断胸闷气短 15 年余，加重伴心慌 1 个月。

病史：患者 15 余年前无明显诱因出现胸闷气短，无心悸胸痛，无一过性黑蒙，就诊于北京某三甲医院，诊断为风湿性心脏瓣膜病、房颤，并行二尖瓣、主动脉瓣机械瓣置换术，术后患者症状较前减轻，并规律口服华法林钠片抗凝治疗，自述虽胸闷气短时有反复，但服药休息后症状可逐渐缓解。1 个月前患者无明显诱因胸闷气短伴双下肢乏力日渐加重，为求进一步中西医治疗来院。来院症见：间断胸闷气短，心慌，活动后加重，双下肢乏力，记忆力减退，偶有胸痛，时有咳嗽咳痰，痰白质黏，无头晕头痛，无腹胀腹痛，纳差，寐多，夜尿频，3 ～ 4 次 / 晚，大便 2 日 1 行。舌质淡暗，苔白，脉沉弦。查体：双肺呼吸音清，未闻及干湿啰音，心率 100 次 / 分，心律不齐，第一心音强弱不等，二尖瓣、主动脉瓣听诊区可闻及金属开瓣音。双下肢无水肿。既往史：高血压病史 7 年余，最高血压 180/95mmHg，现规律口服沙库巴曲缬沙坦钠片 25mg（2 次 / 日）降压，血压波动在 80 ～ 100/60 ～ 70mmHg；2019 年 1 月因右肾恶性肿瘤于友谊医院行右肾癌根治术，术后于北京某医院继续治疗，曾先后口服培唑帕尼片、阿昔替尼片靶向治疗，现考虑术后术区、肝、右侧肾上腺转移；辅助检查：心梗三项（–）；血红蛋白 69.0g/L；N 端 B 型脑钠肽前体 6461pg/mL；心电图示心房颤动伴快速心室率，心室率 106 次 / 分；胸部 CT 片比较：双肺慢性支气管炎，右肺中叶索条（较前减少）；右肺上叶后段、下叶外侧基底段微结节；左心增大；胸部术后，主动脉瓣及二尖瓣人工瓣膜置换术后；肝脏右叶及腹腔内、右肾区占位，双肾上腺占位不除外，较前进展，建议进一步检查。超声心动图检查示 LVEF48%，主动脉瓣位及二尖瓣位人工机械瓣置换术后；左房增大；左室壁运动幅度略减低；主动脉瓣反流（轻度）；三尖瓣反流（轻度）；左室收缩功能减低。

西医诊断：①风湿性心脏病，主动脉瓣、二尖瓣机械瓣置换状态；②心律失常，心房颤动；③冠心病，稳定性心绞痛，心功能Ⅱ级（NYHA 分级）；

④高血压；⑤右肾恶性肿瘤术后。

中医诊断：心悸。

辨证：气虚水停，瘀血阻络。

治法：益气温阳，活血利水。

处方：黄芪泻肺饮合猪苓汤加减。

药用：生黄芪 30g，人参 10g，当归 15g，茯苓 30g，猪苓 12g，陈皮 12g，丹参 20g，桂枝 15g，山茱萸 15g，山药 15g，白术 15g，穿山龙 15g，香加皮 6g，黄精 15g，柏子仁 9g，法半夏 9g。14 剂，水煎服，日 1 剂，早晚分服。

二诊（2022 年 6 月 11 日）：上方服用 2 周后患者胸闷气短、心慌、活动后加重症状缓解，双下肢乏力好转，可行走，胸痛消失，纳差，寐多，大便 2 日 1 行，质可，夜尿频，3 ～ 4 次 / 晚。舌质淡暗，苔白，脉沉弦。四诊合参考虑证属气虚血瘀，瘀毒内阻。治法：益气活血，通络散结。方药：芪丹通心汤合通络散结解毒方加减。药用：生黄芪 30g，丹参 15g，炒白术 15g，茯苓 15g，黄精 12g，浙贝母 12g，甘松 12g，僵蚕 12g，蝉蜕 12g，藤梨根 15g，露蜂房 6g，穿山龙 12g，法半夏 9g，柏子仁 12g。14 剂，水煎服，日 1 剂，早晚分服。

三诊（2022 年 6 月 25 日）：此方服用两周后，患者心慌基本缓解，纳可，仍有活动后气短乏力，继服两周后睡眠好转，乏力气短好转。

按语：患者为老年男性，正气渐亏，加之久病不愈，肿瘤内耗精血，故气血匮乏，气虚则津液不行，停而为饮，饮邪上凌心肺，故胸闷气短心慌；气不化精，四末失养，故乏力；气不行血，瘀血阻络，则胸部疼痛。本案以气虚为本，水饮、瘀血为标。且本案患者为恶性肿瘤合并心脏机械瓣膜置换术后状态，久病气虚为症结所在，治疗当以益气培元贯穿始终，兼以活血利水、散结解毒之法，方以黄芪泻肺饮合猪苓汤，大补元气、荡涤水饮。饮邪衰退，调以芪丹通心汤合通络散结解毒方，以益气活血、解毒散结，方中藤梨根具有诱导癌细胞凋亡、防止正常细胞突变、抗肿瘤转移、调节人体免疫功能、影响癌基因表达、抗肿瘤对化疗药物的耐药、抗肿瘤血管生成等药理作用。露蜂房，甘平，归胃经，具有攻毒杀虫、祛风止痛的作用，临床应用可消肿散结、攻毒杀虫、祛风息风、益肾抗癌。

13. 持续性房颤，风心病，二尖瓣狭窄，气阴两虚、风动扰心案

杨某，男，62岁。2022年6月7日初诊。

主诉：间断心慌、胸闷1周。

病史：1周前患者自觉心慌、胸闷憋气，就诊于阜外医院急诊，查心电图示心房颤动，现患者为求进一步系统诊治来院。来诊症见：间断胸闷憋气，心慌气短乏力，无胸痛及肩背放射痛，无头晕头痛，偶咳嗽咳白痰，偶口干口苦，无腹痛腹泻，纳眠一般，二便尚调，偶便干。既往1976年因低热、胸闷憋气就诊于阜外医院诊断为风湿性心脏病，予抗感染、营养心肌等治疗，后患者定期复查心脏彩超，未规律用药；高血压10年，最高达150～160/80～90mmHg；高甘油三酯血症病史10年；高尿酸血症病史40余年。查体：第一心音强弱不等，心率97次/分，心律不齐，可及二尖瓣听诊区收缩期3/6级杂音。舌淡暗，苔薄黄，脉弦细。辅助检查：心电图示心房颤动，心室率81次/分。生化检验示肌酐90μmol/L，钾4.35mmol/L，尿酸478μmol/L，凝血七项示INR2.27。

西医诊断：①风湿性心脏病，二尖瓣狭窄（轻－中度）；②心律失常，心房颤动，心功能2级（NYHA分级）；高血压2级（高危组）；③高脂血症；④高尿酸血症。

中医诊断：心悸。

辨证：气阴两虚，风动扰心。

治法：益气养阴，息风安神。

处方：芪珀生脉汤合柴胡桂枝龙骨牡蛎汤加减。

药用：柴胡12g，桂枝8g，龙骨30g，牡蛎30g，茯苓30g，泽兰12g，黄芪30g，熟地黄30g，甘松15g，甘草12g，丹参15g，党参15g，煅赭石20g，合欢皮15g，炒僵蚕12g，琥珀3g。14剂，水煎服，日1剂，早晚分服。

二诊（2022年6月22日）：上方服2周后患者心慌较前改善，间断胸闷憋气好转，无胸痛及肩背放射痛，无头晕头痛，偶咳嗽咳白痰，偶口干口苦，唇紫暗，纳眠一般，二便尚调，偶便干。舌紫暗，苔薄白，脉弦细。四诊合参考虑证属气阴两虚，瘀血阻络。治法：益气养阴，活血通脉。方药：芪丹通心汤合延丹理脉汤加减。药用：生黄芪30g，丹参15g，炒白术12g，当归12g，穿山龙30g，玫瑰花12g，党参15g，鸡血藤15g，葎草15g，三七粉3g（冲服），茯苓 15g，延胡索 12g，丹参 15g，全蝎 6g，甘松 12g，炒酸枣仁 30g。14 剂，水煎服，日 1 剂，早晚分服。

三诊（2022 年 7 月 7 日）：此方服 2 周后，患者无心慌，胸闷气短基本缓解，继服 2 周后睡眠好转，乏力气短好转。再次复查 24 小时动态心电图示窦性心律，总心搏数 94389 次 /24 小时，频发房性期前收缩 1259 次 /24 小时、短暂性的阵发性房性心动过速 3 次 /24 小时。

按语：患者花甲之年，气血渐衰，正气亏虚，故见气短乏力；正虚邪盛，风湿邪气入侵心脏瓣膜，导致痰浊、瘀血内阻，痰瘀互结，瓣膜增生、粘连，痰瘀阻于心胸部，则胸闷憋气；阴阳不调则不寐；气阴两虚、痰瘀互结证，治疗当以芪珀生脉汤合柴胡桂枝龙骨牡蛎汤。《伤寒论·辨太阳病脉证并治》："火逆下之，因烧针烦躁者，桂枝甘草龙骨牡蛎汤主之。"本方主治心阳受损，产生的烦躁症状，在桂枝甘草汤基础上，酌减桂枝用量，增加龙骨、牡蛎以重镇，主症由"心下悸"转为"烦躁"，治疗方面除温补心阳外，更加重收敛阳气、潜镇安神。后期予以芪丹通心汤和延丹理脉汤益气通阳、行气活血并用，补气虚理气，此时气滞、血瘀并见，故应行气活血并用，方中延胡索活血、行气、止痛为君药；而肝主生血，肝气郁结，肝血瘀滞则新血不生，丹参活血祛瘀又擅长清心养血；鸡血藤活血补血、调经止痛，二者配伍，活血补血、养血定悸共为臣药。甘松可理气宽中、开郁醒脾，配合玫瑰花疏肝活血解郁行气，三者为佐药，并与君药延胡索相须相使。全蝎配伍三七粉，专治房颤所致血瘀，以增强活血化瘀之力。

14. 阵发性房颤、风心病，二尖瓣、主动脉瓣关闭不全，痰瘀痹阻案

宋某，男，69 岁。2011 年 9 月 20 日初诊。

主诉：间断心慌 2 个月余。

病史：患者 2 个月前出现心慌，查心电图示心房颤动。就诊于当地，查超声心动图检查提示二尖瓣轻度狭窄合并重度关闭不全，主动脉瓣关闭不全，左室射血分数 71%。予华法林钠片口服治疗，服药 1 周后查 INR1.97，现患者为求进一步中医诊疗来诊。来诊症见：劳累及情绪波动后发作心慌、胸闷，3 ～ 5 分钟缓解，乏力气短，心烦，汗出，纳眠可，二便调。舌质暗红，舌体稍胖大，舌苔中黄，右弦滑结代。既往史：高血压 3 级；2 型糖尿病；高尿酸血

症；高脂血症病史，均未系统诊疗。辅助检查：超声心动图检查示 LA52mm，LV50mm，二尖瓣重度反流，二尖瓣轻度狭窄，左室舒张功能减低。动态心电图示总心搏 90234 次 /24 小时，最慢心率 45 次 / 分，平均心率 62 次 / 分，最快心率 123 次 / 分。阵发性房颤，ST–T 段改变。查体：血压 120/70mmHg，心率 78 次 / 分，房颤律，二尖瓣听诊区可闻及 3/6 收缩期吹风样杂音，腹部查体未见异常，双下肢无水肿。

西医诊断：①阵发性房颤；②风湿性心脏病，二尖瓣轻度狭窄伴重度关闭不全，主动瓣关闭不全；③高血压 3 级（很高危）；④ 2 型糖尿病；⑤高尿酸血症；⑥高脂血症。

中医诊断：心悸。

辨证：痰瘀痹阻，心脉不通。

治法：化痰祛瘀，畅达心脉，养心安神。

处方：黄连温胆汤合茯苓泽泻汤加减。

药用：黄连 6g，法半夏 9g，茯苓 30g，泽泻 30g，丹参 15g，炒酸枣仁 30g，桑白皮 15g，地骨皮 30g，生龙骨 30g（先煎），生牡蛎 30g（先煎），甘松 12g，怀牛膝 15g。7 剂，水煎服，日 1 剂，早晚分服。

二诊（2011 年 9 月 27 日）：患者自觉心慌胸闷较前改善，仍心烦，失眠，自汗，大便略溏。舌暗红，苔中黄腻，脉弦结代。查生化全项示甘油三酯 3.54mmol/L，总胆固醇 5.85mmol/L，高密度脂蛋白 0.91mmol/L，凝血七项示 INR2.31。超声心动图检查提示心脏瓣膜病，二尖瓣关闭不全（中度），主动脉瓣关闭不全（轻度），二尖瓣反流（少量）。上方去甘松、牛膝、龙骨、牡蛎，加白术 12g，蝉蜕 12g，苍术 15g，僵蚕 12g，穿山龙 30g 以健脾燥湿、清心除烦。继服 14 剂。

三诊（2011 年 10 月 10 日）：患者服药后自觉精神愉悦，无特殊不适。舌红嫩，暗稍减，苔中黄腻，脉弦滑。超声心动图检查示双房增大，室间隔增厚。二尖瓣狭窄并关闭不全，主动脉瓣钙化并反流，升主动脉轻度增宽。上方继服 14 剂。

四诊（2011 年 10 月 24 日）：患者自述服药期间气力增，精神好转，偶有胸闷气短咳嗽。舌红暗胖大，苔中黄腻，脉弦滑。予桑白皮 30g，桔梗 12g，茯苓 30g，泽泻 15g，炒白术 12g，法半夏 9g，丹参 15g，郁金 12g，延胡索

12g，地骨皮30g，僵蚕12g，地龙12g，黄连6g。14剂，水煎服，日1剂，早晚分服。此后患者每年坚持复诊2次，每次中药调理3个月，病情稳定。

按语：患者为老年男性，罹患风湿性心脏瓣膜病日久，其病因不外乎风寒湿邪内侵，或风湿热邪直犯。若为风寒湿邪侵犯，因寒为阴邪，易伤阳气，寒盛阳虚，则水液失于温运，凝滞成痰；且湿邪重浊黏滞，侵犯人体则留而不去，进而聚久生痰；另湿邪困阻脾阳，脾失健运，而成生痰之脏，痰湿之邪源源不绝，使病情迁延难愈。若本为风湿热邪直犯，则始感外邪即煎熬阴液，化生痰浊、痰热侵袭心体。心体损伤，心肌纤维受损、凝滞，开阖失调，血行不畅，使瘀血内生。且痰浊形成痹阻气机，使血行黏滞，进而由痰生瘀，夹瘀而病。痰瘀痹阻，心脉不畅，则心搏失紊，出现心悸；痰瘀久郁化热，扰乱心神，亦发心悸。故处方治以化痰祛瘀通痹之法，以温胆汤加减理气化痰、茯苓泽泻汤利水化饮合行气活血、清热（痰瘀实热、阴伤虚热）镇心安神之品组方，使痰饮水湿得化，由小便而出；气机调畅，推动血行，使瘀血破散；化痰行瘀使热无所生、所附，佐以清化痰热、湿热、虚热之品，以息风止颤；再以重镇安神之品、虫蚁之类破坚除积，抑制房颤发作。随症化裁，终获良效。

15. 持续性房颤，风心病，二尖瓣、主动脉瓣置换术后，痰火扰心案

张某，女，46岁。2021年11月14日初诊。

主诉：间断心慌1年余。

病史：患者1年前无明显诱因出现胸闷心慌，至北京某三甲医院就诊，经系统检查诊断为风湿性心脏病，二尖瓣狭窄，二尖瓣关闭不全，左房扩大，房颤，行二尖瓣+主动脉瓣置换术及射频消融术。术后仍间断心慌，于当地医院查心电图示房颤复发。为求中医治疗来诊。来诊症见：间断心悸，胸闷，时有头晕，持续1～2分钟好转，急躁易怒，纳眠可，二便调。舌红暗胖大，苔中黄，脉弦滑。既往史：脑梗死1年余。

西医诊断：①持续性心房颤动，射频消融术后；②风湿性心脏病，二尖瓣、主动脉瓣机械瓣置换术后；③陈旧性脑梗死。

中医诊断：心悸。

辨证：痰浊上蒙，痰火扰心。

治法：化痰清热，宁心安神。

处方：半夏白术天麻汤合泽泻汤加减。

药用：法半夏9g，炒白术12g，浙贝母6g，天麻12g，茯苓30g，泽泻15g，桑白皮15g，桔梗12g，葛根15g，穿山龙30g，丹参15g，黄连6g。14剂，水煎服，日1剂，早晚分服。

二诊（2021年11月28日）：服上方2周后患者间断心悸好转，头晕改善，乏力，急躁改善，多汗，二便调，舌脉如前。上方去桑白皮、桔梗、葛根，加延胡索12g，白芍12g，炒酸枣仁30g，苍术15g。继服14剂。

三诊（2021年12月12日）：服上方2周后患者活动后下肢乏力，双膝关节偶疼痛，蹲起时诱发，多汗，舌红暗稍胖大，苔中黄，脉弦滑。上方去炒酸枣仁、苍术、穿山龙，加益母草15g，怀牛膝12g，僵蚕12g，蝉蜕12g。继服14剂。

四诊（2021年12月26日）：患者诸症减轻，心悸、头晕消失。诉头部多汗，小便便意频，夜尿2～3次，舌脉如前。上方去怀牛膝、僵蚕、蝉蜕，加萆薢15g，穿山龙30g。继服14剂。

五诊（2022年1月9日）：患者诸症减轻，下肢疼痛已无，诉昨夜轻微头疼，舌脉如前。上方去天麻，加川芎9g。继服14剂。患者门诊坚持调理3个月之后，诸症消失，病情稳定。3个月后随访，无心慌等不适症状。

按语：此案患者为中年女性，素体较胖，“肥人多痰”，痰浊内蕴，久而化热，痰热上蒙于心，心失所养，发为心悸。治疗以半夏白术天麻汤合泽泻汤加减，当抓住痰热这一核心问题，以半夏燥湿化痰，合浙贝母、黄连清化痰热，桔梗宣肺、祛痰，三者共同清解蕴积于上焦久积胶结顽痰。痰热上扰于头则汗出，下注于下肢则疼痛，治疗总以化痰、清热统领各阶段，终使痰得化、心得安。

16. 阵发性房颤，风心病，二尖瓣置换术后，痰湿痹阻、水饮凌心案

连某，女，65岁。2021年10月10日初诊。

主诉：阵发心慌1年余。

病史：患者4年前于北京某三甲医院诊断为风湿性心脏瓣膜病，1年前因出现心慌于当地医院诊断为阵发性房颤。2021年4月26日于北京某三甲医院行二尖瓣置换术，术后仍时发心慌，为求中西医结合治疗来诊。来诊症见：阵

发心慌，胸闷，气短，偶有头晕，反酸烧心，手足发凉，怕冷乏力，活动后乏力，双下肢水肿，晨起有痰难咳，夜间可侧卧，口苦口干，纳眠可，小便频，大便费力（需用开塞露）。舌红暗稍胖大，苔中黄腻，脉弦滑代促沉。既往风湿性心脏病4年余；陈旧性脑梗死2年。辅助检查：超声心动图检查示LA46mm，LV48mm，LVEF42%，左心房增大，二尖瓣反流（重度），二尖瓣置换术后，左室舒张功能减退。

西医诊断：①阵发性房颤；②风湿性心脏病，二尖瓣置换术后；③陈旧性脑梗死。

中医诊断：心悸。

辨证：痰湿痹阻，水饮凌心。

治法：燥湿化痰，行气化水。

处方：桑白皮30g，葶苈子15g，黄连6g，法半夏9g，吴茱萸3g，肉桂3g，炒酸枣仁30g，炒白术12g，茯苓30g，泽泻15g，丹参15g，延胡索12g，穿山龙30g，枳壳12g，僵蚕12g。7剂，水煎服，日1剂，早晚分服。

二诊（2021年10月17日）：诉心悸减轻，偶胸闷，口干口苦，手脚怕冷，左肩膀疼痛，乏力，反酸腹胀，双下肢水肿，纳眠可，小便频，色黄，大便调。舌红暗，苔中黄，脉弦细代促。上方去吴茱萸、延胡索、穿山龙、枳壳、僵蚕、泽泻，加玉竹15g，浙贝母12g，生地黄12g，桔梗12g，柴胡9g，砂仁6g（后下），甘松12g。14剂，水煎服，日1剂，早晚分服。

三诊（2021年10月24日）：晨僵明显，肌肉酸痛，时心慌，活动时明显，气短，胃脘部不适，满闷撑胀，腰两侧红疹，瘙痒感，双侧小腹瘙痒感，有脱屑，口苦口干，痰多，咽部黏痰感，腰腿疼，双下肢水肿，左腿明显，怕冷减轻。纳眠可，小便频数，大便溏结不调，日1行。舌红暗，苔中黄，脉弦滑。上方去桔梗，加穿山龙30g，地骨皮20g，怀牛膝12g，生薏仁30g，苍术15g，紫草15g。继服14剂。患者门诊坚持调理3个月，诸症消失，病情稳定。3个月后随访，心慌未再发作。

按语：该案患者主要为心脏瓣膜疾病影响心肺血液运行，进行出现水液停滞，肺失宣降，痰湿瘀阻，心脉不通，发为房颤。治疗始终以泻肺利水、振奋心阳为主，同时化痰燥湿、活血化瘀，使阴邪得化，胸阳得张，血脉终归调和。加之病久耗气伤阴，内热由生，在复诊时加用养阴清热之品，同时桔梗载诸药上行，柴胡引大气自左上升，两药升达气机，提壶揭盖以利水。并根据患者病证祛湿、化痰、活血进行加减，促进心肺功能恢复，缓图良效。

17. 永久性房颤，风心病，二尖瓣狭窄，肺动脉高压，痰热瘀阻案

李某，女，63 岁。2021 年 4 月 30 日初诊。

主诉：持续心慌 10 年余。

病史：患者 10 年前无明显诱因出现心慌胸闷，伴乏力恶心，至当地医院就诊，查超声心动图检查、24 小时动态心电图，诊断为风湿性心脏瓣膜病、二尖瓣中度狭窄伴关闭不全、三尖瓣轻度关闭不全、肺动脉高压、持续性房颤，遂行二尖瓣球囊扩张术，术后症状稍缓解。后患者心悸乏力缓解不明显，至我院就诊。来诊症见：心悸、全身乏力、头晕、恶心，心前区胸闷，双侧胁肋部偶有刺痛，夜间口干口苦，偶有胃胀，纳少，小便黄，量少，无尿频尿急，大便干，2 ～ 3 日 1 行。舌暗红，苔中黄，脉弦细结代。既往史：糖尿病病史。辅助检查：心电图示房颤伴快速心室率；ST–T 段压低。超声心动图检查示风湿性心脏病，二尖瓣中重度狭窄伴轻度关闭不全，三尖瓣轻度关闭不全，左房增大（50mm），肺动脉高压（中度），房颤，左室射血分数：43%（2021 年 3 月 16 日）。

西医诊断：①持续性房颤；②风湿性心脏病，二尖瓣中重度狭窄合并关闭不全；③左房增大；④肺动脉高压。

中医诊断：心悸。

辨证：痰热瘀阻。

治法：清热化痰，息风定悸。

处方：桑白皮 30g，法半夏 9g，茯苓 30g，泽泻 12g，地骨皮 30g，僵蚕 12g，蝉蜕 12g，甘松 12g，穿山龙 15g，黄连 6g，玄参 15g，白芷 15g，蔓荆子 15g。7 剂，水煎服，日 1 剂，早晚分服。

二诊（2021 年 5 月 9 日）：患者诉服药后心悸发作较前频繁，持续时间 3 ～ 4 小时，全身乏力，头晕，恶心，心前区胸闷，双侧胁肋部偶有刺痛，夜间口干口苦，偶有胃胀，纳少，小便黄，量少，无尿频尿急，大便干，2 ～ 3 日 1 行。舌暗红，苔中黄，脉弦细结代。前方去半夏、穿山龙、白芷、蔓荆子，加丹参 15g，北沙参 12g，生龙骨 30g（先煎），生牡蛎 30g（先煎），枳壳

12g。继服21剂。

三诊（2021年5月30日）：患者诉服药后诸症减，阵发性心慌发作，日1～2次，乏力、头晕、恶心、烧心反酸、胸前区憋闷不适明显缓解，偶有紧缩感，偶有双侧游走性刺痛，口干，纳可入睡困难，小便黄，气味臭秽，排尿疼痛，大便1～2次/周。舌暗红，苔中黄，脉弦细。前方去枳壳加莱菔子15g，火麻仁12g。继服14剂。

按语：患者为中老年女性，心脏结构损伤伴功能的衰竭。全身乏力、头晕、恶心，为心之脏器功能不足，病理产物堆积，导致脏器负荷过重。胁肋部刺痛，为瘀血阻滞。《素问·灵兰秘典论》“心者，君主之官，神明出焉”“主不明则十二官危，使道闭塞而不通，形乃大伤”。初诊以祛除邪气，减轻心脏负荷为主。方中桑白皮、法半夏清肺化痰；茯苓、泽泻健脾祛湿化痰；黄连清热、地骨皮清透虚热；僵蚕、蝉蜕平肝潜阳息风化痰；甘松理气止痛、开郁醒脾；穿山龙通络活血止痛，玄参滋阴清热，白芷、蔓荆子改善头晕症状。二诊患者仍有口干、刺痛，调整方剂：去半夏之辛燥，予丹参以活血化瘀止痛、北沙参养阴、生龙骨、生牡蛎重镇潜阳、化痰散结，《丹溪心法》云“善治痰者，不治痰而治气，气顺则一身之津液亦随气而顺矣”，故予以枳壳理气化痰。三诊患者仍有便秘，恐病重药轻，去枳壳，予以莱菔子化痰顺气，火麻仁润肠通便。多方调理，诸症悉平。

18. 持续性房颤，风心病，二尖瓣、主动脉瓣、三尖瓣关闭不全，水瘀互结、上凌心肺案

刘某，女，74岁。2021年11月21日初诊。

主诉：间断心慌胸闷4年余，加重1个月。

病史：患者4年前无明显诱因出现心慌伴胸闷，就诊于外院，行24小时动态心电图示心房颤动，超声心动图检查示风湿性心脏病改变，心包积液，后于北京某三甲医院住院治疗，予抗心律失常、利尿等治疗后心慌、胸闷症状缓解，出院后长期规律口服酒石酸美托洛尔片25mg（1次/日）、氯沙坦钾片50mg（1次/日）、氢氯噻嗪片25mg（1次/日）、呋塞米片20mg（1次/日）、螺内酯片20mg（1次/日），胸闷、心慌症状消失后自行停药。患者近1个月开始反复发作心慌、胸闷，严重时于外院输液治疗，症状稍有缓解，为求中西

医结合治疗来诊。来诊症见：胸闷，心慌，动则加剧，休息可缓解，无胸痛；夜间不能平卧，口干，喜热饮，双下肢轻度凹陷性水肿，纳少，眠差，小便量少，大便调，日行1～2次。舌暗红稍胖大，苔中黄而少，脉弦细代无力。既往史：自身免疫性肝炎6年（目前肝功能正常）。辅助检查：超声心动图检查示符合风湿性心脏病改变；双房增大；心包积液（少量）；二尖瓣轻度狭窄伴重度关闭不全、主动脉瓣中－重度关闭不全、三尖瓣重度关闭不全；肺动脉高压（轻度）48mmHg；LA43mm，RA55mm，LV49mm，LVEF60%（2021年11月3日）。

西医诊断：①持续性房颤；②风湿性心脏病，二尖瓣重度关闭不全伴轻度狭窄，主动脉瓣中重度关闭不全，三尖瓣重度关闭不全；③肺动脉高压；④双房增大；⑤心功能Ⅲ级（NYHA分级）。

中医诊断：心悸。

辨证：水瘀互结，上凌心肺。

治法：活血利水，降逆复脉。

处方：黄芪泻肺饮合延丹理脉汤加减。

药用：生黄芪30g，桑白皮30g，葶苈子15g，酸枣仁30g，玄参15g，丹参15g，北沙参12g，茯苓30g，泽泻15g，郁金12g，珍珠母15g（先煎），甘松12g，僵蚕12g，黄连6g。7剂，水煎服，日1剂，早晚分服。

二诊（2021年11月28日）：服上方1周后，患者心慌、胸闷和下肢水肿较前明显减轻，夜间可平卧，仍口干喜饮，眠差。舌暗稍胖大，苔少，脉弦细结代。上方去郁金、黄连，加百合12g，知母12g，生龙骨30g（先煎），生牡蛎30g（先煎）增强养阴安神之功效。继服7剂。

三诊（2021年12月5日）：患者胸闷、下肢水肿基本消失，活动后稍有心慌，口渴、失眠较前有改善。上方去葶苈子、泽泻，加太子参15g，五味子10g滋阴复脉，巩固疗效。继服14剂。

按语：房颤和心力衰竭是风湿性心脏瓣膜病最常见的并发症。风寒湿三气杂至，合而为痹，待病情进展，脉痹不已，复感于邪，内舍于心，久之损伤心之脉络，心脉运行失畅，心血瘀滞，水饮停聚，凌心犯肺，从而出现心悸、脉律（率）异常、胸闷、呼吸困难不能平卧、下肢浮肿等。患者高龄，病程迁延，病性由实致虚，虚实夹杂。急则治其标，以黄芪泻肺饮合延丹理脉汤活血利水，方中黄芪既能益气补虚，还可利尿泻水，与葶苈子、桑白皮合用泻肺利水平喘，加茯苓、泽泻改善水液潴留，减轻循环后负荷。丹参活血化瘀，玄参、郁金、黄连、北沙参凉血滋阴，酸枣仁、甘松养心安神，珍珠母、僵蚕息风止颤。诸药合用，共奏活血利水、降逆复脉之功，心脉复通，则诸症自除。